U0334899

CHANGJIAN EXING ZHONGLIU

HELI YONGYAO YU YAOXUE JIANHU

常见恶性肿瘤
合理用药与药学监护

刘振华 孙 红◎主 编

海峡出版发行集团 | 福建科学技术出版社
THE STRAITS PUBLISHING & DISTRIBUTING GROUP | FUJIAN SCIENCE & TECHNOLOGY PUBLISHING HOUSE

图书在版编目（CIP）数据

常见恶性肿瘤合理用药与药学监护 / 刘振华，孙红主编 . — 福州：福建科学技术出版社，2023.3
ISBN 978-7-5335-6905-1

Ⅰ . ①常… Ⅱ . ①刘… ②孙… Ⅲ . ①癌—用药法②癌—临床药学 Ⅳ . ① R730.5

中国版本图书馆 CIP 数据核字（2023）第 020714 号

书　　名	常见恶性肿瘤合理用药与药学监护
主　　编	刘振华　孙红
出版发行	福建科学技术出版社
社　　址	福州市东水路 76 号（邮编 350001）
网　　址	www.fjstp.com
经　　销	福建新华发行（集团）有限责任公司
印　　刷	福州德安彩色印刷有限公司
开　　本	787 毫米 × 1092 毫米　1 / 32
印　　张	10
字　　数	263 千字
版　　次	2023 年 3 月第 1 版
印　　次	2023 年 3 月第 1 次印刷
书　　号	ISBN 978-7-5335-6905-1
定　　价	68.00 元

书中如有印装质量问题，可直接向本社调换

编委名单

主　编

刘振华　孙　红

副主编

李德育　张桂枫　蔡加琴　魏晓霞

编　委

刘振华　孙　红　李德育　张桂枫

蔡加琴　魏晓霞　钟江鸣　林　莉

王谋锋　戴隆妹　王槐远　江　莉

娄晓亚

胡 序

　　国家癌症中心最新数据表明，2016 年我国每天有 6000 多人因癌症死亡。《柳叶刀》发表的研究表明，2017 年中国人的十大死亡原因里癌症就占了 3 个。因此，癌症治疗费用占我国医疗费用的比重高，给患者造成了极大的经济负担。国家医保紧跟临床研究最新进展，采取切实措施让更多好药进入医保，确确实实地降低了肿瘤患者的经济负担。

　　近几年，随着新型抗肿瘤治疗药物的不断研发，相应的临床研究也突飞猛进。越来越多抗肿瘤药物的临床研究取得成功，获得了相应诊疗指南的推荐，进而获批相应肿瘤治疗适应证及医保适应证。作为肿瘤专科医生，应熟悉常见肿瘤的最新临床研究进展，掌握诊疗指南不同级别的推荐治疗方案，并精通常用不同抗肿瘤药物的使用，包括新型抗肿瘤药物的临床适应证、医保适应证，以提高肿瘤治疗的疗效和安全性，减轻患者经济负担。

　　本书参考《常见肿瘤诊疗指南》（2021 版），结合多位肿瘤科临床医师与药师的临床经验，把常见肿瘤的临床用药方案具体化、流程化，收录临床药师的用药指导及药学监护，并附有经典临床案例分享，内容实用，是临床一线工作者不可或缺的工具书。

　　希望此书能让广大医师和药师治疗用药有所遵循，从而提高治愈率。但由于抗肿瘤药物更新速度快，肿瘤患者往往有基础疾病，再加上使用的药物之间可能存在不利的相互作用，因此，希望临床作者在参考本书和其他相关文献的基础上，能为每一例患者制定个体化的方案。

复旦大学附属肿瘤医院肿瘤内科主任

2022 年 9 月

刘 序

《健康中国行动》（2019-2030 年）指出，在全球范围内，癌症是引起死亡的五大疾病之一。据资料统计，全球每分钟就有超过五个人死于癌症，由于发病率和死亡率的持续攀升，在我国，癌症防治工作是健康中国行动的重要组成部分。癌症用药保障事关患者切身利益，因此社会关注度高。近年来，随着国家医保谈判药品管理制度的实施，政府采取多种措施促进抗肿瘤药物降价惠民，把更多救命救急的好药纳入医保，让百姓用上了质量更高、价格更低的药品，降低了肿瘤患者的经济负担。

随着抗肿瘤药物的不断更新及临床研究的不断深入，以循证为依据的肿瘤治疗模式，正逐步向个体化和精细化转变。由于肿瘤患者病情相对复杂，年龄跨度大，疾病种类多，其治疗过程有药品数量多、品种复杂、不良反应多、潜在相互作用多等特点。作为治疗团队中的肿瘤临床药师，应对肿瘤患者提供全程化的药学服务，针对患者不同治疗阶段提供不同的药学服务，并与时俱进，跟踪全球肿瘤治疗学术前沿，通过多学科、多维度合作，保障肿瘤患者的合理用药，以提高药物治疗的安全性、有效性与经济性。

《常见恶性肿瘤合理用药与药学监护》一书集多位肿瘤科临床医师与药师的临床经验，把临床中纷繁复杂的肿瘤用药、药学监护变成一项流程化、标准化的工作，为医务工作者提供肿瘤合理用药的参考，书中还配有相应的典型案例及药学监护措施，内容丰富，具有较强的科学性和实践指导性。

希望此书能让广大医师和药师治疗有法，用药得当，从而提高肿瘤患者的治疗质量，提高疾病的治愈率，达到延长生命的目的。由于肿瘤研究进展快，抗肿瘤药物更新速度快，本书在编辑过程中难免有疏漏不当之处，恳请专家和读者提出宝贵的意见。

中南大学湘雅药学院常务副院长

2022 年 9 月

CONTENTS **目录**

中篇 常见恶性肿瘤的合理用药及药学监护要点

第十三章
转移性膀胱尿路上皮癌的合理用药及药学监护要点 195

上 篇

总 论

第一章

肿瘤患者的药物管理建议

肿瘤患者本身就属于免疫力低下的人群，在接受化疗、放疗等治疗过程中，免疫功能有可能进一步损伤。近年来，免疫检查点抑制剂在肿瘤治疗领域快速发展，但免疫抑制相关不良反应的发生也一定程度上增加病毒感染的风险。我们针对肿瘤患者这一特殊群体的就医和治疗管理，提出建议，供临床参考。

第一节　抗肿瘤的药物治疗原则

一、贯彻实施"长处方"政策

肿瘤患者在接受抗肿瘤靶向药物治疗时，如遇突发状况，医疗机构可根据患者实际情况，合理增加单次处方药量，减少患者到医疗机构就诊取药次数。对于合并有高血压、糖尿病等慢性病的肿瘤患者，经过医师评估后，支持将处方药量放宽至 3 个月，保障患者长期用药需求。但应注意的是，肿瘤患者药物治疗与其他慢性疾病的治疗尚有区别，治疗过程需要定期评估药物疗效和安全性，所以"长处方"在肿瘤疾病的应用上还需要更多的临床医师和药师的参与，以提高治疗效果，降低耐药和不良反应所致的风险。

二、给药延迟或漏用的处理原则

肿瘤患者在接受抗肿瘤靶向药物治疗时，如遇突发状况不能按时服药，出现延迟或者漏用的情况，应及时联系当地医院的肿瘤专科临床药师或临床医师，并听从其建议。以曲妥珠单抗为例，如果患者漏用曲妥珠单抗未超过 1 周，应尽快给予常规维持剂量的曲妥珠单抗（每周 1 次的给药方案：2mg/kg；每 3 周 1 次的给药方案：6mg/kg），无需等待至下一个治疗周期。如果患者漏用曲妥珠单抗已超过1周，应尽快重新给予初始负荷剂量的曲妥珠单抗（每周1次的给药方案：4 mg/kg；每3周1次的给药方案：8 mg/kg），滴注时间为90min以上。此后，对于每周1次或每3周1次的给药方案应分别在7d或21d后给予维持剂量的曲妥珠单抗。

第二节　治疗方案的选择

一、对正在接受药物治疗的肿瘤患者的建议

由主治医师评估治疗方案是否可以继续。对治疗方案中药物的给药途径为口服者，建议维持原有治疗方案。如非小细胞肺癌的靶向治疗和乳腺癌的内分泌治疗药物均为口服用药，在患者病情稳定的情况下，可继续服用这些药物。待突发状况过后，及时到医院复诊，评估药物治疗效果，必要时进行治疗方案的调整。对于无法维持原方案治疗或根据病情应尽早治疗的患者，建议根据患者所处的治疗阶段，结合最新临床指南和临床诊疗规范进行方案选择。化疗方案的选择建议在权衡利弊的基础上，严格掌握适应证，优先选择口服化疗药，优先采用短程输液治疗的方案，尽量选择不良反应小、患者耐受性好的方案，严格计算药物剂量。治疗时应避免不必要的药物治疗，可请药师精简处方。对可能导致白细胞下降的化疗药物，应采取初级预防，优先考虑长效制剂。例如，对于结肠癌术后需要进行辅助化疗的患者，如果已开始奥沙利铂联合卡培他滨（XELOX）方案，鉴于疫情特殊情况且可继续维持辅助化疗的作用，建议调整为美国国立综合癌症网络（National Comprehensive Cancer Network，NCCN）指南推荐的卡培他滨单药口服治疗。

二、对尚未接受药物治疗的肿瘤患者的建议

由主治医师评估患者是否需要进行抗肿瘤药物治疗。对于无需进行后续抗肿瘤药物治疗的患者，可根据患者实际情况，选择相关支持或辅助药物治疗。对于需要进行抗肿瘤药物治疗的患

者，建议参考"对正在接受药物治疗的肿瘤患者的建议"，权衡利弊后选择治疗方案。例如，对于结肠癌术后尚未开始进行辅助化疗且又需要开展辅助化疗者，建议优先选择指南推荐的卡培他滨单药口服治疗。

第三节　药物使用的管理

一、服用时间的管理

对于长期服用的药物，固定给药时间可方便患者自我管理，提高患者用药依从性。如果合并其他治疗药物，建议尽可能按照治疗方案要求的时间服用药物，如果存在时间冲突，建议患者咨询药师。要规律服用，避免漏服。如果漏服，建议根据漏服时间结合药物说明书中用法用量要求，确定是否需要补服药物。漏服药物不可随意补服，否则容易造成药物蓄积。

二、给药剂量的管理

应嘱患者不可随意改变服药剂量，应严格执行治疗方案，如需调整服药剂量，应先与主治医师沟通，按医师建议方可调整服药剂量。随意进行剂量调整存在用药安全风险。

三、服用方法的管理

不要随意改变服用药物的方法。缓控释药品随意掰开或剪开，可造成药物迅速大量释放，造成严重不良后果。如果患者存在服药困难，建议与药师沟通，结合药物剂型特点调整治疗方案；如无法调整，建议药师与医师协商，为患者提供其他可选方案。

第四节　药物不良反应的管理

一、化疗及靶向治疗药物

（一）血液系统不良反应

治疗前，应根据肿瘤类型、风险因素和治疗方案对患者进行粒细胞减少性发热风险的评估，并根据《肿瘤化疗导致的中性粒细胞减少诊治专家共识》（2019版）在化疗的不同时期进行粒细胞集落刺激因子（granulocyte colony stimulating factor，G-CSF）的一级预防、二级预防。

治疗过程中应加强体温测定，中性粒细胞减少可能会伴随发热的症状，同时 G-CSF 的应用也可能会导致发热、流感样症状等不良反应。对出现发热的患者，应注意与新型冠状病毒肺炎（以下简称"新冠肺炎"）引起的发热进行鉴别。嘱患者在出现发热后不要惊慌，应及时与主治医师沟通。

治疗开始后，应加强血液学指标监测，一旦出现指标的异常，应及时按照不同肿瘤化疗的血液学毒性指南或共识给予对症处理，避免出现严重骨髓抑制。医疗机构可能存在备血不足的情况，因此应特别关注患者的出血风险，及早处理，减少输血需求。

（二）消化系统不良反应

恶心、呕吐或腹泻等消化系统反应是抗肿瘤药物常见的不良反应。在药物治疗前，应根据呕吐风险预防性应用止吐药物。在治疗前应对患者进行有关治疗期间良好生活方式教育，例如少食多餐、控制食量等，以减轻恶心、呕吐等反应。若患者出现腹泻，应注意与新型冠状病毒感染引起的腹泻相鉴别，及时给予对症支持治疗，加强对患者止泻药物应用的指导。

抗肿瘤药物的长期、联合应用容易引起药物性肝损伤，治疗期间应密切监测肝功能和血生化指标，一旦出现肝功能异常，应及时根据肝损伤严重程度、临床分型考虑停药，并予以积极的药物治疗。

（三）泌尿系统不良反应

传统化疗药物、新型靶向药物及免疫治疗都可能引起患者的急性肾损伤，建议加强对患者血清肌酐、尿素以及尿常规的监测，并结合肿瘤类型、分期、治疗方案以及合并症进行治疗。

（四）呼吸系统不良反应

抗肿瘤药物引起的肺毒性，也会导致患者出现咳嗽、呼吸困难等症状，与药物使用相关性较大，应注意与新冠肺炎的症状加以鉴别。

（五）其他不良反应

加强患者皮肤护理的教育，减轻化疗、靶向治疗所致的皮肤反应，避免因皮肤破损而导致感染的可能。化疗所致的神经毒性目前无有效药物进行预防，建议加强对患者的用药指导。如应用奥沙利铂后避免接触冷刺激可避免或减轻神经毒性反应的发生。患者如果出现其他不可耐受的不良反应，应告知患者及时与主治医师沟通，仔细描述服药后的临床表现，医师对患者不良反应评估后再进行相应处理。

二、免疫检查点抑制剂

免疫检查点抑制剂出现的不良反应有别于化疗和靶向治疗，比较常见的是皮肤、内分泌、肝脏、胃肠道、肺、类风湿性或骨骼肌不良反应以及输注反应等，而发生在心脏、肾、眼、神经、血液等的不良反应较少见。免疫检查点抑制剂不良反应管理应注意以下几点：①治疗前应根据免疫相关不良反应的风险因素、患者自身特殊情况及既往治疗情况对免疫治疗相关不良反应的易感性进行评估。②治疗中密切监测新出现的症状，应鉴别是药物相关或是疾病相关，评估其不良反应的严重程度，根据不良反应分级判断是否需要使用糖皮质激素，以及使用糖皮质激素的剂型与剂量，并注意监测应用糖皮质激素的不良反应。③治疗后病情稳定，仍需监测可能出现的不良反应并进行评估，第 1 年每 3 个月评估 1 次，以后每 6 个月评估 1 次。

三、药物相互作用的管理

肿瘤患者多为老年患者，合并基础疾病，加之疫情期间可能联合其他药物治疗，药物相互作用风险增大，因此应重点关注。建议如下：①对于同时服用多种药物的患者，须经药师进行药物相互作用的风险评估。②对于存在明显或潜在药物相互作用风险的药物，医师应与药师进行充分讨论，权衡利弊，制定可行的治疗方案。

第五节　日常生活的管理

一、关注心理健康

　　肿瘤患者往往会因疾病而感到害怕、愤怒，容易脾气暴躁，或导致抑郁，从而出现头痛、食欲差、失眠、易怒等症状。因此，应该注意对患者及其家属进行正面的心理疏导，提高居家生活的质量，如做家务、听音乐、看书等；科学安排好作息时间，在保持充足睡眠的同时每天一定要保持体力活动，可以有效舒缓情绪；如出现较严重的心理问题，可以通过电话作心理咨询或到精神科就诊。

二、注意营养管理

　　肿瘤患者要注意摄入充足的营养，饮食均衡，增加优质蛋白质的摄入，适当补充维生素、矿物质、膳食纤维。适当增加含优质蛋白的食物，如鱼、蛋、奶、去皮鸡鸭肉、精瘦猪牛肉、豆制品等。由于摄入量的减少，肿瘤患者容易营养不均衡，特别是维生素、矿物质、膳食纤维摄入不足。不推荐单独大量摄入单一维生素，更加推荐从食物（主要是新鲜蔬菜水果）中获取或口服复合维生素。隔离期或户外活动少的患者建议补充维生素 D。富含膳食纤维的食物可改善便秘，维持肠道健康。多饮水，保持呼吸道和咽部湿润，有利于预防上呼吸道感染。

第二章

抗肿瘤生物类似物的合理使用及不良反应综合管理

近年来，随着越来越多的原研生物药专利到期，在临床需求、医保控费、商业效益等因素的共同推动下，当前全球生物类似药呈现出如火如荼的景象,其可及性更好地满足患者临床用药需求。随着越来越多生物类似药的研发与上市，为进一步规范生物类似药的临床使用，2021 年 3 月中国抗癌协会临床肿瘤学协作专业委员会（Chinese Society Of Clinical Oncology，CSCO）抗淋巴瘤联盟发布《生物类似药临床应用专家共识》，为临床合理使用生物类似药提供参考。

第一节　生物类似药的概念

据中国药品监督部门发布的《生物类似药研发与评价技术指导原则（试行）》，生物类似药是指在质量、安全性和有效性方面均与已获准注册的参照药（通常指原研药）具有相似性的治疗用生物制品。相较于化学仿制药，生物类似药对生产工艺要求更高、对生产过程更敏感，研发与生产投入的周期也更长。因此，生物类似药要做到与参照药完全一致几乎是不可能的。

生物类似药在药理特性、生物活性、安全性、有效性等方面与参照药高度相似，差异性被严格限制，其质量、安全性和有效性也有严格的标准，但其价格相对低，更具可及性优势，对减轻个人与国家的医疗保健经济负担、让更多患者获益，具有积极的意义。

第二节 抗肿瘤生物类似药临床合理使用

目前，国内已批准上市的抗肿瘤生物类似药有 4 个，分别是利妥昔单抗（商品名汉利康）、贝伐珠单抗（商品名安可达、达攸同）和曲妥珠单抗（商品名汉曲优），均属于单抗生物类似药，它们与原研药物的比较如下：

一、临床适应证

各生物类似药的适应证见下表。

表 2-2-1　利妥昔单抗获中国批准的适应证

涉及瘤种	适应证	美罗华	汉利康
非霍奇金淋巴瘤	先前未经治疗的 CD20 阳性。Ⅲ－Ⅳ期滤泡性非霍奇金淋巴瘤患者，应与化疗联合使用	√	√
	初治滤泡性淋巴瘤患者，经美罗华联合化疗后达完全或部分缓解后的单药维持治疗	√	—
	复发或化疗耐药的滤泡性淋巴瘤	√	√
	CD20 阳性弥漫大 B 细胞性非霍奇金淋巴瘤应与标准 CHOP 化疗（环磷酰胺、阿霉素、长春新碱、强的松）8 个周期联合治疗	√	√
慢性淋巴细胞白血病	与氟达拉滨和环磷酰胺（FC）联合治疗先前未经治疗或复发性/难治性慢性淋巴细胞白血病患者	√	—

表 2-2-2　贝伐珠单抗获中国批准的适应证

涉及瘤种	适应证	安维汀	安可达	达攸同
结直肠癌	联合以氟嘧啶为基础的化疗，适用于转移性结直肠癌患者的治疗	√	√	√
肺癌	联合以铂类为基础的化疗，用于不可切除的晚期、转移性或复发性非鳞状细胞非小细胞肺癌患者的一线治疗	√	√	√
胶质母细胞瘤	成人复发性胶质母细胞瘤患者的治疗	√	√	√
肝细胞癌	既往未接受过系统治疗的不可切除或转移性肝细胞癌的一线治疗	√	—	√
上皮性卵巢癌、输卵管癌或原发性腹膜癌	联合卡铂和紫杉醇用于初次手术切除后的Ⅲ期或Ⅳ期上皮性卵巢癌、输卵管癌或原发性腹膜癌患者的一线治疗	√	—	√
宫颈癌	联合紫杉醇和顺铂或紫杉醇和托泊替康用于持续性、复发性或转移性宫颈癌患者的治疗	√	—	√

表 2-2-3　曲妥珠单抗获中国批准的适应证

涉及瘤种	适应证	赫赛汀	汉曲优
HER2 阳性的转移性乳腺癌	作为单一药物治疗已接受过1个或多个化疗方案的转移性乳腺癌	√	√
	与紫杉醇或者多西他赛联合，用于未接受化疗的转移性乳腺癌患者	√	√

续表

涉及瘤种	适应证	赫赛汀	汉曲优
HER2 阳性的早期乳腺癌	接受了手术、含蒽环类抗生素辅助化疗和放疗（如果适用）后的单药辅助治疗	√	√
	多柔比星和环磷酰胺化疗后序贯本品与紫杉醇或多西他赛的联合辅助治疗	√	√
	与多西他赛和卡铂联合的辅助治疗	√	√
	与化疗联合新辅助治疗，继以辅助治疗，用于局部晚期（包括炎性）或者肿瘤直径 > 2cm 的乳腺癌	√	√
HER2 阳性的转移性胃癌	联合卡培他滨或 5- 氟尿嘧啶和顺铂适用于既往未接受过针对转移性疾病治疗的 HER2 阳性的转移性胃腺癌或胃食管交界腺癌患者	√	√

二、用法用量

国内上市的各种抗肿瘤生物类似药主要按照体重或体表面积给药，详见表 2-2-4~6。

表 2-2-4　不同利妥昔单抗用法用量

涉及瘤种	用法用量	美罗华	汉利康
滤泡性非霍奇金淋巴瘤	初始治疗：单药化疗推荐剂量为 375mg/m², 静脉给药，每周 1 次，22 天的疗程内共给药 4 次；联合化疗推荐剂量为每疗程 375mg/m², 使用 8 个疗程	√	√

续表

涉及瘤种	用法用量	美罗华	汉利康
滤泡性非霍奇金淋巴瘤	维持治疗：初治患者经美罗华联合化疗达完全或部分缓解后，可接受美罗华静脉输注单药维持治疗，推荐剂量为375mg/m²，每8周治疗1次，共输注12次	√	—
	复发后的再治疗：首次治疗后复发的患者，再治疗的剂量是375mg/m²，静脉滴注4周，每周1次	√	√
CD20阳性弥漫大B细胞性非霍奇金淋巴瘤	与CHOP化疗联合使用，推荐剂量为375mg/m²，每个化疗周期的第1天使用	√	√
慢性淋巴细胞白血病	第1周期推荐剂量为375mg/m²；第2~6周期推荐剂量为500mg/m²	√	—

表2-2-5 不同贝伐珠单抗用法用量

涉及瘤种	用法用量	安维汀	安可达	达攸同
转移性结直肠癌	联合化疗时，静脉滴注的推荐剂量为5mg/kg，每2周给药1次，或7.5mg/kg，每3周给药1次	√	√	√
晚期、转移性或复发性非小细胞肺癌	联合以铂类为基础的化疗最多6个周期，随后给予贝伐珠单抗单药治疗，直至疾病进展或出现不可耐受的毒性。静脉滴注的推荐剂量为15mg/kg，每3周给药1次	√	√	√
复发性胶质母细胞瘤	推荐剂量为10mg/kg，每2周给药1次	√	√	√

续表

涉及瘤种	用法用量	安维汀	安可达	达攸同
不可切除或转移性肝细胞癌	推荐剂量为 15mg/kg，每 3 周给药 1 次	√	—	√
上皮性卵巢癌、输卵管癌或原发性腹膜癌	推荐剂量为 15mg/kg，每 3 周给药 1 次	√	—	—
宫颈癌	推荐剂量为 15mg/kg，每 3 周给药 1 次	√	—	—

表 2-2-6　不同曲妥珠单抗用法用量

涉及瘤种	用法用量	赫赛汀	汉曲优
早期和转移性乳腺癌	每周给药方案：初始负荷剂量：建议初始负荷剂量为 4mg/kg，静脉滴注 90min 以上；维持剂量：建议本品每周用量为 2mg/kg。如果患者在首次输注时耐受性良好，则后续滴注可改为 30min	√	√
	3 周给药方案：推荐初始负荷剂量为 8mg/kg，随后 6mg/kg，每 3 周给药 1 次。且重复 6mg/kg，每 3 周给药 1 次时，滴注时间约为 90min。如果患者在首次滴注时耐受性良好，后续滴注可改为 30min	√	√
转移性胃癌	3 周给药方案：推荐初始负荷剂量为 8mg/kg，随后 6mg/kg，每 3 周给药 1 次，首次滴注时间约为 90min。如果患者在首次滴注时耐受性良好，后续滴注可改为 30min。维持治疗直至疾病进展	√	√

三、配置与输注

国内上市的各种抗肿瘤生物类似药均不含防腐剂，原则上应现配现用，规范配置和滴注要点如表 2-2-7、表 2-2-8 所示。

表 2-2-7 不同抗肿瘤原研药与生物类似药的配置要点

通用名	利妥昔单抗		贝伐珠单抗			曲妥珠单抗	
商品名	美罗华	汉利康	安维汀	安可达	达攸同	赫赛汀	汉曲优
溶媒	0.9% NS 或 5% GS		0.9% NS			0.9% NS	
步骤	抽取所需剂量药液，置于含适宜溶媒的输液袋中，轻柔的颠倒注射袋，使溶液混合，避免产生泡沫		抽取所需剂量药液，用 0.9% NS 稀释到需要的给药体积		将 20ml 同时配制的稀释液或无菌注射用水缓慢注入药瓶中，轻轻旋动药瓶以帮助复溶，不得震荡，静置 5min；抽取所需剂量药液，加入到 250ml 0.9% NS 中，输液袋轻轻翻转混匀，防止产生气泡	将 7.2ml 无菌注射用水缓慢注入药瓶中，轻轻旋动药瓶以帮助复溶，不得震荡，静置 5min；抽取所需剂量药液，加入到 250ml 0.9% NS 中，输液袋轻轻翻转混匀，防止产生气泡	
终浓度	1mg/mL		1.4~16.5mg/ml			—	
配置后存放	室温：≤12h 2~8℃：≤24h		2~8℃：≤24h		2~8℃：≤24h	室温：≤24h 2~8℃：≤7d	

注意：①除使用配套稀释液稀释的赫赛汀（用配套稀释液溶解的溶液在 2~8℃条件下可保存 28d），其余药液均不含抗微生物防腐剂，必须检查无菌技术。②原液与稀释液均不得冷冻。③无菌操作下配置后溶液存放时间：包括贮存在输液袋内以及药物输注过程的持续时间。

表 2-2-8　不同抗肿瘤原研药与生物类似药的滴注要点

通用名	利妥昔单抗		贝伐珠单抗			曲妥珠单抗	
商品名	美罗华	汉利康	安维汀	安可达	达攸同	赫赛汀	汉曲优
输注前目测	如有微粒或变色，应丢弃药液		如有微粒或变色，应丢弃药液			如有颗粒产生或变色，应丢弃药液	
输注前预处理	解热镇痛药、抗组胺药和糖皮质激素		—			—	
输注途径	静脉滴注		静脉滴注			静脉滴注	
输注速度/时间	初次滴注：起始50mg/h，如无不适，可每30min增加50mg/h，直至最大速度400mg/h		初次滴注：至少90min			初次滴注：至少90min	
	再次滴注：起始100mg/h，如无不适，可每30min增加100mg/h，直至最大速度400mg/h		第二次滴注：至少60min（第一次滴注无不适）。后续滴注：至少30min（第二次滴注无不适）			后续滴注：至少30min（第一次滴注无不适）	
输注后冲管	0.9%NS		0.9%NS			0.9%NS	
输注期间监护要点	输液反应		输液反应			输液反应	
	超敏反应/速发过敏性反应		超敏反应/速发过敏性反应			超敏反应/速发过敏性反应	
	细胞因子释放综合征		—			—	
	肿瘤溶解综合征		—			—	

注意：①不得采用静脉推注或单次快速静脉注射给药。②与其他药物同时给药时请勿使用同一输液管。③单次使用后剩余的药物必须丢弃。

四、特殊人群的使用

国内上市的各种抗肿瘤生物类似药均属于生物制品，存在潜在的免疫原性，可能形成免疫复合物进而影响其疗效及安全性。由于上市前临床数据有限，抗肿瘤生物类似药某些潜在的罕见或严重的安全问题无法完全暴露出来。鉴于免疫原性应答的差异，特殊人群使用抗肿瘤生物类似药前应权衡利弊并谨慎选择，详见表 2-2-9。

表 2-2-9　抗肿瘤生物类似药特殊人群的使用推荐

特殊人群	推荐情况
儿童	利妥昔单抗、贝伐珠单抗、曲妥珠单抗：18 岁以下儿童的安全性和疗效尚未确立；曲妥珠单抗（赫赛汀）使用苯甲醇作为溶媒，禁止用于儿童肌肉注射
老人	利妥昔单抗、贝伐珠单抗：≥ 65 岁患者谨慎用药，无需剂量调整。 曲妥珠单抗：不能判断老年患者的毒性、有效性不同于年轻患者（≤ 65 岁）
肾功能不全	利妥昔单抗：说明书未提及
	贝伐珠单抗：肾功能不全患者中的安全性和有效性尚未确立。曲妥珠单抗：肾功能不全对曲妥珠单抗的处置无影响
肝功能不全	利妥昔单抗、曲妥珠单抗：说明书未提及
	贝伐珠单抗：肝功能不全患者中的安全性和有效性尚未确立
HBV 携带者	利妥昔单抗：处于活动性乙肝的患者不应使用
	贝伐珠单抗、曲妥珠单抗：说明书未提及
感染者	利妥昔单抗：处于严重活动性感染的患者不应使用
	贝伐珠单抗、曲妥珠单抗：说明书未提及
免疫应答严重损害者	利妥昔单抗：免疫应答严重损害的患者不应使用
	贝伐珠单抗、曲妥珠单抗：说明书未提及

特殊人群	推荐情况
心血管疾病患者	利妥昔单抗：严重心衰（NYHA 分类 IV）患者不应使用
	贝伐珠单抗：有临床重度心血管病的患者（如有冠心病史或充血性心力衰竭）谨慎用药
	曲妥珠单抗：心脏风险高（例如高血压、冠状动脉疾病、充血性心力衰竭、舒张功能不全、老年人）的患者慎用本品

第三节　不良反应综合管理

抗肿瘤生物类似药与其他抗肿瘤药物一样，在表现出明确疗效的同时，也会伴随各种各样与其作用机制相关的独特的不良反应。因此，要对抗肿瘤生物类似药的相关不良反应进行综合管理，具体包括 3 个方面：①掌握抗肿瘤生物类似药相关不良反应谱、特殊不良反应处理原则及做好高危人群预防措施。②全程密切监测与评估抗肿瘤生物类似药的相关不良反应，包括治疗前、治疗中和治疗后三个环节。治疗前必须对患者进行药物不良反应易感性的评估，评估内容包括现病史、既往史、家族史、一般状况、基线实验室检查和影像学检查（大多数情况下为胸、腹、盆腔 CT 和头颅 MRI），以及既往治疗的后遗不良反应症状；治疗过程中，应密切监测患者病情，对新出现的症状应及时进行评估。治疗中发生的不良事件，应考虑三种可能疾病进展、偶然事件或药物不良反应。治疗期间出现的不良事件还应与其他药物联合治疗产生的副作用或与疾病本身的症状进行鉴别；治疗后期，病情稳定时，仍要考虑药物不良反应。③警惕抗肿瘤生物类似药相关免疫原性，识别不同人群免疫原性风险。

一、利妥昔单抗

多项临床试验表明，利妥昔单抗最常见的不良反应为输注相关反应，需特殊关注的不良反应包括超敏反应 / 速发过敏性反应、乙型肝炎病毒再激活、严重皮肤黏膜反应、肿瘤溶解综合征、心血管事件、进行性多灶性白质脑病等。利妥昔单抗特殊不良反应的处理原则与高危人群预防措施详见表 2-3-1。

表 2-3-1　利妥昔单抗特殊不良反应的处理原则与高危人群预防措施

临床症状		处理原则	高危因素及预防措施
输液反应	轻 / 中度	暂停用药，给予苯海拉明和对乙酰氨基酚治疗；当症状完全缓解以后，可以减慢 50% 的速度重新开始输注	具有高肿瘤负荷或者外周血恶性细胞数目较高的患者，首次滴注时应考虑减慢滴注速度，预防性静脉给予糖皮质激素可明显降低输液反应的发生率，减轻输液反应的严重性；或者在第 1 个治疗周期中将一次给药剂量分为 2 份，在 2d 内完成给药
	重度	暂停用药，给予苯海拉明和对乙酰氨基酚治疗，还可以给予支气管扩张剂或者静注生理盐水治疗。所有的症状消失和实验室检查恢复正常后才能继续滴注，此时滴注速度不能超过原滴注速度的一半。如再次发生相同的严重不良反应，应考虑停药	
超敏反应 / 速发过敏性反应		立刻停药，给予肾上腺素、抗组胺药和糖皮质激素治疗	既往滴注蛋白质过敏或具有人抗鼠抗体（HAMA）或人抗嵌合抗体（HACA）效价的患者在使用利妥昔单抗时可能发生过敏或超敏反应
乙型肝炎病毒再激活		给予核苷（酸）类似物治疗，对于谷丙转氨酶（ALT）明显升高者或肝组织学明显炎症坏死者，可适当加用抗炎保肝药物，如甘草酸制剂、水飞蓟制剂及还原性谷胱甘肽等，有助于改善肝脏生化指标	治疗前对所有患者进行乙肝病毒的筛查，不应对处于活动性乙肝的患者使用利妥昔单抗。对于乙肝表面抗原（HBsAg）阳性和乙肝核心肝体（HBcAb）阳性的患者，应预防性使用核苷（酸）类似物进行抗病毒治疗
活动性感染		暂停用药，给予抗感染治疗，等感染完全缓解以后，可以恢复用药	患有严重活动性感染的患者不得使用利妥昔单抗治疗

续表

临床症状	处理原则	高危因素及预防措施
严重皮肤黏膜反应	若发生中毒性表皮坏死松解症或史蒂文斯-约翰逊综合征,应立刻给予补液、糖皮质激素、免疫球蛋白、营养、麻醉、皮肤护理和口唇护理等,需永久停用利妥昔单抗	患有自身免疫性疾病的患者发生该病的风险相对较高
细胞因子释放综合征或肿瘤溶解综合征	立刻停药,给予发生细胞因子释放综合征患者抗组胺药、糖皮质激素及托珠单抗等治疗;给予发生肿瘤溶解综合征的患者充分水化、降低尿酸、碱化尿液、纠正电解质紊乱等,直到其症状完全缓解为止	具有高肿瘤负荷或者外周血恶性细胞数目较高的患者,发生严重的细胞因子释放综合征或肿瘤溶解综合征的风险较高,使用利妥昔单抗应极其慎重,应考虑降低肿瘤负荷的预备治疗。这类患者在第1次滴注利妥昔单抗时应考虑减慢滴注速度。预先存在肺功能不全或肿瘤肺浸润的患者必须进行胸部X线检查。所有的症状消失和实验室检查恢复正常后才能继续滴注,此时滴注速度不能超过原滴注速度的一半。如再次发生相同的严重不良反应,应考虑停药
心血管事件	暂停用药,给予对症治疗,所有的症状消失和实验室检查恢复正常后才能继续滴注,此时滴注速度不能超过原滴注速度的一半。如再次发生相同的严重不良反应,应考虑停药	滴注利妥昔单抗前12h以及滴注期间应该考虑停用抗高血压药。有心脏病史的患者(例如心绞痛、房扑和心房纤颤等)心律失常或心衰患者)或使用有心脏毒性化疗药物的患者在利妥昔单抗滴注过程中应减慢滴速,并全程严密监护
进行性多灶性白质脑病	立刻停药,无特效治疗药物,可尝试给予白介素2、白介素7、5HT$_2$AR 拮抗剂	进行性多灶性白质脑病较为罕见,患有自身免疫性疾病的患者发生该病的风险相对较高

二、贝伐珠单抗

多项临床试验表明，贝伐珠单抗需特殊关注的不良反应包括胃肠道穿孔和瘘、出血、高血压、蛋白尿、血栓栓塞等。

（一）胃肠道穿孔和瘘

在接受贝伐珠单抗治疗的非小细胞肺癌患者中，胃肠道穿孔的发生率低于1%，而在结直肠癌患者中发生率最高可达2.7%（包括胃肠道瘘和脓肿）。这些事件的类型和严重性各有不同，从腹部 X 平片上观察到的游离气体（不需要治疗）到伴有腹腔脓肿和致死性结局的肠道穿孔。严重致死性肠道穿孔的患者数占所有贝伐珠单抗治疗患者总数的 0.2%~1%。瘘可发生在贝伐珠单抗治疗过程中的不同时间点，治疗后 1 周到超过 1 年都有可能发生，大多数发生在治疗的前 6 个月。

（二）出血

接受贝伐珠单抗治疗的患者 3~5 级出血事件的总发生率为 0.4%~6.9%。与肿瘤相关的出血：在非鳞非小细胞肺癌患者中，采用贝伐珠单抗联合化疗时，各级出血不良事件的发生率为 9%，其中 3~5 级出血不良事件的发生率为 2.3%。重症或大量的肺出血/咯血可能突然发生，而且三分之二的严重肺出血是致死性的。黏膜与皮肤的出血：发生率达 50%，最常见的为 1 级鼻出血，持续少于 5 分钟，不需要医疗干预即可缓解，无需调整贝伐珠单抗治疗方案。

（三）高血压

接受贝伐珠单抗治疗的患者各级高血压发生率为 42.1%，其中 3~4 级高血压的总发生率在 0.4%~17.9% 之间，4 级高血压（高血压危象）的发生率为 1.0%。通常情况下，通过口服降压药物就可以对高血压进行充分的控制，鲜有病例因为高血压而导致贝伐珠单抗治疗中断或住院。极少数病例报告发生高血压脑病，其中某些人出现致死性结局。

（四）蛋白尿

接受贝伐珠单抗治疗的患者中，蛋白尿的发生率在 0.7%~

38%，蛋白尿的严重性从临床上无症状、一过性、微量蛋白尿到肾病综合征，其中 3 级蛋白尿的发生率为 8.1%，4 级蛋白尿（肾病综合征）的发生率为 1.4%。

（五）血栓栓塞

动脉血栓栓塞的总发生率为 5.9%，包括脑血管意外、心肌梗死、短暂性脑缺血发作以及其他动脉血栓栓塞事件；静脉血栓栓塞的总发生率为 2.8%~17.3%，包括深静脉血栓和肺栓塞，其中，3~5 级静脉血栓栓塞事件的发生率最高，为 7.8%。

贝伐珠单抗特殊不良反应的处理原则与高危人群预防措施详见表 2-3-2。

表 2-3-2　贝伐珠单抗特殊不良反应的处理原则与高危人群预防措施

临床症状	处理原则	高危因素及预防措施
出血	1）少量鼻衄及痰血的患者可以不用处理，也可以鼻腔内涂或口服三七粉、云南白药等，不需要停用贝伐珠单抗。 2）2 级出血建议暂停贝伐珠单抗，积极止血后可以考虑继续使用贝伐珠单抗。 3）3 级及以上出血，永久停用贝伐珠单抗	高危患者包括：伴有空洞或中央型鳞癌等高出血风险患者；凝血功能障碍的患者；有消化道溃疡史或曾经消化道出血的患者；长期大量使用抗凝药物的患者。在整个治疗期间，需密切监测高危患者大便隐血、凝血指标、血压等指标以及相关临床症状等
高血压	1）积极治疗高血压，按照高血压治疗原则处理，给予适当降压药，如血管紧张素转化酶抑制剂、利尿剂和钙通道阻滞剂等。 2）若患者发生中度以上血压（＞160/100mmHg），应暂停贝伐珠单抗并给予降压治疗，直至血压恢复到＜ 150/100mmHg 后方可恢复贝伐珠单抗治疗。 3）若患者高血压经治疗 1 个月仍未控制或发生高血压危象，需永久停用贝伐珠单抗	治疗前伴有高血压的患者，血压应稳定控制在 150/100mmHg 以下；对于已有高血压并发症的患者（如脑血管意外、肾病等）需谨慎，如需使用建议请专科医生会诊后决定。用药期间需密切监测血压，停药后仍应规律性地监测血压

续表

临床症状	处理原则	高危因素及预防措施
蛋白尿	1）尿蛋白 2+ 的患者，若 24 小时尿蛋白 ≥ 2g，暂停贝伐珠单抗治疗，并在下次治疗前检测 24 小时尿蛋白，直至 24 小时尿蛋白 < 2g 才可继续用药，同时建议专科门诊就诊。 2）对于尿蛋白 2+ 及以上的患者，若 24 小时尿蛋白 > 2g 持续时间超过 3 个月；或肾病综合征 24 小时尿蛋白水平 > 3.5g 且经治疗后难以恢复的患者，需永久停用贝伐珠单抗	高危患者包括：具有高血压、肾病综合征病史的患者。对治疗前尿蛋白 2+ 及以上的患者，规律进行尿蛋白定量和定性检测，经治疗后降至 1 级可以使用，必要时请专科医生指导。所有患者用药期间密切监测尿蛋白定量和定性的变化；用药期间出现蛋白尿的患者，在结束贝伐珠单抗治疗后仍应至少每 3 个月检测 1 次 24 小时尿蛋白，直至 24 小时尿蛋白 < 1g
血栓栓塞	1）3 级及以下的静脉栓塞，在开始低分子肝素后可以继续贝伐珠单抗治疗。 2）3 级及以上深静脉血栓，需暂停贝伐珠单抗，积极抗凝治疗。若抗凝疗效稳定，则在专科会诊后可考虑重新开始贝伐珠单抗治疗；如出现消化道出血、脑出血等，积极请专科医生会诊。 3）发生任何级别的动脉血栓事件；发生 4 级静脉血栓栓塞，经治疗疗效不佳；3 级及以下血栓事件但抗凝效果不佳，并再次栓塞的，需永久停用贝伐珠单抗	高危患者包括：既往无血栓栓塞事件、但年龄大于 65 岁；既往发生过血栓栓塞事件、无论年龄是否大于 65 岁；近期有大手术史；有房颤史；血管支架植入史。每次治疗前需检测血 D– 二聚体，随时观察动脉血栓栓塞和静脉血栓栓塞相关症状，定期行胸部增强 CT 复查

三、曲妥珠单抗

多项临床试验表明，曲妥珠单抗需特殊关注的不良反应包括心功能不全、输液相关反应 / 超敏反应、感染、血液学毒性、肺部反应等。曲妥珠单抗特殊不良反应的处理原则与高危人群预防措施详见表 2–3–3。

表 2-3-3　曲妥珠单抗特殊不良反应的处理原则与高危人群预防措施

临床症状	处理原则	高危因素及预防措施
心功能不全	1）若左心室射血分数值（LVEF）相对基线下降10个百分点，并且下降至50%以下，则应暂停使用曲妥珠单抗，并在约3周内重复评估 LVEF。若 LVEF 无改善，或进一步下降，或出现有临床意义的充血性心力衰竭（CHF），则强烈建议终止曲妥珠单抗用药，除非认为患者的获益大于风险。 2）对于发生无症状心功能不全的患者，应频繁监测（如每6~8周监测1次）。若患者的左心室功能持续减退，但仍保持无症状，医师应考虑终止治疗，除非认为对个体患者的获益大于风险。 3）若在曲妥珠单抗治疗期间发生了有症状的心力衰竭，则应使用心力衰竭（HF）的标准疗法进行治疗。标准治疗包括 ACEI、ARB 和 β 受体阻滞剂	1）高危因素：多发生于接受曲妥珠单抗单药或含蒽环类（多柔比星或表柔比星）化疗序贯曲妥珠单抗联合紫杉烷类治疗的患者；心脏风险高（例如高血压、冠状动脉疾病、CHF、舒张功能不全、老年人）的患者慎用本品。 2）预防措施：①给予首剂曲妥珠单抗之前，均应进行基线心脏评估，包括病史、体检、心电图（ECG）以及通过超声心动图或放射性心血管造影扫描（MUGA）。②治疗期间每3个月重复1次，终止治疗后每6个月重复1次，直至停止曲妥珠单抗给药治疗后24个月。③尽可能避免在停用曲妥珠单抗后7个月内给予蒽环类抗生素类药物治疗
滴注相关症状（IRR）	1）输注期间应密切监测患者是否有滴注相关反应发生。如发生轻至中度滴注相关反应，应中断静脉输注，症状减轻后，可降低滴注速率恢复给药。也可选择镇痛药或解热镇痛药如哌替啶或乙酰氨基酚，或抗组胺药如苯海拉明治疗滴注相关反应。 2）所有出现呼吸困难或临床明显低血压的患者，应中断滴注，同时给予药物治疗，包括肾上腺素、皮质类固醇激素、苯海拉明、支气管扩张剂和氧气。应该评估和谨慎监测患者，直到症状和体征完全缓解。所有发生重度和危及生命的滴注相关反应的患者应考虑永久停药	1）高危因素：由于晚期恶性肿瘤并发症或合并症导致静息状态下呼吸困难的患者，致命性滴注反应发生的风险可能会更高，不建议这些患者接受曲妥珠单抗治疗。 2）预防措施：在再次接受曲妥珠单抗治疗之前，经历了严重滴注反应的患者预防性应用抗组胺药和／或糖皮质激素，一些患者能耐受再次曲妥珠单抗治疗，而另一些患者尽管应用了预防性用药但还是发生了重度滴注反应

续表

临床症状	处理原则	高危因素及预防措施
肺部反应	上市后，曲妥珠单抗的临床应用中有报道严重肺部反应事件，这些事件偶尔会导致死亡，也可能是输注相关反应的部分表现或延迟表现。此外，已报道病例有间质性肺疾病（包括肺浸润）、急性呼吸窘迫综合征、肺炎、非感染性肺炎、胸腔积液、呼吸窘迫、急性肺水肿和呼吸功能不全。所有发生肺部反应的患者，应中断滴注，同时给予药物治疗。应该评估和谨慎监测患者，直到症状和体征完全缓解。所有发生重度和危及生命肺部反应的患者应考虑永久停药	高危因素：之前合并使用紫杉烷类、吉西他滨、长春瑞滨和放疗等其他抗肿瘤治疗或可引起间质性肺病；因晚期恶性肿瘤并发症和合并疾病而发生静息状态下呼吸困难的患者发生肺部反应的风险更高。这些患者不应接受曲妥珠单抗治疗

综合以上，根据不良反应发生情况，将抗肿瘤生物类似药进行剂量调整的建议见汇总表 2-3-4。

表 2-3-4　抗肿瘤生物类似药停用指征汇总

药品	处理建议	临床症状
利妥昔单抗	永久停用	严重皮肤反应，如中毒性表皮坏死松解症和史蒂文斯－约翰逊综合征
	暂停使用	严重心衰（NYHA 分类 IV）
		严重活动性感染
		免疫应答严重损害（如 CD4 或 CD8 细胞计数严重下降）
		活动性乙肝
		重度输液反应

续表

药品	处理建议	临床症状
贝伐珠单抗	永久停用	胃肠道穿孔（胃肠道穿孔、胃肠道瘘形成、腹腔脓肿），内脏瘘形成
		需要干预治疗的伤口裂开以及伤口愈合并发症
		重度出血（例如，需要干预治疗）
		重度动脉血栓事件
		危及生命（4级）的静脉血栓栓塞事件，包括肺栓塞
		高血压危象或高血压脑病
		可逆性后部脑病综合征
		肾病综合征
	暂停使用	择期手术前至少4周
		药物控制不良的重度高血压
		中度到重度的蛋白尿
		重度输液反应
曲妥珠单抗	永久停用	发生重度和危及生命的输液反应或肺部反应的患者
		LVEF持续下降 > 8周，或者3次以上因心脏毒性停药的患者
	暂停使用	发生过敏、血管性水肿、呼吸困难、临床严重低血压、间质性肺炎、呼吸窘迫综合征的患者
		出现以下情况时，应停止曲妥珠单抗至少4周，并每4周检测1次LVEF：LVEF较治疗前绝对数值下降 ≥ 16%；LVEF低于该检测中心正常范围并且LVEF较治疗前绝对数值下降 ≥ 10%；4~8周内LVEF回升至正常范围或LVEF较治疗前绝对数值下降 ≤ 15%，可恢复使用曲妥珠单抗

参考文献

［1］广东省药学会.抗肿瘤生物类似药全程化药学服务指引（2020年版）
　　　［J］.今日药学，2021，31(9): 641-657.
［2］中国临床肿瘤学会(CSCO)抗淋巴瘤联盟.生物类似药临床应用专
　　　家共识［J］.白血病·淋巴瘤，2021，30(1): 129-136.

第三章

新型抗肿瘤药物常见不良反应及处理

抗肿瘤药物都有不同程度的毒副作用，随着越来越多新型抗肿瘤药物的问世，肿瘤药物在恶性肿瘤治疗中的地位日益提高，伴随而来的药物毒副反应也越来越受到重视。临床肿瘤医师只有全面掌握治疗恶性肿瘤各类药物的毒副反应及相关知识，才能做到提前预防，及时处理，并且能帮助合理选择药物，降低毒副反应，保证治疗的顺利进行，提高疗效。本章节将就新型抗肿瘤药物的常见不良反应做简单概述。

第一节　靶向药物

一、皮肤黏膜系统毒性

许多分子靶向药物都会产生明显的皮肤毒性反应，尤其是针对表皮生长因子受体（epidermal growth factor receptor，EGFR）的单抗（如西妥昔单抗、帕尼单抗）、EGFR 酪氨酸激酶抑制剂（如吉非替尼、厄洛替尼、埃克替尼、阿法替尼等），以及多靶点酪氨酸激酶抑制剂（如索拉非尼、舒尼替尼等）。常见的皮肤毒性反应包括痤疮样皮疹、瘙痒、皮肤干燥、皮肤红斑、毛细血管扩张、手足综合征、甲沟炎、毛发改变（如斑秃、脱发、毛发过多、卷曲易断）和色素沉着等。临床最常见、最值得关注的是皮疹和手足皮肤反应（hand foot skin reaction，HFSR），对患者的生理、心理及社会活动产生严重影响，严重者会导致药物减量，影响治疗效果。

对于靶向药物引起的皮肤毒性反应需注重预防措施，提前告知患者相关知识，嘱患者减少日晒时间，注意避光。每天保持身体清洁及干燥部位皮肤的湿润。避免接触碱性和刺激性强的洗漱用品，沐浴后涂抹温和的润肤露或维生素 E 软膏从而预防皮肤干燥。各种指南均推荐使用防晒霜作为 EGFR 抑制剂引起的皮肤毒性的预防措施之一，一般建议使用防晒指数 > 18 的广谱防晒用品。建议中度皮肤黏膜毒性以上患者应由皮肤科医师进行检查评估，给予支持治疗、药物治疗及调整靶向药物治疗剂量等处理。

二、消化系统毒性

分子靶向药物治疗中消化系统毒性是较为常见的，主要包括恶心、呕吐、食欲减退、腹泻、肝功能损害等。

靶向药物所致的呕吐一般多为轻微、低度及中度。多可通过饮食调节以减轻症状，对于有轻至中度症状者可使用丙氯拉嗪、劳拉西泮、H_2 受体拮抗剂、甲氧氯普安及 5- 羟色胺 3（5-hydroxytryp+amine 3，5-HT_3）受体拮抗剂（如昂丹司琼、格拉斯琼、托烷司琼等）等治疗。但需注意一点，索拉非尼及舒尼替尼引起的恶心、呕吐，应避免使用 5-HT_3 拮抗剂，防止出现 QTc 间期延长及尖端扭转型室速。靶向药物所致的腹泻主要多见于小分子酪氨酸激酶抑制剂，如吉非替尼、厄洛替尼、舒尼替尼等。1 级腹泻一般不处理，通常建议患者通过饮食调节以减轻症状；2 级腹泻可以继续用药，并予以对症治疗；3 级以上的腹泻暂时停药，对症处理后再使用靶向药物。对于靶向药物所致的肝功能损伤主要以预防为主，靶向治疗前应常规进行乙肝病毒筛查，对于 HBsAg 阳性者，应预防性抗乙肝病毒治疗。治疗期间，建议定期检查肝功能。若出现肝功能损伤，应加强护肝治疗，大多数患者的肝功能在停药后可恢复正常。

三、呼吸系统毒性

靶向药物的呼吸系统毒性包括急性和亚急性肺炎、肺泡出血、咯血、胸膜渗出、肺栓塞和肺动脉高压等。其中间质性肺炎是靶向药物严重的毒副反应之一，因此一旦发现肺部相关症状，临床医师需要特别警惕。间质性肺炎的治疗包括停药、支持治疗、皮质激素的应用等。对于给予易出现间质性肺病不良反应的靶向药物治疗时，如吉非替尼、厄洛替尼等，应密切监测间质性肺病发生的迹象，一旦出现新的急性发作或进行性的无法解释的肺部症状，如呼吸困难、咳嗽和发热时，在诊断评价时要暂时停止靶向药物治疗。一旦确诊是间质性肺炎，如果必要，则停止靶向药物治疗，并给予适当的治疗。如果患者呼吸道症状加重，应予积极的皮质激素治疗和对症治疗（吸氧、平喘）等。

四、心血管系统毒性

靶向药物的心血管毒性主要包括心律失常（如 QT 间期延长）、左心功能衰竭和高血压等。研究表明，分子靶向药物如曲妥珠单抗产生的心脏损伤是可逆的。QT 间期延长是组蛋白去乙酰化酶抑制剂、ABL 抑制剂、MET 抑制剂和多靶点酪氨酸激酶抑制剂的不良反应。血管生成抑制剂和 MEK 抑制剂可诱导高血压。

赫赛汀引起的心脏毒性与剂量无关，是可逆性的，以预防为主（详见第五章）。QT 间期延长可能引起严重的心律失常而致患者死亡。在停止靶向药物治疗后 QT 间期延长可恢复正常，一般不需要长期治疗，但由于房室传导阻滞和窦房结功能障碍导致的尖端扭转性室性心动过速（Torsade de pointes，Tdp），必要时可植入永久性起搏器。抗血管生成剂容易引起高血压，因此在使用前应有充分的考虑，特别是对原有高血压的患者，应充分控制好血压，对于平时血压控制不佳的患者应慎重用药。高血压的降压治疗可以选用血管紧张素转换酶抑制剂（如卡托普利、依那普利和贝那普利等），部分对血管紧张素转换酶抑制剂过敏或不能耐受的患者可应用血管紧张素 II 受体阻滞剂治疗（如氯沙坦钾、缬沙坦、伊贝沙坦及替米沙坦等）。对应用降压药物后仍有严重或持续的高血压，或出现高血压危象的患者需请心内科医师指导治疗，并考虑永久停用。

五、内分泌系统毒性

靶向药物的内分泌系统毒性最常见的是酪氨酸激酶抑制剂（如舒尼替尼、伊马替尼、索拉非尼等）引起的甲状腺功能减退。其他少见的内分泌毒性有高血糖、高脂血症、低镁血症、中枢性腺功能减退等。

靶向药物的内分泌毒性对生活质量会产生负面影响，与内分泌科医师协同对患者进行治疗是有必要的。对于需要多激酶抑制剂治疗的患者，应先检查患者的甲状腺功能，若甲状腺功能异常，需先行激素替代治疗后再行靶向治疗。若无异常，在靶向治疗后建议监测 TSH、T_3 和 T_4 水平，一般每 1~2 个月检测一次。

六、泌尿系统毒性

靶向药物的泌尿系统毒性主要是蛋白尿，伴肌酐和尿素氮升高。血管内皮生长因子（vascular endothelial growth factor, VEGF）靶向药物的蛋白尿发生率较高，但很少出现血尿和肾病综合征。贝伐珠单抗蛋白尿发生率为 0.7%~38%，一般无临床症状，在尿检时发现，但多伴有高血压。多激酶抑制剂也有报道会引起蛋白尿及肾功能损害。

对于接受 VEGF 抑制剂治疗的患者，应密切监测肌酐、肾功能、蛋白尿和血压，以便早期发现、及时处理或停药，保护肾脏功能。蛋白尿通常呈可逆性，大多数无症状，贝伐珠单抗联合化疗所致的肾损害，大多数患者停药后可缓解。对蛋白尿 2+~3+ 的患者应行 24 小时尿蛋白定量检测，一旦出现了肾损伤或者肾病综合征，则必须停用该靶向药物，同时进行积极的对症治疗。

七、血液系统毒性

靶向药物的血液系统毒性最常见的是骨髓抑制，如中性粒细胞减少、血小板减少、贫血、出血等。引起血液系统毒性的靶向药物主要是索拉非尼、舒尼替尼、mTOR 抑制剂等。

由于靶向药物引起骨髓抑制的机制与化疗药物不同，而且靶向药物多是口服持续给药，所以治疗原则与化疗药所致的骨髓抑制有所区别。靶向药物所致的骨髓抑制，重点在于通过调整靶向药物的剂量缓解骨髓抑制的程度，若出现严重骨髓抑制则需停药。1~2 级骨髓抑制患者，一般不需要靶向药物减量。应密切监测血象，并根据患者情况对靶向药物剂量进行调整。如患者出现感染，则需要暂时停药，待感染控制后可考虑适当减少靶向药物剂量。

当发生 3 级以上骨髓抑制时，应首先停药，给予相关治疗，直至恢复至 1~2 级，然后考虑恢复给药，靶向药物的剂量需酌情考虑，减量或停药。

第二节　免疫检查点抑制剂

一、一般症状

肿瘤免疫治疗药物所致的一般症状多表现为寒战、发热、疲乏、嗜睡及流感样症状，大多数症状较轻，但可持续存在直至治疗结束后的一段时间。一般症状大多不需特殊处理或经对症治疗后可缓解，使用非类固醇类抗炎药可明显改善症状，预防性使用抗组胺和 / 或皮质类固醇类药物可减少一般症状的发生。严重的一般症状经对症治疗后若仍未缓解，需要减量或暂停使用肿瘤免疫治疗药物。

二、皮肤黏膜系统毒性

肿瘤免疫治疗药物所致的皮肤毒性较常见，大多表现为皮疹和皮肤瘙痒，但偶尔也可见皮肤毛细血管增生症、白癜风、银屑病。皮肤毒性通常发生在治疗的早期，治疗后几天或几周后都有可能出现，也可能延迟至治疗数月后。

肿瘤免疫治疗药物所致的轻度皮肤毒性经停药及外用药治疗后多可缓解，重度皮肤毒副反应则需要请皮肤科专科医师协助治疗，包括全身使用皮质类固醇激素治疗、免疫抑制剂治疗以及皮肤外用药物等综合治疗。

三、消化系统毒性

肿瘤免疫治疗药物所致的消化系统毒性是最为常见的毒性之一，多表现为厌食、恶心、呕吐、腹泻、结肠炎，还有无症状的转氨酶升高，或严重的暴发性肝炎。发生的中位时间为用药后的 6~8 周，但也可发生于治疗过程中的任意时间，甚至在治疗结束后数月，需要特别重视。

肿瘤免疫治疗药物所致的恶心和呕吐反应较轻，仅予以止吐药治疗后大多可缓解。厌食可适当予以醋酸甲地孕酮改善食欲，但体重减轻仍可能发生。大多数肿瘤免疫治疗药物所致的腹泻可通过非处方止泻药缓解。但3级及其以上的肠炎或长时间的2级胃肠道毒性，除了上述常规对症处理外，还可能需要通过口服泼尼松并逐渐减量来有效控制上述毒副反应事件。肿瘤免疫治疗药物治疗期间可激活肝炎病毒，故在确诊药物性肝毒性之前需排除病毒性肝炎的可能性。肿瘤免疫治疗药物所致的1~2级肝损伤大多不需停药，常规护肝、降酶、退黄治疗后轻度肝损伤多可恢复。3级及其以上的肝毒性需暂停给药，待肝功能损伤降至1级后方可重新减量使用，一旦出现重度肝损伤则需永久停药。

四、内分泌系统毒性

肿瘤免疫治疗药物所致的内分泌毒性出现较晚，持续时间长，临床上常见的有甲状腺功能异常（主要是甲状腺功能减退、甲状腺功能亢进和甲状腺炎等）、急性垂体炎（包括中枢性甲状腺功能减退、中枢性肾上腺功能不足和低促性腺激素性引起的性腺功能减退症等）。其他少见的内分泌毒性有原发性肾上腺功能减退、1型糖尿病、高钙血症和甲状旁腺功能减退等。

使用免疫检查点抑制剂治疗的患者发生内分泌毒性的比例较高，因此建议患者在治疗期间及治疗后6个月内，每6~12周定期监测甲状腺功能和代谢水平。如果患者出现疲劳及其他一些非特异性症状时，应检测促肾上腺皮质激素和皮质醇的水平，男性患者还应检测睾酮的水平。根据患者的个体状况以及出现毒副反应的情况，适时增加随访监测的频率。目前，甲状腺炎的治疗主要从对症处理和针对甲状腺功能异常处理两方面进行。垂体炎治疗的目的是调整机体免疫功能，抑制疾病的发展，改善腺垂体功能低下，必要时需使用大剂量肾上腺皮质激素，根据激素水平适当补充甲状腺素、肾上腺皮质激素以及性腺激素。尿崩症患者可给予去氨加压素治疗。慢性肾上腺皮质功能不全确诊后需终身使用皮质激素治疗，氢化可的松（皮质醇）为首选药物。

五、骨骼肌肉系统毒性

关节痛和肌痛在使用免疫检查点抑制剂治疗过程中比较常

见，临床研究报道其发病率可高达 40%，在开始治疗的任何时间段都可能发生，对患者的生活质量影响较大。临床表现主要包括：关节疼痛、肿胀，晨僵持续 30~60min 等。

建议所有中度症状以上的炎症性关节炎患者转风湿科治疗。如果患者症状持续时间＞6 周或每日泼尼松剂量＞20mg（或等效其他药物），且无法在 4 周内减量至＜10mg/d，也建议转风湿科或神经科就诊。

六、呼吸系统毒性

免疫相关性肺炎是一种罕见但有致命威胁的严重不良事件，在抗程序性死亡受体 1（programmed cell death protein 1，PD–1）/ 细胞程序性死亡 – 配体 1（programmed cell death ligand 1，PD–L1）抑制剂相关的死亡事件中占比 35%。与 PD–L1 抑制剂相比，接受 PD–1 抑制剂单药治疗的患者免疫相关性肺炎的发生率更高。免疫相关性肺炎可能发生在治疗的任何阶段，其发生的中位时间在 2.8 个月左右。与其他免疫相关不良事件（immune–related adverse events，irAE）相比，肺炎发生的时间相对较晚，而联合治疗的患者肺炎发病时间较早。免疫相关性肺炎的临床症状主要包括呼吸困难、咳嗽、发热或胸痛，偶尔会发生缺氧且会快速恶化以致呼吸衰竭，但是约 1/3 患者无任何症状，仅有影像学异常。

与甲状腺炎和肝炎等自限性免疫反应不同，大部分的免疫相关性肺炎需要激素或免疫抑制剂的治疗。在大多数免疫治疗相关性肺炎的病例中，糖皮质激素仍然是目前主要的治疗手段，早期使用糖皮质激素干预是免疫相关毒性综合管理的关键目标。糖皮质激素应遵循缓慢减量的原则，需要 4 周以上（有时 6~8 周或更长）以防止 irAE 复发。对于≥4 周使用超过 20mg 泼尼松或等效剂量药物的患者，应考虑使用抗生素预防。

七、心血管系统毒性

免疫检查点抑制剂相关的心血管不良反应较少见，但有潜在的死亡风险，死亡率高达 35%。常见的心血管不良反应包括冠状动脉疾病、心力衰竭、心肌炎、房颤和心包疾病。心脏毒性的早期诊断重在主动监测策略，包括用药前基线评估和用药后监测。基线评估包括收集基础病史、临床表现、体格检查，完善心脏损伤生物标志物、心房利钠肽、D- 二聚体、ECG 和超声心动图（UCG）等检查。用药 3 个月内密切随访患者症状、体征变化，首剂治疗后 7 天内复查心脏损伤生物标志物，若与基线相似，随后每次用药前查心脏损伤生物标志物、ECG 等。3 个月后每次用药前监测症状、体征、ECG，有可疑指征时查心脏损伤生物标志物、UCG 等。

参考文献

［1］国家卫生健康委员会.新型抗肿瘤药物临床应用指导原则（2019 年版）［J］.肿瘤综合治疗电子杂志，2020，（1）:16-47.
［2］ADCR, AJCS, BAS, et al. Cutaneous side-effects of kinase inhibitors and blocking antibodies［J］. The Lancet Oncology, 2005, 6(7):491-500.
［3］雷奕. 口服靶向抗肿瘤药物的毒副反应及其护理［J］. 中国癌症防治杂志, 2010,（2）:3.
［4］PEUVREL L, BACHMEYER C, REGUIAI Z, et al. Semiology of skin toxicity associated with epidermal growth factor receptor (EGFR) inhibitors［J］. Supportive Care in Cancer, 2012, 20(5):909-921.
［5］EMILIO, BRIA, FEDERICA. Trastuzumab cardiotoxicity: biological hypotheses and clinical open issues［J］. Expert opinion on biological therapy, 2008, 8(12):1963-1971.
［6］申洪昌. 分子靶向治疗药物对 QT 间期的影响［J］. 国际肿瘤学杂志, 2008, 35（6）:4.
［7］MATSUNO O. Drug-induced interstitial lung disease: mechanisms and best diagnostic approaches［J］. Respir Res, 2012, 13(1):39.
［8］叶定伟，施国海. 中国应用舒尼替尼治疗晚期肾癌的IV期临床结果［J］. 中华泌尿外科杂志, 2012, 33（4）:2.
［9］ADENIS A, OLIVIER B, BERTUCCI F, et al. Serum creatine kinase increase in patients treated with tyrosine kinase inhibitors for solid tumors［J］. Medical Oncology, 2012, 29(4):3003-3008.
［10］TESAROVA P, TESAR V. Proteinuria and hypertension in patients treated with inhibitors of the VEGF signalling pathway--incidence, mechanisms and management［J］. Folia Biologica, 2013, 59(1):15-25.
［11］KIJIMA T, SHIMIZU T, NONEN S, et al. Safe and Successful Treatment With Erlotinib After Gefitinib-Induced Hepatotoxicity: Difference in Metabolism As a Possible Mechanism［J］. Journal of

Clinical Oncology, 2011, 29(19):e588-e590.

[12] CHARI A. Mazumder Amitabha,Jagannath Sundar,Proteasome inhibition and its therapeutic potential in multiple myeloma [J] . Biologics, 2010, 4: 273-287.

[13] POSTOW M A,SIDLOW R,HELLMANN M D. Immune-Related Adverse Events Associated with Immune Checkpoint Blockade [J] . N Engl J Med, 2018, 378: 158-168.

[14] HAANEN J, CARBONNEL F, ROBERT C, et al. Management of toxicities from immunotherapy: ESMO Clinical Practice Guidelines for diagnosis, treatment and follow-up [J] . Annals of Oncology, 2018, 29:23-28.

[15] CHANG L-S,BARROSO-SOUSA R,TOLANEY S M, et al. Endocrine Toxicity of Cancer Immunotherapy Targeting Immune Checkpoints [J] .Endocr Rev, 2019, 40: 17-65.

[16] LU J L, LI L L, LAN Y, et al. Immune checkpoint inhibitor-associated pituitary-adrenal dysfunction: A systematic review and meta-analysis [J] .Cancer Med, 2019, 8: 7503-7515.

[17] PEERAPHATDIT T B,WANG J,ODENWALD M A, et al. Hepatotoxicity From Immune Checkpoint Inhibitors: A Systematic Review and Management Recommendation [J] .Hepatology, 2020, 72: 315-329.

[18] 李淑奕, 高小平, 陈倩琪, 等. 恶性肿瘤患者免疫治疗相关肝不良事件的影响因素[J]. 中华肿瘤杂志, 2020, 42（1）:5.

[19] WANG D Y, SALEM JE, COHEN JV, et al. Fatal Toxic Effects Associated With Immune Checkpoint Inhibitors: A Systematic Review and Meta-analysis [J] . JAMA Oncology, 2018, 4(12):1721 - 1728.

[20] NAIDOO J, XUAN W, WOO K M, et al. Pneumonitis in Patients Treated With Anti-Programmed Death-1/Programmed Death Ligand 1 Therapy [J] . Journal of Clinical Oncology, 2017, 35(7):709-717.

[21] MD M P. Multidisciplinary Approach of Immune Checkpoint Inhibitor - Related Pneumonitis: A Key to Address Knowledge and Management Gaps [J] . Journal of Thoracic Oncology, 2020, 15(8):1261-1264.

[22] KS A, KRV B, BS C, et al. Pneumonitis in Non - Small Cell Lung Cancer Patients Receiving Immune Checkpoint Immunotherapy: Incidence and Risk Factors [J] . Journal of Thoracic Oncology, 2018, 13(12):1930-1939.

[23] SUAREZ-ALMAZOR M E, KIM S T, ABDEL-WAHAB N, et al. Review: Immune - Related Adverse Events With Use of Checkpoint Inhibitors for Immunotherapy of Cancer [J] . Arthritis & Rheumatology, 2017, 69(4):687.

[24] CAPPELLI L C,GUTIERREZ A K, BINGHAM C O, et al. Rheumatic and Musculoskeletal Immune-Related Adverse Events Due to Immune Checkpoint Inhibitors: A Systematic Review of the Literature [J] . Arthritis Care Res (Hoboken), 2017, 69: 1751-1763.

[25] MASTER S R, ROBINSON A, MILLS GM, et al. Cardiovascular complications of immune checkpoint inhibitor therapy [J]. Journal of Clinical Oncology, 2019, 37(15):2568−2568.

[26] 中国抗癌协会整合肿瘤心脏病学会，中华医学会心血管病学分会肿瘤心脏病学学组，中国医师协会心血管内科医师分会肿瘤心脏病学专业委员会，等. 免疫检查点抑制剂相关心肌炎监测与管理中国专家共识（2020 版）[J]. 中国肿瘤临床,2020,47（20）:1027−1038.

常见恶性肿瘤
的合理用药及
药学监护要点

第四章

肺癌的合理用药及药学监护要点

肺癌是发病率和死亡率均长居高位的恶性肿瘤，其中大部分是非小细胞肺癌（non small cell lung cancer，NSCLC），约占 80%。晚期 NSCLC 首先要根据病理类型决定是否进行分子检测。对于 EGFR 突变、间变性淋巴瘤激酶（anaplastic lymphoma kinase，ALK）融合、ROS1 及 RET 融合检测，若条件允许，可用高通量测序技术等检测。目前可作为治疗靶点的其他基因变异包括鼠类肉瘤病毒癌基因（kirsten rat sarcoma viral oncogene，KRAS）突变、人表皮生长因子受体 -2（Human Epidermal GrowthFactor Receptor 2，HER2）突变 / 扩增、BRAF V600E 突变、MET 扩增、MET-14 外显子跳跃突变及神经营养酪氨酸受体激酶（Neurotrophin receptor kinase，NTRK）融合等。小标本鳞癌，尤其是不吸烟的女性患者也推荐进行上述基因检测。免疫组化检测 PD-L1 表达情况是指导免疫治疗选择的重要标准。本章节内容主要参考《CSCO 非小细胞肺癌诊疗指南》（2021 版），同时参考新近临床研究进展，对新药做大致介绍。

第一节 非小细胞肺癌的合理用药及药学监护要点

■ 晚期驱动基因阳性非小细胞肺癌

一、EGFR 突变非小细胞肺癌

（一）一线治疗及药学监护要点

1. 单药 TKI

（1）循证医学证据。EGFR 突变阳性晚期 NSCLC 患者一

线治疗的多个随机对照研究表明，对比化疗，吉非替尼、厄洛替尼、埃克替尼、阿法替尼，均可显著改善患者的无进展生存时间（progression-free survival，PFS），且3级及以上不良反应显著低于化疗。LUX-Lung7、ARCHER1050研究、FLAURA研究和AENEAS研究分别表明，阿法替尼、达可替尼、奥希替尼和阿美替尼疗效优于一代TKI，奠定了第一代EGFR-TKI（吉非替尼、厄洛替尼和埃克替尼）、第二代TKI（阿法替尼、达可替尼）及第三代TKI（奥希替尼、阿美替尼）在EGFR突变晚期NSCLC一线治疗的地位，但目前阿美替尼尚未获批NSCLC一线适应证。基于LUX-Lung 2、3、6合并分析阿法替尼治疗少见突变的研究，阿法替尼还被美国食品药品监督管理局（Food and Drug Administration，FDA）批准用于18~21外显子少见位点突变（Leu861GIn、Gly719Ser、Gly719Ala、Gly719Cys、Ser768lle）患者的治疗。第二代EGFR-TKIs较第一代EGFR-TKIs具有更优的疗效，但不良反应也显著增加。ARCHER1050研究入组并观察了接受达可替尼治疗的患者，近2/3患者因不良反应需要进行剂量调整。FLAURA研究显示第三代EGFR-TKI奥希替尼较第一代EGFR-TKI可显著延长中位PFS（18.9个月 vs 10.2个月，$P < 0.001$）和中位总生存期（Overall Survival，OS），两组的OS分别为38.6个月和31.8个月（$P=0.0462$），但亚裔亚组分析OS无明显差异。

（2）药学监护要点。EGFR-TKI常见的不良反应为皮疹、甲沟炎、腹泻、肝功能异常、心律失常等，第二代EGFR-TKI在皮肤及消化道方面的不良反应尤为突出，常常导致停药或药物减量，间质性肺炎是相对罕见的EGFR-TKI相关的不良反应，但较为严重，甚至致命，如临床有相应症状，应积极排查诊断，早期干预治疗，提高治愈率。

2. TKI 联合治疗

（1）循证医学证据。厄洛替尼+贝伐珠单抗联合治疗模式，包括EGFR-TKI联合化疗或抗血管生成治疗，也为EGFR突变阳性患者一线治疗的选择。Ⅱ期随机对照JMIT研究中，相较于吉非替尼单药组，吉非替尼联合培美曲塞组具有更优的中位 PFS（15.8 个月 vs 10.9 个月，$P=0.029$）。Ⅲ期研究 NEJ009 及印度开展的Ⅲ期研究探讨 TKI 联合含铂双药化疗，结果均表明，较吉非替尼单药组，吉非替尼联合培美曲塞、卡铂能显著延长患者的PFS 和 OS。日本开展的 JO25567、NEJ026 研究表明，较厄洛替尼单药组，贝伐珠单抗联合厄洛替尼治疗晚期 EGFR 敏感突变型非鳞 NSCLC，患者 PFS 显著延长，但是 OS 无明显差异。Ⅲ期随机对照研究 CTONG1509 再次验证贝伐珠单抗与厄洛替尼联合治疗方案在中国人群的疗效和安全性，贝伐珠单抗联合厄洛替尼组相较于厄洛替尼单药组，患者中位 PFS 显著延长（18.0 个月 vs 11.3 个月，$P < 0.001$），OS 数据尚未成熟。也有研究表明贝伐珠单抗联合厄洛替尼对伴有脑转移 EGFR 突变患者具有更优的疗效。此外，联合小分子抗血管抑制剂阿帕替尼的 ACTIVE 研究也显示阳性结果，共 313 例患者入组了该研究，阿帕替尼与吉非替尼联合组的中位 PFS 为 13.7 个月（$HR=0.71$，95%CI：0.54~0.95，$P=0.0189$），较单纯吉非替尼治疗组延长了 3.5 个月。

（2）药学监护要点。联合治疗提高了疗效，但相应的不良反应也随之显著增加。贝伐珠单抗增加了高血压、蛋白尿、血栓、出血等风险，治疗期间需密切监测血压、尿蛋白、血凝等指标。联合化疗增加了消化道不良反应、骨髓抑制及肝肾功能损害等发生概率，应按照化疗要求积极预防性止吐，密切监测血象、肝肾功能等。

（二）一线 TKI 耐药后治疗

1. 一 / 二代 TKI 耐药后 T790M 阳性

（1）循证医学证据。EGFR-TKI 耐药后再活检耐药机制分析显示，T790M 突变为 50% 左右。对比奥希替尼和铂类双药化疗治疗 TKI 耐药后 T790M 阳性的 NSCLC 的随机期 AURA3 临床研究显示，奥希替尼能显著延长中位 PFS（10.1 个月 vs 4.4 个月，$P < 0.001$）。AURA17 研究进一步在亚裔人群中评估了奥希替尼治疗 TKI 耐药后 T790M 阳性患者的疗效，BIRC 评估的客观缓解率（overall response rate，ORR）为 62%，中位 PFS 为 9.7 个月，中位 OS 为 23.2 个月。此外，数种国产的三代 EGFR-TKI 在 TKI

耐药后 T790M 阳性 NSCLC 治疗中也显示出良好的疗效。2019 年，世界癌症大会（WCLC）公布了阿美替尼治疗一代 EGFR–TKI 进展的 T790M 阳性的 NSCLC 的多中心、单臂期临床研究结果，ORR 为 68.4%，且耐受性好。目前阿美替尼已获国家药品监督管理局（National Medical Products Administration，NMPA）批准二线适应证并纳入医保。2020 年，美国临床肿瘤学会（American Society of Clinical Oncology，ASCO）大会公布了国产原研第三代 EGFR–TKI 伏美替尼治疗 EGFR T790M 突变晚期 NSCLC 受试者的 IB 期临床研究（NCTO3452592），结果显示 ORR 为 74%，疾病控制率（Disease Control Rate，DCR）为 94%，PFS 为 9.6 个月。伏美替尼已获 NMPA 批准二线适应证并纳入医保。

2. 一 / 二代 TKI 耐药后 T790M 阴性

（1）循证医学证据。若耐药后不存在 T790M 突变，目前化疗仍为经典的治疗选择，但不建议继续使用 EGFR–TKI。IMPRESS 研究在一线吉非替尼耐药后的患者中对比了化疗和化疗联合吉非替尼的疗效，联合用药的患者的 PFS 并没有延长，OS 数据显示，吉非替尼联合化疗组中位 OS 反而低于单纯化疗组（13.4 个月 vs 19.5 个月，HR=1.44，P=0.016）。2019 年，WCLC 会议上发表的一项特瑞普利单抗联合化疗用于 EGFR–TKI 治疗失败的 EGFR 突变阳性 T790M 阴性晚期 NSCLC 患者的临床研究结果显示 ORR 达 50%，DCR 达 87.5%，中位缓解持续时间（Duration of Response，DOR）为 7.0 个月，整体人群 PFS 达 7.0 个月，PD–L1 表达阳性患者 PFS 可达 8.3 个月，且 3 级以上免疫相关不良事件发生率仅为 7.5%。多个 Ⅲ 期临床研究正在探讨化疗联合免疫治疗在 EGFR–TKI 耐药患者中的地位。EGFR–TKI 耐药的原因还包括 EGFR 扩增、MET 扩增、HER2 扩增、PIK3CA 突变、BRAF 突变以及 SCLC 转换等，目前针对 BRAF、HER2、MET 等多个靶点都有相应的临床试验在进行中，EGFR–TKI 耐药后可进行再活检明确耐药原因以指导下一步治疗。

3. 靶向及含铂化疗失败后

（1）循证医学证据。安罗替尼的 Ⅲ 期临床研究（ALTER0303）

结果显示，对比安慰剂，安罗替尼能够显著延长患者中位 OS 和 PFS，中位 OS 延长了 3.3 个月（9.6 个月 vs 6.3 个月，$P=0.0018$），死亡风险下降 32%；中位 PFS 延长 4.0 个月（5.4 个月 vs 1.4 个月，$P < 0.0001$）。2018 年 5 月，安罗替尼获 NMPA 批准用于既往至少接受过 2 种系统化疗后出现进展或复发的局部晚期或转移性非小细胞肺癌患者的治疗，对于存在 EGFR 突变或 ALK 融合阳性的患者，在开始安罗替尼治疗前应接受相应的标准靶向药物治疗后进展，且至少接受过 2 种系统化疗后出现进展或复发。

（2）药学监护要点。安罗替尼常见的不良反应主要是高血压、蛋白尿以及手足综合征，此外还有肝肾功能损伤、胃肠道反应以及出血等。其中最常见的就是高血压，以收缩压升高为主要表现，因此治疗期间需密切监测血压，开始用药的前 6 周应每天监测血压，后续每周 2~3 次。其次为蛋白尿，建议每 6~8 周检查尿常规。然后是手足综合征，表现为四肢肢端红斑、丘疹甚至皮肤溃疡。

4. EGFR 20 外显子插入突变一线治疗

（1）循证医学证据。EGFR 外显子 20 插入突变占所有 EGFR 突变的 4%~12%，EGFR 外显子 20 插入突变的 NSCLC 患者通常对 EGFR-TKIs 治疗不敏感，目前尚无公认的靶向治疗方法，预后较差。通常参照 IV 期无驱动基因非小细胞肺癌的治疗。2020 年，ASCO 公布了日本武田 Mobocertinib（TAK-788）治疗含铂化疗期间或之后进展的 EGFR ex20ins 突变 NSCLC 患者的 I / II 期临床研究，结果显示中位 PFS 为 7.3 个月，ORR 为 43%，且安全可控。2020 年，WCLC 公布的另一项 CHRYSALIS 研究结果，显示 EGFR/MET 双特异性抗体 Amivantamab 用于治疗 EGFR 20ins 局部晚期或转移性 NSCLC ORR 为 40%，PFS 为 8.3 个月，OS 为 22.8 个月。基于此，2021 年 FDA 正式批准 Amivantamab 上市，用于含铂化疗进展后的 20ins 非小细胞肺癌治疗，但国内尚未获批上市。

5. 免疫治疗

（1）循证医学证据。PD-1/PD-L1 免疫单药治疗在 EGFR/ALK 驱动基因阳性患者中的疗效有限。EGFR、ALK 阳性的患者，尽管 PD-L1 表达水平可能较高，但单药免疫治疗效果不佳。对于免疫联合治疗，IMpower150 研究入组了 EGFR 及 ALK 阳性的患者，2018 年的欧洲肿瘤内科学会（European Society for Medical Oncology，ESMO）会议进一步公布了该研究中 EGFR 突变患者的探索性分析结果，结果表明相较于阿替利珠单抗 + 化疗组或化疗 + 贝伐珠单抗组，阿替利珠单抗 + 化疗 + 贝伐珠单抗组的疗效都有显著提高，客观缓解率达 71%，中位 PFS 达 10.2 个月，中位 OS 超过 25 个月，既往接受过 EGFR-TKI 靶向治疗的患者仍能从四药联合治疗中获益。FDA 于 2018 年 12 月批准阿替利珠单抗联合贝伐珠单抗、紫杉醇及卡铂方案用于无 EGFR 及 ALK 变异的晚期 NSCLC 一线治疗，但未批准用于 EGFR-TKI 耐药后患者的后线治疗。欧盟于 2019 年 3 月也批准了这一四药联合方案，包括作为 EGFR-TKI 耐药后患者的后线治疗，但这一方案在 EGFR 突变患者中的应用前景如何，期待 Impower151 临床研究结果的公布。

二、ALK 融合阳性 IV 期非小细胞肺癌

（一）一线 TKI 治疗

目前，国内获批的用于治疗 ALK 融合阳性晚期 NSCLC 的 ALK-TKI 药物有克唑替尼、阿来替尼和塞瑞替尼。PROFILE1014 研究证实一线克唑替尼疗效优于含铂双药化疗，中位 PFS 显著延长（10.9 个月 vs 7.0 个月，$P < 0.001$），ORR 显著提高（74% vs 45%，$P < 0.001$）。针对 ALK 阳性亚裔人群的研究——PROFILE1029 研究，也达到了主要研究终点。

在亚洲人群中进行的阿来替尼与克唑替尼头对头比较的期临床研究 ALESIA 的结果与 ALEX 一致，阿来替尼组中位 PFS 显著延长（未到达 vs 11.1 个月，HR=0.22，$P < 0.001$），阿来替尼组颅内 ORR 达 94.1%，显著优于克唑替尼组的 28.6%，脑转

移发生风险降低了 86%（HR=0.14，$P < 0.0001$）。基于该研究结果，NMPA 于 2018 年批准阿来替尼用于 ALK 阳性的局部晚期或转移性 NSCLC 的治疗，包括一线及克唑替尼治疗进展后的二线用药。

Ⅲ期临床研究 ASCEND-4 明确了塞瑞替尼在未经治疗的 ALK 阳性 NSCLC 患者中的疗效。结果表明，塞瑞替尼组中位 PFS 为 16.6 个月，化疗组为 8.1 个月。由于塞瑞替尼耐受性不佳，另一项多中心随机临床研究 ASCEND-8 比较了不同日剂量及服用方式的塞瑞替尼（450mg 随餐服用组及 750mg 空腹服用组）的疗效及安全性。两组受试患者血药浓度相似，但 450mg 随餐服用组胃肠毒性显著降低，且依从性更好，其 15 个月无进展生存预期值较 750mg 空腹给药组更高（66.4% vs 41%）。基于此，塞瑞替尼已获 NMPA 批准用于 ALK 融合阳性 NSCLC 的一线及克唑替尼治疗进展后的适应证。

ALTA-1L 研究结果显示，在亚洲和非亚洲人群中，与克唑替尼相比，Brigatinib 能显著改善 PFS 趋势，使用 Brigatinib 的亚洲人群的疾病进展风险下降 59%（中位 PFS 未达到 vs 11.1 个月，HR=0.41，P=0.0261）。基线伴脑转移患者的颅内 PFS 在亚洲人群（HR=0.15，P=0.0037）中较克唑替尼也有显著改善。

Ⅲ期 CROWN 研究结果表明，与克唑替尼相比，第三代 ALK 抑制剂 Lorlatinib 显著改善了 PFS（未达到 vs 9.3 个月，HR=0.28），1 年 PFS 率也显著改善（78% vs 39%），可使疾病进展或死亡风险降低 72%（HR=0.28，$P < 0.001$）。基于此，2021 年，FDA 批准 Lorlatinib 为 ALK 阳性 NSCLC 患者一线治疗用药，但我国尚未上市。

（二）一线 TKI 耐药后治疗

1. 一代 TKI 耐药

一线应用 ALK 抑制剂进展后，根据进展部位和是否寡进展划分为两种类型：寡进展 /CNS 进展型和广泛进展型。对于寡进展 /CNS 进展患者，可继续服用原 ALK-TKI，并针对局部病灶进行治疗。

若一线使用一代 ALK 抑制剂克唑替尼出现广泛进展，推荐使用二代 ALK 抑制剂，可更换为阿来替尼、塞瑞替尼、布加替尼或恩沙替尼。

在阿来替尼治疗克唑替尼失败后的 ALK 阳性晚期 NSCLC 的全球 Ⅱ 期研究 NP28673 中，IRC 评估 ORR 为 50%，中位 PFS 为 8.9 个月，在可评估的有 CNS 病灶的患者中，ORR 为 57%，中位 DOR 为 11.2 个月。ALUR 研究表明，在克唑替尼及至少一次化疗治疗失败的患者中，与培美曲塞或多西他赛相比，阿来替尼显著降低疾病进展风险达 85%（HR=0.15，P=0.001），阿来替尼组和化疗组的中位 PFS 分别为 9.6 个月、1.4 个月。

塞瑞替尼 ASCEND-1 研究入组了部分经克唑替尼治疗失败的患者，其 ORR 和 PFS 分别为 56% 和 7.0 个月。塞瑞替尼治疗克唑替尼耐药后的 ALK 阳性 NSCLC 的 ASCEND-2 研究的结果为 ORR 达到 38.6%，IRC 评估的中位 PFS 是 7.2 个月。

恩沙替尼治疗克唑替尼耐药的 ALK 阳性晚期 NSCLC 的单臂多中心 Ⅱ 期临床研究结果显示，ORR 达 52%，颅内 ORR 达 70%，中位 PFS 达 9.6 个月。2020 年，NMPA 已批准恩沙替尼在国内上市，用于接受过克唑替尼治疗后进展的或者对克唑替尼不耐受的 ALK 阳性的局部晚期或转移性 NSCLC 的治疗。

其他 ALK 抑制剂，如 Brigatinib、Lorlatinib，也可作为 ALK 阳性晚期 NSCLC 发生 TKI 耐药后的一线治疗选择。Brigatinib 的 Ⅱ 期临床研究 NCT02094573 将克唑替尼耐药后的患者分为 A、B 两组：A 组 Brigatinib 90mg，1 次/d；B 组 Brigatinib 90mg，连续 7d，后增至 180mg，1 次/d。研究者评估的 ORR 为 A 组达 45%，B 组达 54%；独立评委员会评的中位 PFS 为 A 组 9.2 个月，B 组 15.6 个月；基线伴脑转移的颅内 ORR 为 A 组 42%，B 组 67%。基于此研究，2017 年，FDA 批准 Brigatinib 用于克唑替尼耐药后的 ALK 阳性晚期 NSCLC 的治疗。2017 年，在世界肺癌大会上，Lorlatinib 的 Ⅱ 期临床研究 NCT01970865 公布的数据显示一线治疗 ORR 为 90%；二线或三线治疗使用过克唑替尼或克唑替尼加化疗的患者，ORR 达 69%；后线治疗使用过 2~3 种

ALK–TKI 加化疗的患者，ORR 依然高达 39%。2018 年 11 月，FDA 已批准 Lorlatinib 用于治疗克唑替尼治疗进展后或至少一种 ALK 抑制剂治疗进展后的 NSCLC；阿来替尼 / 塞瑞替尼作为首个 ALK 抑制剂治疗进展后的 ALK 阳性转移性非小细胞肺癌患者。

2. 二代 TKI 耐药后治疗

ALK 抑制剂耐药后，建议有条件的患者进行耐药机制检测。研究发现，克唑替尼耐药后，30%~45% 的耐药机制依赖于 ALK 通路，包括 ALK 激酶域二次突变（包括 C1156Y、L1196M 等）和 ALK 拷贝数增加，而二代 ALK–TKI（阿来替尼和塞瑞替尼）更容易发生 Solvent–front 区域突变，占 50%~70%，针对不同 ALK–TKIs 耐药突变，治疗策略也不同。例如，lorlatinib 可以克服 G1202R 耐药，塞瑞替尼、brigatinib、lorlatinib 均对 V1180L 和 LI196M 突变有效。但目前该方面的数据有限，仅有临床前数据和小样本病例报道。

若一代和二代 TKI 治疗均失败，则可选择含铂双药化疗 ± 贝伐珠单抗。

3. TKI 及含铂双药均进展后

（1）循证医学证据。TKI 及含铂双药均进展后，若患者功能状态评分（Performance Status，PS）尚可，可选择单药化疗或安罗替尼。ALTER0303 研究入组了 7 例 ALK 融合基因阳性的患者，安罗替尼治疗也显示出了一定的获益。在安罗替尼治疗前，应接受相应的标准靶向药物治疗后进展、且至少接受过 2 种系统化疗后出现进展或复发。

（2）药学监护要点。胃肠道不良反应是 ALK–TKI 最常见的不良反应，主要包括恶心、呕吐、腹泻、便秘等，多为 1~2 级，对症处理即可好转，一般不影响用药；3 级以上胃肠道反应需暂停用药，对症处理好转后再恢复用药，并需考虑降低用药剂量。药物相关性肝损伤也是 ALK–TKI 比较常见的不良反应，以血清谷丙转氨酶、谷草转氨酶、碱性磷酸酶、谷氨酰转肽酶和总胆红素等实验室指标升高为主要判断依据，治疗期间每 2 周需监测 1 次肝功能指标。

三、ROS1 融合阳性 IV 期非小细胞肺癌的合理用药

（一）一线 TKI 治疗

目前 ROS1 融合基因阳性 IV 期 NSCLC 一线治疗推荐使用克唑替尼。研究显示，克唑替尼治疗 ROS1 融合基因阳性晚期 NSCLC 的 PFS 为 15.9 个月，ORR 为 71.7%，安全性数据与既往 ALK 融合患者的数据相一致，NMPA 已于 2017 年 9 月批准克唑替尼用于 ROS1 融合基因阳性晚期 NSCLC 患者的治疗。

另外，ROS1-TKI 恩曲替尼在 ROS1 阳性患者的治疗中取得了突破性进展。STARTRK-2、STARTRK-1 和 ALKA-372-001 三项临床研究的汇总结果显示，在 53 例局部晚期或转移性 ROS1 阳性 NSCLC 患者中，BICR 评估的恩曲替尼治疗后 ORR 为 77.0%，中位 PFS 为 19.0 个月，DOR 为 24.6 个月，颅内客观反应率为 55.0%。2019 年，FDA 批准恩曲替尼用于 ROS1 融合基因阳性晚期 NSCLC 的治疗，但国内尚未获批上市。

治疗 ROS1 阳性肺癌的小分子酪氨酸激酶抑制剂还包括塞瑞替尼、AB-106、lorlatinib、repotrectinib 等，Ⅰ 期或 Ⅱ 期临床研究均明确了它们的疗效，但在国内外均未获批。

AB-106 为新型的 ROS1/NTRK 靶向药。I 期研究结果显示 AB-106 治疗未经克唑替尼治疗的患者（9 例）的 ORR 为 66.7%，中位 PFS 为 24.9 个月，而治疗克唑替尼耐药患者（9 例）的 ORR 为 33.3%，中位 PFS 为 7.6 个月。今年，ASCO 会议公布的 Ⅱ 期临床研究结果显示，截至 2021 年 1 月 15 日，共有 15 例未经过克唑替尼治疗和 5 例接受过克唑替尼治疗的 ROS1 融合阳性 NSCLC 患者入组治疗。在未经克唑替尼治疗的患者中，ORR 为 93%，DCR 为 93%；在曾接受过克唑替尼治疗的患者中，ORR 为 60%，DCR 为 100%。

Lorlatinib 为第三代 ALK/ROS1 靶向药，Lorlatinib 治疗 ROS1 阳性 NSCLC 的单臂 Ⅰ / Ⅱ 期临床研究结果显示，纳入的 69 例 ROS1 阳性患者中，21 例 TKI 初治患者的 ORR 为 62%，中位 PFS 为 21.0 个月。之前仅使用过克唑替尼治疗的 40 例患者的 ORR 为 35%，中位 PFS 为 8.5 个月。目前，Lorlatinib 针对 ROS1

阳性肺癌的研究正在国内展开。

TPX0005（Repotrectinib）是新一代 ROS1/NTRK1-3 靶向药，2020 年，WCLC 公布了 TRIDENT-1 的 I / II 期研究结果。I / II 期共入组了 22 例患者，经 IRC 确认的 ORR 为 91%，II 期部分纳入 15 例患者，经 IRC 确认的 ORR 为 93%。

（二）一线 TKI 耐药后治疗

目前关于 ROS1 阳性患者克唑替尼进展后治疗方案的选择并无太多数据，但鉴于 ROS1 与 ALK 的同源性及克唑替尼同样适用于 ALK 阳性患者。本指南推荐采用与 ALK 阳性患者靶向治疗进展后类似的处理模式。对于克唑替尼及化疗进展后的患者，推荐参加其他 ROS1 抑制剂的临床试验。虽然 ROS1 与 ALK 同源性较高，但 PD-1/PD-L1 治疗的疗效与 ALK 阳性患者存在差异，ImmunoTarget 研究入组了 7 例 ROS1 阳性 NSCLC 患者，ORR 为 17%，目前关于 ROS1 免疫治疗的数据较少，需要更多的研究验证。

四、BRAF V600E/NTRK/MET14 外显子 /RET/KRAS G12C/ HER2 突变非小细胞肺癌的靶向治疗

（一）BRAF V600E 突变

针对 BRAF V600E 突变的晚期 NSCLC，一项达拉非尼联合曲美替尼一线治疗 BRAF V600E 突变晚期 NSCLC 的期临床研究（NCT01336634）结果显示，ORR 为 64%，中位 PFS 为 10.9 个月，中位 DOR 为 10.4 个月。FDA 已批准达拉非尼联合曲美替尼用于 BRAF V600E 突变转移性 NSCLC 的一线治疗。若联合治疗不耐受，可单用达拉非尼。2020 年，中国批准拉非尼联合曲美替尼治疗 BRAF V600E 突变的黑色素瘤，但未批 NSCLC 一线适应证。

（二）NTRK 融合

针对 NTRK 突变的晚期 NSCLC，STARTRK-2、STARTRK-1 和 ALKA-372-001 三项临床研究的汇总结果显示，BICR 评估的恩曲替尼治疗后 NTRK 融合实体瘤患者的 ORR 为 57.0%，中位 PFS 为 11.2 个月，DOR 为 10.4 个月，颅内 ORR 为 50.0%。2019 年，FDA 已批准恩曲替尼用于 NTRK 融合基因阳性实体瘤的治

疗。一项发表在新英格兰杂志上的共纳入 55 例 NTRK 融合实体
瘤患者的研究显示，拉罗替尼治疗 ORR 为 75%，在 1 年时研
究者评估，71% 的患者应答持续，55% 的患者保持无进展。因
此，FDA 批准拉罗替尼用于无已知获得性耐药突变的 NTRK 融
合肿瘤患者。恩曲替尼和拉罗替尼在国内均未获批上市。

（三）MET14 外显子跳跃突变

针对 MET14 外显子跳跃突变的晚期 NSCLC，赛沃替尼作为
国内自主研发的 MET 抑制剂，其 II 期临床研究数据显示，独立
评审委员会评估的 ORR 为 49.2%，DCR 为 93.4%，DOR 达 6 个月。
亚组分析显示，赛沃替尼治疗其他类型 NSCLC 患者的 DCR 达到
95.1%，中位 PFS 达到 9.7 个月。基于此，NMPA 已批准赛沃替
尼用于治疗 MET14 号外显子跳跃突变的后线治疗。

此外，II 期临床研究 GEOMETRYmono-1 针对 Capmatinib 治
疗 MET 外显子 14 跳跃的 NSCLC 患者，结果显示 Capmatinib 对
初治患者 ORR 为 68%。DOR 超过 12 个月的患者所占比例为
47%，经治患者的 ORR 为 41%，DOR 超过 12 个月的患者所占
比例为 32%。

VISION 研究揭示了 Tepotinib 治疗含 MET 外显子 14 跳跃突
变的晚期 NSCLC 的有效性和安全性。根据液体活检或组织活检
确定是否检测到 MET 外显子 14 跳跃突变，结果显示 tepotinib 在
血液 + 组织联合活检组的有效率为 46%，mDOR 达 11.1 个月，
液体活检组 66 例，有效率为 48%，组织活检组 60 例，有效率为
50%。基于此，FDA 已批准 Capmatinib 和 Tepotinib 用于一线和
后线治疗局部晚期或转移性 MET14 跳跃突变的 NSCLC 患者，但
国内未获批上市。

（四）RET 融合

针对 RET 融合的晚期 NSCLC，ARROW 研究结果显示，
RET 抑制剂普拉替尼（BLU-667）在接受或未接受治疗的 RET
融合阳性 NSCLC 患者中均显示出临床获益，经治患者 ORR 为
62%，PFS 为 16.5 个月；初治患者 ORR 为 79%，PFS 为 13.0 个月。

基于 ARROW 研究阳性结果，普拉替尼于 2021 年经 NMPA 获批上市，用于既往接受过含铂化疗的 RET 融合阳性晚期 NSCLC 患者。LIBRETTO-001 研究探索了 Selpercatinib（LOXO-292）在 RET 融合患者中的疗效及安全性，结果显示 ORR 为 64%，DOR 达 17.5 个月，DOR 超过 6 个月的患者所占比例为 81%。FDA 已批准 Selpercatinib 用于 RET 融合阳性一线及后线治疗，但国内未获批上市。

（五）KRAS G12C 突变

针对 KRAS G12C 突变的晚期 NSCLC，CodeBreak 100 Ⅱ 期临床研究结果显示，Sotorasib（AMG510）治疗 KRAS 突变 NSCLC 患者的 ORR 为 37.1%，DCR 为 80.6%，中位 PFS 为 6.8 个月。FDA 已批准 AMG510 上市，用于携带 KRAS G12C 突变的 NSCLC 患者的后线治疗，但国内尚未获批上市。此外，MRTX849 在 KRAS G12C 突变的晚期 NSCLC 中也显示出了良好的抗肿瘤活性。

（六）HER2 突变

针对 HER2 突变的晚期 NSCLC，吡咯替尼作为一种泛 ErbB 受体酪氨酸激酶抑制剂，显示出良好的疗效。国内关于吡咯替尼治疗 HER2 突变型铂类化疗后的晚期肺腺癌的 Ⅱ 期临床研究（NCT02834936）结果显示，经 IRC 评估的 ORR 为 30.0%，DOR 为 6.9 个月，中位 PFS 为 6.9 个月，中位 OS 为 14.4 个月，且安全性良好。NMPA 已批准吡咯替尼联合卡培他滨应用于 HER2 阳性晚期乳腺癌的治疗，但尚未批 NSCLC 适应证。此外，DS-8201 在 HER2 突变的晚期 NSCLC 也显示出了良好的抗肿瘤活性。

■ Ⅳ期无驱动基因非鳞癌非小细胞肺癌

一、一线治疗及药学监护要点

1. 含铂双药化疗方案

（1）适应证。晚期无驱动基因非鳞癌 NSCLC 一线治疗可选择传统的含铂双药化疗方案，包括顺铂或卡铂联合吉西他滨、多西他赛、紫杉醇、紫杉醇脂质体、长春瑞滨或培美曲塞方案，培美曲塞联合铂类方案一线治疗 4~6 周期。如有效可继续培美曲塞单药维持治疗。

（2）循证医学证据。无驱动基因，PS=0~1 分的非鳞 NSCLC 患者一线经典方案为含铂双药化疗方案。ECOG1594 研究提示第三代新药联合铂类（顺铂/卡铂）疗效达到瓶颈。PARAMOUNT 研究证实，培美曲塞联合顺铂 4 个周期后，无进展患者继续接受培美曲塞维持治疗直到疾病进展或不可耐受，与安慰剂相比能显著延长 PS 评分为 0~1 的患者的 PFS 及 OS。

（3）药学监护要点。紫杉醇、多西紫杉醇、培美曲塞用药前需严格按说明书进行激素预处理，培美曲塞尚需口服叶酸、维生素 B_{12} 预处理。顺铂/卡铂为中高风险致吐药，需多机制止吐药联合用药以达到预防性止吐的目的。骨髓抑制剂联合化疗时需积极检测患者肝、肾功能。

2. 贝伐珠单抗联合含铂双药化疗 + 贝伐珠单抗维持治疗

（1）循证医学证据。在中国人群中开展的 BEYOND 研究显示，贝伐珠单抗联合组较单纯化疗组，其中位 PFS 显著延长，疾病进展风险下降，中位 OS 显著延长至 24.3 个月，ORR 和 DCR 显著提高，不良反应可以接受。

（2）药学监护要点。贝伐珠单抗的使用增加了高血压、蛋白尿及出血的风险，治疗期间需密切监测相应指标。

3. 免疫单药治疗

（1）适应证。免疫单药治疗仅限于肿瘤组织 PD-L1 高表达或阳性表达患者。目前获批一线治疗适应证药物有阿替利珠单抗（限 PD-L1 TC ≥ 50% 或 IC ≥ 10%），帕博利珠单抗（限 PD-L1 TPS ≥ 50% 或 TPS1-49%）。

（2）循证医学证据。III 期临床研究 IMpower110 结果显示，对比化疗，阿替利珠单抗能显著改善 PD-L1 高表达（TC ≥ 50% 或 IC ≥ 10%）的野生型 IV 期非鳞或鳞状 NSCLC 患者的中位 PFS（8.1 个月 vs 5.0 个月，HR=0.63）和中位 OS（20.2 个月 vs 13.1 个月，HR=0.59）。2021 年，NMPA 批准阿替利珠单抗用于经 NMPA 批准的检测方法评估为 PD-L1 TC ≥ 50% 或 IC ≥ 10% 的 EGFR ALK 阴性的转移性 NSCLC 一线单药治疗。KEYNOTE-024 研究纳入了 305 例 PD-L1 TPS ≥ 50% 且 EGFR/ALK 野生型晚期 NSCLC（包括腺癌和鳞癌）患者，帕博利珠单抗组较化疗组 其中位 PFS 显著延长（10.3 个月 vs 6.0 个月，HR=0.50），OS 也显著延长（30.0 个月 vs 14.2 个月，HR=0.63），客观有效率显著提高（44.8% vs 27.8%），且不良反应发生率低于化疗组。KEYNOTE-042 研究进一步将入组标准扩大至 PD-L1 TPS ≥ 1%，结果提示与化疗组相比，帕博利珠单抗组死亡风险降低了 19%，但亚组分析提示主要获益人群为 PD-L1 TPS ≥ 50% 的患者。2019 年，WCLC 会议上公布的 KEYNOTE-042 研究结果显示，PD-L1 TPS 为 1%~49% 的患者中位 OS（19.9 个月 vs 10.7 个月，HR=0.69）显著延长。NMPA 已于 2019 年批准其一线适应证，适用于 PD-L1 TPS ≥ 1% 的患者。

4. 免疫联合含铂双药化疗

（1）适应证。驱动基因阴性的晚期非鳞 NSCLC 一线治疗，免疫检查点抑制剂联合传统含铂双药化疗已经成为新的标准，相比单纯化疗，联合 PD-1 或 PD-L1 单抗显示出更好的疗效及可控的安全性。注意需根据相应免疫检查点的适应证选择治疗。

（2）循证医学证据。KEYNOTE189 研究显示，帕博利珠单抗联合培美曲塞和铂类较单纯化疗治疗晚期 EGFR/ALK 野生型非鳞 NSCLC 患者，联合治疗组 ORR（47.6% vs 18.9%，$P < 0.0001$）和中位 PFS（8.8 个月 vs 4.9 个月，HR=0.52，$P < 0.00001$）均有显著获益，且在各个 PD-L1 表达亚组均能获益，NMPA 已批准帕博利珠单抗联合培美曲塞和铂类作为驱动基因阴性晚期非鳞 NSCLC 的一线治疗。除此之外，我国自主研发的 PD-1 单抗卡瑞利珠单抗联合化疗（培美曲塞 + 卡铂）对比化疗一线治疗晚期 / 转移性 NSCLC 的 CAMEL Ⅲ 期临床研究结果显示，卡瑞利珠单抗联合化疗组相较于化疗组，其中位 PFS 显著延长（11.3 个月 vs 8.3 个月，HR=0.60，P=0.0001），中位 OS 也显著延长（27.9 个月 vs 20.5 个月，P=0.0117）。另一个我国自主研发的

PD-1 单抗信迪利单抗的期 ORIENT-11 研究结果显示，信迪利单抗联合化疗组相较于化疗组，其中位 PFS 显著延长（8.9 个月 vs 5.0 个月，$P < 0.00001$），ORR 显著提高（51.9% vs 29.8%，$P=0.00003$）。此外，RATIONALE 304 研究结果显示，相较于单纯标准化疗，替雷利珠单抗联合铂类、培美曲塞的主要终点中位 PFS 和次要终点 ORR 均更优（9.7 个月 vs 7.6 个月，57.4% vs 36.9%），降低疾病进展风险达 36%。卡瑞利珠 / 信迪利 / 替雷利珠单抗联合培美曲塞和卡铂均已被 NMPA 批准适用于 EGFR/ALK 阴性的晚期非鳞癌 NSCLC 的一线治疗。GEMSTONE-302 研究显示，国产 PD-L1 单抗舒格利单抗联合化疗相较于单纯化疗，不论 PD-L1 表达水平均显著获益，基于该方案的良好疗效，NMPA 批准了舒格利单抗联合培美曲塞和卡铂用于 EGFR ALK 阴性的转移性非鳞状 NSCLC 患者的一线治疗。此外，IMpower130 研究显示，阿替利珠单抗联合化疗一线治疗无 EGFR 及 ALK 突变的晚期 NSCLC 患者，相比于单纯化疗可显著延长患者的中位 PFS（7.0 个月 vs 5.5 个月，HR=0.64，$P < 0.0001$）和中位 OS（18.6 个月 vs 13.9 个月，HR=0.79，$P=0.033$），FDA 也批准白蛋白紫杉醇、卡铂联合阿替利珠单抗用于无 EGFR 及 ALK 突变的转移性 NSCLC 一线治疗。

5. 免疫联合含铂双药加抗血管生成治疗

IMpower150 研究共纳入 1202 例患者（含 EGFR 或 ALK 突变患者），随机分至阿替利珠单抗 + 卡铂 + 紫杉醇组（402 例，armA 组），阿替利珠单抗 + 贝伐珠单抗 + 卡铂 + 紫杉醇（400 例，armB 组）及贝伐珠单抗 + 卡铂 + 紫杉醇（400 例，armC 组）。与 armC 组相比，armB 组中阿替利珠单抗的加入延长了中位 PFS 1.5 个月（8.3 个月 vs 6.8 个月，HR=0.62，$P < 0.001$），延长中位 OS 4.5 个月（19.2 个月 vs 14.7 个月，HR=0.78，$P=0.02$），ORR 提升至 63.5%（63.5% vs 48.0%）。亚组分析显示，EGFR/ALK 突变及肝转移人群中更具优势。FDA 和 EMA 批准阿替利珠单抗联合贝伐珠单抗、紫杉醇、卡铂一线治疗的适应证。ORIENT-31 研究是一项随机、双盲、多中心 III 期临床试验，评

估信迪利单抗联合培美曲塞、顺铂加 IBI305（贝伐珠单抗生物类似药）治疗 EGFR-TKI 治疗进展后的 EGFR 突变局部晚期或转移性非鳞 NSCLC 的疗效和安全性，结果显示，相比对照组的单纯化疗，实验组的中位 PFS 显著延长（6.9 个月 vs 4.3 个月，HR=0.464，$P < 0.0001$），OS 数据尚未成熟。

6. 双免疫治疗

双免疫联合治疗 PD-1 抑制剂联合细胞毒性 T 细胞相关抗原 4（cytotoxic T lymphocyte associated antigen-4，CTLA-4）抑制剂一线治疗也报道了阳性结果。CheckMate-9LA 研究是探索纳武利尤单抗 + 伊匹木单抗 +2 个周期的化疗对比单纯化疗治疗未曾接受系统治疗的晚期 NSCLC 的疗效和安全性的 III 期临床研究，结果显示中位随访 13.2 个月时，双免疫联合化疗治疗组较化疗组显著延长中位 PFS（6.7 个月 vs 5.0 个月，HR=0.68）和中位 OS（15.6 个月 vs 10.9 个月，HR=0.66），无论 PD-L1 表达水平和肿瘤组织学类型（鳞癌或非鳞癌）如何，双免疫 +2 周期化疗组均显示出临床获益。2020 年，FDA 据此研究批准纳武利尤单抗 + 伊匹木单抗 + 化疗（2 周期）一线用于晚期或者复发的 NSCLC，但中国暂未批准其适应证。CheckMate-227 研究结果显示，与化疗相比，纳武利尤单抗联合伊匹木单抗治疗在 PD-L1 TPS ≥ 1% 的患者中中位 OS 获益显著（17.1 个月 vs 14.9 个月，HR=0.79，P=0.007），CR 率显著提高至 5.8%，中位 DOR 长达 23.2 个月。在 PD-L1 TPS < 1% 的患者中中位 OS 也获益显著（17.2 个月 vs 12.2 个月，HR=0.62）。但该研究主要研究终点为 PD-L1 TPS ≥ 1% 人群的 OS，因此，2020 年，FDA 仅批准纳武利尤单抗联合伊匹木单抗用于 PD-L1 TPS > 1% 的 EGFR/ALK 阴性的转移性 NSCLC 一线治疗。但 2020 年 WCLC 上公布的 KEYNOTE-598 研究结果显示，在 PD-L1 TPS ≥ 50% 的转移性 NSCLC 人群，帕博利珠单抗联合伊匹木单抗相比帕博利珠单抗单药治疗，不仅不能提高疗效而且毒性更大。因此，纳武利尤单抗联合伊匹木单抗方案未通过 NMPA 批准，未来需要更多证据支持 CheckMate-227 研究方案的疗效。

药学监护要点。免疫治疗已成为驱动基因阴性 NSCLC 治疗的新手段。临床上选择需严格按照药物适应证、指南推荐及临床研究数据，参照最新型抗肿瘤药物的使用原则。另外随着免疫治疗的普及，免疫治疗相关不良反应也伴随出现，尤其是少见的致死性不良反应更应重视，应密切监测，积极排查，早期处理，提高患者依从性及治疗安全性。

7. 一线化疗方案基础上联合重组人血管内皮抑制素治疗

研究显示，在长春瑞滨联合顺铂一线化疗方案的基础上，联合重组人血管内皮抑制素治疗晚期 NSCLC 患者，能显著提高 ORR 并延长疾病进展时间，不良反应无显著差异。应注意重组人血管内皮抑素相关的心脏不良反应，尤其有严重心脏病或病史者，应定期做心电图检查，出现心脏不良反应者需行心电监护。

8. 单药化疗

对 PS 评分 2 分的患者，多项临床研究证实，单药化疗较最佳支持治疗能延长生存期并提高生活质量。可选的单药化疗方案包括吉西他滨、长春瑞滨、紫杉醇、多西他赛或培美曲塞。

二、二线治疗及药学监护要点

1. 免疫单药治疗

PD-1/PD-L1 抑制剂免疫治疗已成为 NSCLC（包括鳞癌和非鳞癌）二线治疗新手段。在中国人群中开展的纳武利尤单抗二线治疗 CheckMate-078 研究结果显示，纳武利尤单抗较多西他赛能显著延长中位 OS（12.0 个月 vs 9.6 个月，$P=0.0006$），提高 ORR（16.6% vs 4.2%，$P < 0.0001$），不良反应更少，NMPA 已于 2018 年批准纳武利尤单抗二线适应证。此外，KEYNOTE-010 研究显示，在 PD-L1 表达阳性（PD-L1 TPS ≥ 1%）晚期 NSCLC 中，帕博利珠单抗较多西他赛具有更好的 OS 生存获益。OAK 研究亚组分析显示，阿替利珠单抗二线治疗晚期 NSCLC 患者较多西他赛可以显著地延长 OS。基于这两项研究结果，FDA 批准了帕博利珠单抗用于 PD-L1 表达阳性（PD-L1 TPS ≥ 1%）的晚期 NSCLC 的二线治疗，也批准阿

替利珠单抗用于转移性 NSCLC 含铂方案化疗后和敏感突变患者 EGFR/ALK–TKI 治疗后的二线治疗。我国自主研发的 PD–1 单抗替雷利珠单抗对比多西他赛二线 / 三线治疗局部晚期或者转移性 NSCLC（包括鳞癌和非鳞癌）的 RATIONALE 303 期临床研究结果显示，替雷利珠单抗组相较于化疗组，中位 OS 显著延长（17.2 个月 vs 11.9 个月，HR=0.64，$P < 0.0001$）。在国内，以上 3 个药物尚未批准肺癌二线治疗适应证。此外，卡瑞利珠单抗二线治疗晚期 / 转移性 NSCLC 的 Ⅱ 期研究结果显示，整体的 ORR 达 18.5%，中位 PFS 为 3.2 个月，中位 OS 为 19.4 个月，治疗疗效与 PD–L1 表达具有一定的相关性。卡瑞利珠单抗联合阿帕替尼在 Ⅱ 期研究中显示出肿瘤活性，ORR 为 30.9%，中位 PFS 为 5.7 个月，中位 OS 为 15.5 个月。

2. 传统单药化疗

PS 评分为 0~2 分的患者二线可选择单药多西他赛或者培美曲塞化疗（一线未选择相同药物）。在二线治疗中，两药方案化疗较单药化疗未显示出生存获益。单药化疗可以改善疾病相关症状及 OS。

三、三线治疗及药学监护要点

盐酸安罗替尼三线治疗的 Ⅲ 期临床研究（ALTER 0303）纳入了 437 例至少经两线治疗的Ⅲ B/ Ⅳ期 NSCLC 患者，分别给予安罗替尼（$n=296$）或安慰剂（$n=143$），结果显示，安罗替尼能够显著延长中位 PFS（5.4 个月 vs 1.4 个月，$P < 0.0001$）和中位 OS（9.6 个月 vs 6.3 个月，$P=0.0018$）。NMPA 已于 2018 年 5 月批准安罗替尼的三线适应证，用于既往至少接受过 2 种系统化疗后出现进展或复发的局部晚期或转移性 NSCLC 患者的治疗。对于 PS 评分为 0~2 分的患者，积极的三线治疗或可带来获益，但需综合评估潜在的治疗风险与获益。推荐三线治疗可给予其二线未用的治疗方案，如纳武利尤单抗、多西他赛或培美曲塞单药治疗。

■ Ⅳ期无驱动基因鳞癌

一、一线治疗及药学监护要点

1. 含铂双药化疗

驱动基因阴性、PS 评分 0~1 分的Ⅳ期肺鳞癌的一线经典治疗方案是含铂双药化疗，铂类（顺铂/卡铂）联合吉西他滨/多西他赛/紫杉醇/紫杉醇脂质体均为一线可选择方案。除顺铂、卡铂外，我国开展的一项期随机对照研究探讨了奈达铂联合多西他赛对比顺铂联合多西他赛治疗晚期肺鳞癌的疗效和安全性。结果显示，奈达铂治疗组 PFS 更长，存在边缘统计学差异（4.63 个月 vs 4.23 个月，HR=0.778，P=0.056），与顺铂治疗组相比，奈达铂治疗组 ORR（51.5% vs 38.1%，P=0.033）显著增高，血小板减少更多见于顺铂治疗组（P=0.049），3~4 度不良反应更多发生于顺铂治疗组（$P < 0.05$），提示奈达铂联合多西他赛方案是晚期肺鳞癌的一种治疗选择。C-TONG1002 这项Ⅱ期研究探讨了白蛋白紫杉醇联合卡铂对比吉西他滨联合卡铂一线治疗晚期肺鳞癌的疗效，结果显示白蛋白紫杉醇联合卡铂组在 ORR（42% vs 27%，$P > 0.05$）、中位 PFS（6.7 个月 vs 5.8 个月，HR=0.75，P=0.143）及中位 OS（11.6 个月 vs 14.4 个月，HR=0.92，P=0.846）方面均与对照组相当，但具有更好的安全性和生活质量数据。但是，目前 NMPA 并未批准白蛋白紫杉醇 NSCLC 的适应证。

2. 单药免疫治疗

除化疗外，PD-1/PD-L1 抑制剂免疫治疗已经成为 Ⅳ 期肺鳞癌的一线标准治疗方案。目前获批免疫单药适应证的药物包括帕博利珠单抗和阿替利珠单抗，仅限于 PD-L1 表达阳性或者高表达的患者。KEYNOTE-024 研究共纳入了 305 例 PD-L1 TPS ≥ 50% 且 EGFR/ALK 野生型晚期 NSCLC 患者。帕博利珠单抗较化疗能显著延长患者中位 PFS（10.3 个月 vs 6.0 个月，HR=0.50）和中位 OS（30.0 个月 vs 14.2 个月，HR=0.63），显著提高客观有效率（44.8% vs 27.8%），且不良反应发生率低于化疗组。KEYNOTE-042 研究进一步将入组标准扩大至 PD-L1

TPS ≥ 1%，结果提示与化疗相比，帕博利珠单抗显著降低死亡风险 19%，但亚组分析提示主要获益人群为 PD-L1 TPS ≥ 50% 的患者。2019 年，WCLC 会议公布的 KEYNOTE-042 研究结果显示，在 PD-L1 TPS ≥ 50% 的人群中，帕博利珠单抗较化疗能显著延长患者中位 OS（20.0 个月 vs 14.0 个月，HR=0.62），TPS 为 1%~49% 的患者的中位 OS（19.9 个月 vs 10.7 个月，HR=0.69）也显著延长。NMPA 已于 2019 年批准其一线适应证、适用于 PD-L1 TPS > 1% 患者。Ⅲ期临床研究 IMpower110 结果显示，对比化疗，阿替利珠单抗能显著改善 PD-L1 高表达（TC ≥ 50% 或 IC ≥ 10%）的野生型 Ⅳ 期非鳞或鳞状 NSCLC 患者的中位 PFS（8.1 个月 vs 5.0 个月，HR=0.63）和中位 OS（20.2 个月 vs 13.1 个月，HR=0.59）。2021 年，NMPA 批准阿替利珠单抗用于经 NMPA 批准的检测方法评估为 PD-L1 TC ≥ 50% 或 IC ≥ 10% 的 EGFR/ALK 阴性的转移性 NSCLC 一线单药治疗。基于 Cemiplimab 对比化疗治疗 PD-L1 TPS ≥ 50% 晚期 NSCLC 的 Ⅲ 期临床研究 EMPOWER-Lung1 达到主要终点 PFS 和 OS，2021 年，FDA 批准 PD-1 抑制剂 Cemiplimab 单药一线治疗 PD-L1 TPS ≥ 50% 且无 EGFR、ALK 或 ROS 突变的转移性 NSCLC 患者。

3. 免疫联合含铂双药治疗

KEYNOTE-407 研究入组了 559 例初治转移性肺鳞癌患者，以 1∶1 的比例随机分配至帕博利珠单抗联合卡铂及紫杉醇/白蛋白结合型紫杉醇组或卡铂联合紫杉醇/白蛋白结合型紫杉醇组。研究结果显示，帕博利珠单抗联合化疗能显著延长患者中位 PFS（6.4 个月 vs 4.8 个月，HR=0.56，$P < 0.001$）和中位 OS（15.9 个月 vs 11.3 个月，HR=0.64，$P < 0.001$），不良反应未增加。亚组分析提示，不同 PD-L1 表达亚组均能从联合化疗治疗中获益。基于该结果，NMPA 已批准帕博利珠单抗联合卡铂及紫杉醇（或白蛋白结合型紫杉醇）用于转移性肺鳞癌的一线治疗。RATIONALE 307 研究显示在晚期鳞状 NSCLC 患者的一线治疗中，相较于单纯化疗组，替雷利珠单抗联合紫杉醇组与联合白蛋白结合型紫杉醇组在主要终点中位 PFS 上均有显著延长（7.6 个月 vs

5.5 个月，$P < 0.001$；7.6 个月 vs 5.5 个月，$P < 0.001$），分别显著降低患者疾病进展风险 48% 和 52%。NMPA 已批准替雷利珠单抗联合卡铂及紫杉醇（或白蛋白结合型紫杉醇）用于晚期肺鳞病的一线治疗。我国自主研发的 PD-1 单抗信迪利单抗联合吉西他宾和铂类对比化疗一线治疗晚期鳞状 NSCLC 的 ORIENT-12 研究结果显示，信迪利单抗联合吉西他滨和铂类能显著延长中位 PFS（5.5 个月 vs 4.9 个月，$P < 0.00001$），且具有 OS 的获益趋势（HR=0.567，$P=0.01701$）。2021 年 6 月，NMPA 已批准该方案用于一线治疗驱动基因阴性局部晚期或转移性鳞状 NSCLC。2021 年，ELCC 会议上公布的 CameL-sq 研究结果显示，卡瑞利珠单抗联合紫杉醇、卡铂组相较于紫杉醇、卡铂组，其中位 PFS 显著获益（8.5 个月 vs 4.9 个月，$P < 0.0001$）。目前，卡瑞利珠单抗联合化疗的方案经 NMPA 批准用于非鳞癌 NSCLC 一线治疗，鳞癌适应证尚未获批。

4. 双免疫治疗

双免疫联合治疗（PD-1 抑制剂联合 CTLA-4 抑制剂）一线治疗也报道了阳性结果。CheckMate-9LA 研究是探索纳武利尤单抗 + 伊匹木单抗 +2 个周期的化疗对比单纯化疗治疗未曾接受系统治疗的晚期 NSCLC 的疗效和安全性的 III 期临床研究，结果显示中位随访 13.2 个月时，双免疫联合化疗治疗组较化疗组能显著延长患者中位 PFS（6.7 个月 vs 5.0 个月，HR=0.68）和中位 OS（15.6 个月 vs 10.9 个月，HR=0.66），无论 PD-L1 表达水平和肿瘤组织学类型（鳞癌或非鳞癌）如何，双免疫 +2 周期化疗组均显示出临床获益。2020 年，FDA 据此研究批准纳武利尤单抗 + 伊匹木单抗 + 化疗（2 周期）一线用于晚期或者复发的 NSCLC，但中国暂未批准其适应证。CheckMate-227 研究结果显示，与化疗相比，纳武利尤单抗联合伊匹木单抗治疗在 PD-L1 TPS ≥ 1% 的患者中中位 OS 获益显著（17.1 个月 vs 14.9 个月，HR=0.79，$P=0.007$）。在 PD-L1 TPS < 1% 的患者中，中位 OS 也获益显著（17.2 个月 vs 12.2 个月，HR=0.62）。但该研究主要研究终点为 PD-L1 TPS ≥ 1% 人群的 OS，因此 2020 年 FDA

仅批准纳武利尤单抗联合伊匹木单抗用于 PD-L1 TPS ≥ 1% 的 EGFR/ALK 阴性的转移性 NSCLC 的一线治疗。KEYNOTE-598 研究结果显示，在 PD-L1 TPS ≥ 50% 的转移性 NSCLC 人群中，帕博利珠单抗联合伊匹木单抗相较于帕博利珠单抗单药治疗，不仅不能提高疗效，而且毒性更大。且纳武利尤单抗联合伊匹木单抗方案尚未经 NMPA 批准，未来需要更多证据支持 CheckMate-227 研究方案的疗效。

5. 单药化疗

一项入组了 391 例患者的Ⅲ期随机临床研究探讨了卡铂/紫杉醇联合方案对比吉西他滨或长春瑞滨单药治疗 PS 评分 2 分的患者的疗效，相较于单药组，联合化疗组的中位疾病进展时间（Time To Progress，TTP）显著延长（4.6 个月 vs 3.5 个月，$P < 0.001$），但中位 OS 差异无统计学意义（8.0 个月 vs 6.6 个月，$P=0.184$），联合化疗组 3~4 度毒性发生率高于单药组（40% vs 22%），因此，PS 评分 2 分的患者需要慎重考虑含铂双药联合化疗。免疫治疗在该人群中目前缺乏证据等级高的循证医学证据。

二、二线治疗及药学监护要点

二线治疗药物包括免疫检查点抑制剂如纳武利尤单抗、帕博利珠单抗（限 PD-L1 TPS ≥ 1%）、阿替利珠单抗、替雷利珠单抗、信迪利单抗；化疗药物如多西他赛、吉西他滨、长春瑞滨（如一线未使用同一药物）；靶向药物阿法替尼（如不适合化疗及免疫治疗）。

1. 单药化疗

对于一线或维持治疗后进展的患者，二线建议多西他赛或吉西他滨单药化疗（如一线未使用同一药物）。一项入组了 373 例患者的Ⅲ期临床研究对比了多西他赛 $100mg/m^2$（D100）和 $75mg/m^2$（D75）两个剂量组、长春瑞滨、异环磷酰胺（V/I）二线治疗含铂化疗后的患者，虽然多西他赛组的有效率高于长春瑞滨组及异环磷酰胺组（10.8% vs 6.7% vs 0.8%；D100 vs V/I，$P=0.001$；D75 vs V/I，$P=0.036$；D vs V/I，$P=0.002$），但三组的总生存差异无统计学意义。因此，在不适合多西他赛或吉西他滨化疗的情况下，也可选择长春瑞滨进行化疗。

2. 免疫单药治疗

PD-1/PD-L1 抑制剂免疫治疗已成为二线治疗新标准。中国人群开展的纳武利尤单抗二线治疗 CheckMate-078 研究结果显示，纳武利尤单抗较多西他赛能显著延长患者中位 OS（12.0个月 vs 9.6 个月，$P=0.0006$），提高 ORR（16.6% vs 4.2%，$P < 0.0001$），在不良反应方面更优，NMPA 已于 2018 年批准纳武利尤单抗二线适应证。此外，我国自主研发的 PD-1 单抗替雷利珠单抗对比多西他赛二线/三线治疗局部晚期或者转移性 NSCLC（包括鳞癌和非鳞癌）的 RATIONALE 303 Ⅲ 期临床研究结果显示，替雷利珠单抗组相较于化疗组，中位 OS 显著延长（17.2个月 vs 11.9 个月，$HR=0.64$，$P < 0.0001$）。NMPA 于 2021 年也批准了替雷利珠单抗二线治疗适应证。KEYNOTE-010 研究显示，在 PD-L1 表达阳性（PD-L1 TPS ≥ 1%）晚期 NSCLC 中，帕博利珠单抗较多西他赛具有更好的 OS 生存获益；OAK 研究亚组分析显示，阿替利珠单抗一线治疗晚期 NSCLC 鳞癌患者较多西他赛可以显著地延长 OS。基于这两项研究结果，FDA 批准了帕博利珠单抗用于 PD-L1 表达阳性（PD-L1 TPS ≥ 1%）的肺鳞癌的二线治疗，也批准阿替利珠单抗用于转移性 NSCLC 含铂方案化疗后/敏感突变患者 EGFR/ALK-TKI 治疗后的一线治疗。一项评估信迪利单抗对比多西他赛用于晚期或转移性鳞状 NSCLC二线治疗有效性和安全性的期临床研究 ORIENT-3 提示，信迪利单抗也可作为肺鳞癌二线治疗可选方案。但帕博利珠单抗、阿替利珠单抗和信迪利单抗在国内均未获批肺癌二线治疗适应证。

3. 阿法替尼靶向治疗

在既往接受过一线化疗的非选择性的鳞癌患者中，阿法替尼与厄洛替尼头对头二线治疗的 LUX-Lung8 研究结果显示，较厄洛替尼组，阿法替尼组的中位 PFS（2.6 个月 vs 1.9 个月，$P=0.0103$）和中位 OS（7.9 个月 vs 6.8 个月，$P=0.0077$）均有显著提高，且差异有统计学意义。CSCO 指南在二线治疗不适合化疗或者免疫治疗患者进行Ⅱ级推荐，NMPA 也于 2017 年 2 月批准阿法替尼二线治疗晚期肺鳞癌。

三、三线治疗及药学监护要点

在三线治疗中，ALTER 0303 研究入组了 439 例晚期 NSCLC 患者（含 86 例周围型肺鳞癌），研究结果提示安罗替尼能显著延长患者中位 PFS（5.4 个月 vs 1.4 个月，$P < 0.001$）和中位 OS（9.6 个月 vs 6.3 个月，$P=0.002$），显著提高客观缓解率（9.2% vs 0.7%，$P < 0.001$），但安罗替尼 3 度及以上不良反应显著增加（61.9% vs 37.1%）。亚组分析提示，肺鳞癌患者接受安罗替尼治疗 PFS（HR=0.37）和 OS（HR=0.73）也显著获益。因此安罗替尼可作为晚期 NSCLC 的三线治疗的可选方案，限定为外周型肺鳞癌患者。

此外，对于 PS 0~2 分的患者，积极的三线治疗或可带来获益。可选择的患者在三线治疗给予其二线未用的治疗方案，如纳武利尤单抗单药治疗或多西他赛单药治疗。

◎病例分享

患者，翁某，女，71 岁。因"体检发现肺占位"于 2017 年 12 月就诊外院，查胸部 CT：右肺上叶结节，考虑恶性肿瘤，双肺结节及纵隔淋巴结肿大，考虑转移瘤。全身骨显像：右侧第 1 肋骨质密度增高伴异常放射性浓聚，考虑肿瘤骨转移可能。颅脑 MRI：未见明显异常。行 CT 引导下经皮肺穿刺，病理诊断：（右上肺结节），浸润性肺腺癌，腺泡型；组织 NGS：未检出驱动基因。2018 年 2 月 4 日至 6 月 24 日行"培美曲塞（500mg/m^2）"联合"顺铂（75mg/m^2，q21d）"一线治疗 6 个周期，其间疗效评价 SD，未维持治疗。无咳嗽、胸闷等不适。2019 年 1 月为求复查就诊我院。既往高血压病史，平素血压控制良好。否认吸烟、酗酒史。入院查体：PS 为 1 分，生命征平稳，神志清楚，查体合作。全身浅表淋巴结未触及肿大。双肺呼吸音稍粗，未闻及干湿性啰音，心腹均未见明显异常。入院检查：胸腹部 CT 平扫＋增强示：①肺癌化疗后，右肺上叶前段肿瘤较前相仿（1.5cm）；

余双肺多发转移瘤，部分较前稍增大、增多（较大约0.8cm），双肺癌性淋巴管炎，大致同前，纵隔内、气管隆突下及双侧锁骨上区多发肿大淋巴结（较大约1.6cm），较前大致相仿；②右侧第1肋骨及部分胸腰椎内结节，较前稍增大、增多，考虑转移瘤。全身骨显像示，颅面骨、左侧肩胛骨、脊柱（以L1椎体为著）、双侧肋骨（左侧第3、10及右侧第1、9肋）、右侧骶髂关节上部及左侧耻骨多发放射性异常浓聚，考虑骨MT。颅脑MRI：未见明显异常。CEA：129.2ng/ml。患者拒绝再次组织活检，血NGS结果（肺癌23基因）提示，未检出驱动基因。诊断：右上肺浸润性腺癌伴双肺、骨多发转移（cT4N3M1c IVB期，驱动基因阴性）。2019年1月23日起予"多西他赛（75mg/m², q21d）"晚期姑息二线化疗2个周期，同时定期注射"唑来膦酸"抑制骨破坏。2个周期后疗效评价SD（增大），CEA由129.2ng/ml升至184.4ng/ml。2019年03月22日至07月26日予"安罗替尼（8mg，d1-d14）联合"多西他赛（75mg/m²，q21d）"晚期姑息三线治疗5个周期，后安罗替尼维持治疗2个周期，最佳疗效SD（缩小），CEA由184.4ng/ml降至140.4ng/ml。2019年10月复查评价疗效PD，CEA：231.1ng/ml。于2019年10月16日、2019年11月13日予"贝伐珠单抗（300mg）"联合"多西他赛（75mg/m²，q21d）"四线治疗2个周期。疗效PD，CEA升至313.6ng/ml。于2019年12月20日至2020年02月19日予五线"纳武利尤单抗（200mg）"联合"贝伐珠单抗注射液（300mg，q21d）"治疗2个周期，疗效评价PD，CEA升至419.1ng/ml。2020年03月26日、2020年04月16日予六线"纳武利尤单抗（200mg）"联合"培美曲塞（500mg/m²，q21d）"治疗2个周期，疗效评价PD。CEA升至530.6ng/ml。2020年6月22日行CT引导下经皮肺占位穿刺活检术。病理回报：（右肺穿刺组织）浸润性肺腺癌。免疫组化结果：CK7（+），CK20（弱+），TTF-1（+），NapsinA（+）。组织NGS：EGFR19del，丰度23.0%。2020年07月起予七线"奥希替尼（80mg，qd）"靶向治疗，最佳疗效PR，PFS 12个月。2021年08月复查评价疗效 PD，予八线"德瓦鲁单抗 + 培美曲塞"治疗 1 个周期，患者出现 IV 度骨髓抑制，后因合并肺部感染、呼吸衰竭死亡。

【抗肿瘤治疗方案分析】

患者非小细胞肺腺癌骨转移诊断明确，组织 NGS 未检出驱动基因，对于 IV 期无驱动基因非鳞 NSCLC 患者，一线 I 级推荐方案包括培美曲塞联合铂类联合培美曲塞单药维持治疗、贝伐珠单抗联合含铂双药化疗、贝伐珠单抗单药维持治疗、吉西他滨或多西他赛或紫杉醇脂质体联合顺铂或卡铂双药方案等，对于 PD-L1 TC ≥ 50% 者，可使用阿替利珠单抗，对于 PD-L1 TPS ≥ 50% 者，可选择帕博利珠单抗单药治疗。患者使用"培美曲塞（500mg/m^2）"联合"顺铂（75mg/m^2，q21d）"一线治疗 6 个周期，其间疗效评价 SD，未行培美曲塞维持治疗欠妥。患者 7 个月后出现疾病进展，血 NGS 未检出驱动基因，二线单药"多西他赛（75mg/m^2，q21d）"治疗，符合指南推荐。三线可选择纳武利尤单抗、安罗替尼（限 2 个化疗方案失败后）或既往未使用的一线化疗药物，如多西他赛或培美曲塞；患者既往已经使用过培美曲塞和多西他赛，因此选择安罗替尼符合指南推荐。对于三线失败的后续治疗，指南推荐参加临床试验，必要时可多次检测 NGS。患者于六线治疗失败后重新活检，组织 NGS 提示 EGFR19del，丰度 23.0%，因此七线选择奥希替尼靶向治疗。

【药学监护要点】

该案例涉及的治疗药物主要有化疗药物培美曲塞、多西他赛及靶向药物安罗替尼、奥希替尼。①测全血细胞数包括血小板计数、白细胞计数和红细胞计数及评估肝、肾功能。②给予培美曲塞时应嘱患者补充叶酸和维生素 B_{12}，以减少治疗相关的血液学毒性，提高患者对化疗的耐受性。在第一次培美曲塞给药前 7 天内，至少有 5 天做到每日口服叶酸（350~1000μg/d）一次，而且在整个治疗过程中直至培美曲塞末次给药后 21 天内应坚持口服叶酸。在培美曲塞首次给药前一周内，患者还必须接受一次维生素 B_{12}（1000μg）肌内注射，此后每 3 个周期注射一次。以后的维生素 B_{12} 注射，可以与培美曲塞安排在同一天。③地塞米松或同类药物预服给药可以降低皮肤反应的发生率,减轻严重程度。在培美曲塞给药前一天、给药当天和给药后一天,口服 4mg 地塞米松,每日 2 次。④奥希替尼使用期间需关注皮肤毒性、肝功能、消化道反应等不适。

第二节　小细胞肺癌的合理用药及药学监护要点

小细胞肺癌(small cell lung cancer, SCLC)占所有肺癌的 15%~20%,恶性程度较 NSCLC 更高,预后较差,广泛期小细胞肺癌 OS 多不超过 1 年。其全身治疗主要以含铂两药化疗为主,一线治疗有效率较高,可达 80%,但是容易发生近期耐药。CASPAIN 研究和 IMPOWER133 研究结果显示,在含铂两药基础上联合 PD-L1 单抗免疫治疗可以显著延长 OS,成为广泛期 SCLC 一线治疗的新标准。

■ 局限期小细胞肺癌

依托泊苷联合铂类是局限期 SCLC 一线治疗的经典方案。荟萃分析比较了 SCLC 患者采取顺铂为基础和卡铂为基础的 2 种方案,两组 ORR 无差异(67% vs 66%),PFS 和 OS 也无差异(5.5 个月 vs 5.3 个月;9.6 个月 vs 9.4 个月),证实顺铂和卡铂方案在 SCLC 中疗效相似。

同步放化疗为分期超过 T1-2N0 的局限期 SCLC 患者的标准治疗方案。如果患者不能耐受,也可行序贯放化疗。经Ⅲ期随机对照研究验证,实行同步放化疗优于序贯放化疗。加拿大一项研究比较了在化疗的第 2 个周期与第 6 个周期开始联合放疗的疗效,发现早期放疗可提高局部和全身控制率,获得更长的生存期。所以胸部放疗应在化疗的第 1~2 个周期尽早介入。对于特殊的临床情况,如肿瘤巨大、合并肺功能损害、阻塞性肺不张等,可考虑行 2 个周期化疗后再进行放疗。同步化疗方案推荐使用顺铂/依托泊苷,每周期 21~28 天。

同步/序贯放疗的化疗方案。

EP 方案:依托泊苷 + 顺铂。依托泊苷:$100mg/m^2$, iv, 第 1~3 天;顺铂:$75mg/m^2$, iv, 第 1 天;该方案每 3~4 周重复,

4~6 周期。或依托泊苷：$120mg/m^2$，iv，第 1~3 天；顺铂：60mg/m^2，iv，第 1 天；该方案每 3~4 周重复，4~6 周期。

广泛期小细胞肺癌

一、一线治疗

1. 免疫联合含铂两药化疗

靶向 PD-1 和 PD-L1 的免疫检查点抑制剂在 SCLC 治疗中显示了良好的临床疗效。IMpower133 研究是一项 atezolizumab 联合依托泊苷 / 卡铂对比安慰剂联合依托泊苷 / 卡铂一线治疗广泛期 SCLC 疗效和安全性的期研究。结果显示，与标准治疗相比，atezolizumab 联合依托泊苷 / 卡铂可将中位 OS 延长 2 个月（12.3 个月 vs 10.3 个月，$P=0.0154$），并显著提高了随访 12 个月（51.9% vs 30.9%）和 18 个月（34.0% vs 21.0%）的 OS 率，中位 PFS 也由 4.3 个月延长到 5.2 个月，疾病进展风险降低 23%。两组患者 3/4 级 AE 的发生率相似。2020 年 2 月，NMPA 基于 IMpower133 的研究结果，正式批准 PD-L1 抑制剂 atezolizumab 联合依托泊苷 / 卡铂一线治疗广泛期 SCLC 的适应证。

在另外一种 PD-L1 抑制剂 durvalumab 联合化疗一线治疗广泛期 SCLC 的 CASPIAN 研究中，durvalumab 联合依托泊苷 / 顺铂 / 卡铂组的中位 OS 显著优于化疗组（13.0 个月 vs 10.3 个月，$P=0.0047$），死亡风险降低 27%（HR=0.73，95% CI：0.59-0.91），两组 AE 的发生率也是相似的（98.1% vs 97%）。据此，NMPA 也批准了其在广泛期 SCLC 的一线治疗的适应证。

（1）IMpower133 方案。阿替利珠单抗：1200mg，iv，第 1 天（首次输注时间至少持续 60min，如耐受性良好，随后的输注时间至少持续 30min）；卡铂：AUC=5，iv，第 1 天；依托泊苷：$100mg/m^2$，iv，第 1~3 天；该方案每 3 周重复，共 4 周期。4 周期后予以阿替利珠单抗 1200mg 维持治疗，每 3 周重复，直至疾病进展或毒性不可耐受。

（2）CASPAIN 方案。度伐利尤单抗：1500mg，iv，第 1 天（输注时间 60min）；顺铂：$75~80mg/m^2$，iv，第 1 天，或卡铂：

AUC=5~6，iv，第 1 天；依托泊苷：80~100mg/m²，第 1~3 天；该方案每 3 周重复，共 4 周期。4 周期后，度伐利尤单抗 1500mg，第 1 天，每 4 周重复，直至疾病进展或不可耐受。

2. 含铂两药化疗

依托泊苷联合顺铂或卡铂是一线治疗的标准方案。此外，伊立替康联合铂类也是一线治疗的可选方案。由于顺铂有剂量限制性、肾毒性、耳毒性、神经毒性和消化道毒性，以及治疗诱导性耐药等缺点，对于不适用顺铂的患者，也可以选择依托泊苷联合洛铂的治疗方案。根据中国学者开展的依托泊苷联合洛铂（EL）对比 EP 一线治疗广泛期 SCLC 的期研究结果，推荐洛铂也可作为中国广泛期 SCLC 可选的一线化疗药物。该研究共入组了 234 例患者，EL 组和 EP 组的中位 PFS 分别为 5.17 个月、5.79 个月（P=0.1821）、中位 OS 分别为 12.52 个月、11.56 个月（P=0.3383），DCR 分别为 82.64%、83.78%（P=0.8618）。肾毒性及恶心、呕吐的发生率在 EL 组也显著降低。

（1）EP 方案。依托泊苷：100mg/m²，iv，第 1~3 天；顺铂：25mg/m²，iv，第 1~3 天；该方案每 3 周重复，共 4~6 周期。

（2）EC 方案。依托泊苷：100mg/m²，iv，第 1~3 天；卡铂：AUC=5~6，iv，第 1 天；该方案每 3 周重复，共 4~6 周期。

（3）EL 方案。依托泊苷：100mg/m²，iv，第 1~3 天；洛铂：30mg/m²，iv，第 1 天；该方案每 3 周重复，共 4~6 周期。

（4）IP 方案。伊立替康：60mg/m²，iv，第 1、8、15 天；顺铂：60mg/m²，iv，第 1 天；该方案每 4 周重复，共 4~6 周期。或伊立替康：65mg/m²，iv，第 1、8 天；顺铂：30mg/m²，iv，第 1、8 天；该方案每 3 周重复，共 4~6 周期。

（5）IC 方案。伊立替康：50mg/m²，iv，第 1、8、15 天；卡铂：AUC=5，iv，第 1 天；该方案每 4 周重复，共 4~6 周期。

3. 特殊情况

对于因 SCLC 所致的 PS 3~4 的广泛期 SCLC 患者，应综合考虑各种因素，谨慎选择治疗方案，如化疗（单药方案或减量联合方案），治疗后 PS 评分能达到 2 分以上者，可给予胸部放疗。

如果为非 SCLC 所致 PS 3~4 的广泛期 SCLC 患者，经对症支持治疗后，如果体力状况得到改善，PS 评分能够达到 2 分以上，可按照 PS 0~2 组患者的治疗策略进行治疗。

对于老年 SCLC 患者，不能仅根据年龄就确定治疗方案，根据机体功能状态指导治疗更有意义。如果老年患者在日常生活中有自理能力，体力状况良好，器官功能相对较好，可以接受标准联合化疗（若有指征也可联合放疗），但因老年患者器官储备功能较差，可能有更高的概率出现骨髓抑制、乏力等，所以在治疗过程中应谨慎观察，避免过高的风险。治疗方案首先考虑依托泊苷/铂类方案。目前尚无充分的证据说明顺铂和卡铂的疗效差异。4 个周期依托泊苷/顺铂的化疗方案对老年患者效果良好，但是考虑到顺铂可能引起严重的肾毒性、消化道反应等不良反应，在心肺功能、肾功能不全而不适合使用顺铂的老年患者中，5~6 个周期依托泊苷联合卡铂的化疗方案更为合理。若患者无法耐受标准化疗，可进行单药治疗方案或者减量联合治疗方案。对体弱患者或不愿意接受静脉用药的患者，可考虑口服依托泊苷〔200mg/$(m^2 \cdot d)$，po，d1~d5，每 3~4 周重复 1 次〕。对于一般情况差的患者，应以支持治疗为主。免疫检查点抑制剂治疗老年 SCLC 患者的适用性目前仍较为有限，需进一步探索。IMpower133 研究共纳入了 186 例初治的 PS 较好的老年 SCLC 患者（≥ 65 岁），结果显示，atezolizumab 联合 EC 组相较于化疗组，患者中位 OS 延长了 4.8 个月（14.4 个月 vs 9.6 个月，HR=0.59）。

4. 注意事项

免疫治疗带来了生存获益，也带来了相应的安全性问题，其中免疫检查点抑制剂相关肺炎（checkpoint inhibitor pneumonitis，CIP）是一个比较棘手的不良反应。CIP 是由免疫检查点抑制剂引起的临床、影像和病理表现各异的肺损伤，处理不当可能危及患者生命，需引起临床医生的关注与重视。免疫检查点抑制剂单药治疗实体瘤时 CIP 的发生率不足 5%，免疫联合治疗（如双免疫联合治疗、免疫联合化疗、免疫联合放疗）可能会增加 CIP 发生的风险。在免疫检查点抑制剂联合化疗一线治疗 SCLC 的临床研究中，3~4 级肺炎的发生率为 0.5%~2%。在一项广泛期 SCLC 的 I 期研究中，33 例患者接受最多 6 周期的诱导化疗后，给予帕博利珠单抗同步放疗均未出现 CIP，因此目前尚无充分证据表明放疗会增加 SCLC 患者 CIP 的发生率，仍需进一步的探索。

二、二线治疗

尽管 SCLC 对于初始治疗非常敏感，但大多数 SCLC 患者在初始治疗后出现复发及耐药，这些患者在接受进一步的化疗后中位 OS 只有 4~5 个月。尽管治疗的有效率很大程度上取决于初始治疗结束至复发的时间间隔，但多数患者接受二线治疗后也能显著缓解症状。

1. 铂耐药复发

距离一线治疗结束 6 个月内复发或进展者，目前业界认为是铂耐药复发，推荐二线治疗选择拓扑替康、伊立替康、吉西他滨、紫杉醇或长春瑞滨等药物，同时也推荐进入临床试验。拓扑替康有静脉和口服两种给药方式，一项 III 期研究证实了口服拓扑替康的疗效、耐受性与静脉给药相似，ORR 分别为 18.3% 和 21.9%，OS 分别为 33 周和 35 周。粒细胞减少是拓扑替康主要的剂量限制性毒性，有研究证实静脉给予拓扑替康 $1.25mg/m^2$ 或 $1.5mg/m^2$，两种剂量的疗效相当，且 3~4 级血液学毒性明显降低。在中国，静脉给予拓扑替康获批的用药剂量为 $1.25mg/m^2$，连续 5d，每 21d 为一周期，并在多个 II 期研究中证实了该剂量在中国人群中的疗效和安全性。

2. 铂敏感复发

一线治疗结束后 6 个月出现复发或进展者，考虑为铂敏感复发，可选择初始治疗方案。但对于既往 atezolizumab 或 durvalumab 维持治疗超过 6 个月后复发的患者，不推荐重新使用 PD-L1 抑制剂联合化疗的方案，推荐使用卡铂/顺铂联合依托泊苷方案。

后续治疗最佳的周期数仍未有定论，由于细胞毒性药物的毒性，建议在患者接受化疗取得最佳疗效后再用药 2 个周期。

复发 SCLC 二线治疗新探索：PASSION 研究是一项卡瑞利珠单抗联合阿帕替尼二线治疗广泛期 SCLC 的多中心、两阶段Ⅱ期研究，研究共纳入了 59 例患者，ORR 达到 34.0%，中位 PFS 和 OS 分别为 3.6 个月和 8.4 个月，敏感复发和耐药复发患者均可获益，同时联合治疗的毒性可以接受，为进一步探索免疫联合抗血管治疗复发 SCLC 提供了依据。鲁比卡丁是 SCLC 二线治疗又一重要探索，在Ⅱ期研究中纳入了 105 例患者，ORR 为 35.2%，PFS 为 3.5 个月，OS 为 9.3 个月。在 20 例无化疗间歇（CTFI）≥180d 的患者中，鲁比卡丁单药治疗的 ORR 为 60%，OS 达到 16.2 个月，对于适合铂类再治疗的 SCLC 患者，鲁比卡丁略优于既往铂类再治疗的疗效。然而，鲁比卡丁联合吡柔比星、CAV 或者拓扑替康作为对照二线治疗 SCLC 的Ⅲ期 ATLANTIS 研究并没有达到主要研究终点。

三、三线及以上治疗

二线治疗失败的 SCLC 患者，如果 PS 评分为 0~2 分，可以考虑后续的三线及以上治疗。

1. 安罗替尼

安罗替尼是我国自主研发的一种新型小分子多靶点酪氨酸激酶抑制剂，能有效抑制多种激酶，具有抗肿瘤血管生成和抑制肿瘤生长的作用。我国研究者开展的安罗替尼对比安慰剂三线及以上治疗 SCLC 的Ⅱ期研究（ALTER1202）结果显示，安罗替尼将 SCLC 患者的 PFS 延长了 3.4 个月（4.1 个月 vs 0.7 个月），疾病进展风险降低了 81%，OS 亦有显著获益（7.3 个月 vs 4.9 个月，HR=0.53）。亚组分析中，脑转移患者的 PFS 延长了 3 个月（3.8 个月 vs 0.8 个月，HR=0.15），OS 延长了 3.7 个月（6.3 个月 vs 2.6 个月，HR=0.23）。安罗替尼的安全性易于管理，并且具有口服用药的优势，更容易被患者接受。2019 年 9 月，NMPA 批准了安罗替尼三线及以上治疗 SCLC 的适应证。

2. 免疫单药治疗

Ⅱ期 CheckMate032 研究证实，复治 SCLC 患者接受欧狄沃单抗（3mg/kg）单药治疗患者的 ORR 为 10%，接受欧狄沃单抗（1mg/kg）联合 ipilimumab（3mg/kg）治疗的患者 ORR 为 23%，接受欧狄沃单抗（3mg/kg）联合 ipilimumab（1mg/kg）治疗的患者 ORR 为 19%。在 TMB 人群的探索性分析中，欧狄沃单抗联合 ipilimumab 治疗高 TMB 患者的有效率可达 46.2%，1 年 PFS 率为 30.0%，显著优于低、中 TMB 亚组。在该研究欧狄沃单抗单药三线治疗的亚组分析中，ORR 为 11.9%，中位 DOR 为 17.9 个月，中位 PFS 为 1.4 个月（95% CI：1.3-1.6），6 个月 PFS 为 17.2%（95% CI：10.7-25.1），中位 OS 为 5.6 个月（95% CI：3.1-6.8），12 个月 OS 为 28.3%（95% CI：20.0-37.2），18 个月 OS 为 20.0%（95% CI：12.7-28.6），基于此结果，FDA 批准欧狄沃单抗单药用于治疗既往接受过含铂方案化疗以及至少一种其他疗法后疾病进展的转移性 SCLC 患者。但是，欧狄沃单抗在中国未获批 SCLC 适应证。另外，由于欧狄沃单抗在 SCLC 二线治疗的Ⅲ期研究 CheckMate-331 和一线治疗后维持治疗的Ⅲ期研究 CheckMate-451 中均以失败告终，BMS 公司已于 2020 年 12 月 30 日决定撤回欧狄沃单抗在美获批的 SCLC 的适应证。

KEYNOTE028/158 研究汇总分析结果显示，帕博利珠单抗三线及以上治疗 SCLC 的 ORR 为 19.3%（95% CI：11.4-29.4），DOR 未达到（4.1~35.8 个月），超过 12 个月的 DOR 率为 67.7%，超过 18 个月 DOR 率为 60.9%。PFS 为 2.0 个月（95% CI：1.9-3.4），12 个月和 24 个月的 PFS 率分别为 16.9% 和 13.1%。中位 OS 为 7.7 个月（95% CI：5.2-10.1），12 个月和 24 个月 OS 率分别为 34.2% 和 20.7%。基于此结果，FDA 批准帕博利珠单抗单药用于治疗既往接受过含铂方案化疗以及至少一种其他疗法后疾病进展的转移性 SCLC 患者。但是帕博利珠单抗在中国未获批 SCLC 适应证。另外，由于Ⅲ期验证性研究 KEYNOTE-604 只达到了联合主要研究终点之一 PFS，而没有达到另一主要终点 OS，2021 年 3 月帕博利珠单抗主动撤回了其在 SCLC 的适应证。

【参考文献】

[1] MOK T S, WU Y L, THONGPRASERT S, et al. Gefitinib or carboplatin-paclitaxel in pulmonary adenocarcinoma [J] .N Engl J Med,2009,361(10):947-957.

[2] ZHOU C, WU Y L, CHEN G, et al. Erlotinib versus chemotherapy as first-line treatment for patients with advanced EGFR mutation-positive non small cell lung cancer (OPTIMAL, CTONG0802): a multicentre,open-label, randomised, phase 3 study [J] . Lancet Oncol,2011,12 (8): 735-742.

[3] WU Y L, ZHOU C, HU C P, et al. Afatinib versus cisplatin plus gemcitabine for first-line treatment of Asian patients with advanced non small cell lung cancer harbouring EGFR mutations (LUX-Lung6):an open-label, randomised phase 3 trial [J] . Lancet Oncol, 2014,15(2):213-222.

[4] SHIYK,WANG L,HAN B H,et al. First-line icotinib versus cisplatin/pemetrexed plus pemetrexed maintenance therapy for patients with advanced EGFR mutation-positive lung adenocarcinoma(CONVINCE):a phase 3, open-label, randomized study [J] .Ann Oncol,2017, 28(10):2443-2450.

[5] WU Y L,CHENG Y,ZHOU X,et al. Dacomitinib versus gefitinib as first-line treatment for patients with EGFR-mutation-positive non-small-cell lung cancer(ARCHER 1050):a randomised, open- label, phase 3 trial [J] . Lancet Oncol,2017,18(11): 1454-1466.

[6] RAMALINGAM S S, VANSTEENKISTE J, PLANCHARD D,et al. Overall survival with osimertinib in untreated, EGFR-mutated advanced NSCLC [J] . N Engl J Med,2020,382(1): 41-50.

[7] JIANG T, ZHANG Y, LI X, et al. EGFR-TKIs plus bevacizumab demonstrated survival benefit than EGFR-TKIs alone in patients with EGFR-mutant NSCLC and multiple brain metastases [J] . Eur J Cancer,2019,121:98-108.

[8] MOK T S,WU Y L,AHN M, et al. Osimertinib or platinum-pemetrexed in EGFR T790M-positive lung cancer [J] .N Engl J Med,2017,376(7):629-640.

[9] LU S,WANG Q,ZHANC G,et al.The third generation EGFR inhibitor (EGFR-TKI HS-10296 in advanced NSCLC patients with resistance to first generation EGFR-TKI [J] . J Thorac Oncol,2019, 14(10): S208-S209.

[10] HORN L, LIN H M, PADDA S K,et al. Indirect comparison of TAK-788 vs real-world data outcomes in refractory non-small cell lung cancer(NSCLC) with EGFR exon 20 insertions [J] . J CLIN ONCOL,2020,38(5):9580.

[11] SOLOMON B J, MOK T, KIM D W,et al. First-line crizotinib versus chemotherapy in ALK-positive lung cancer [J] .N Engl J Med,2014,371(23):2167-2177.

[12] WU Y L, LU S,LU Y,et al. Results of PROFILE 1029, a phase Ⅲ comparison of first−line crizotinib versus chemotherapy in East Asian patients with ALK positive advanced non−small cell lung cancer [J]. J Thorac Oncol,2018,13(10:1539−1548.

[13] ZHOU C,KIM S W, REUNGWETWATTANA T, et al. Alectinib versus crizotinib in untreated Asian patients with anaplastic lymphoma kinase−positive non−small−cell lung cancer (ALESIA): a randomised phase 3 study [J].Lancet Respir Med,2019,7(5):437−446.

[14] SHAW A, BAUER T M, MARINIS F, et al. First−line lorlatinib or crizotinib in advanced ALK−positive lung cancer [J].N Engl J Med,2020,383(21):2018−2029.

[15] SHAW A T, KIM D W, MEHRA R,et al. Ceritinib in ALK−rearranged non−small−cell lung cancer [J]. N Engl J Med,2014,370(13):1189−1197.

[16] YANG Y P,ZHOU J Y, ZHOU J Y,et al. Efficacy, safety, and biomarker analysis of ensartinib in crizotinib−resistant, ALK−positive non−small−cell lung cancers, a multicenter, phase 2 trial [J]. Lancet Respira− tory Medieine,2020,8(1):45−53.

[17] KIM D W,TISEO M,AHN M J,et al. Brigatinib in patients with crizotinib−refractory anaplastic lymphoma kinase−positive non−small−cell lung cancer: A randomized, multicenter phase Ⅱ trial [J]. J Clin Oncol,2017,35(22):2490−2498.

[18] CAINOR J F, DARDAET L, YODA S, et al. Molecular mechanisms of resistance to first−and second− generation ALK inhibitors in ALK−rearranged lung cancer [J]. Cancer Discov,2016,6 (10):1118−1133.

[19] LIN J J,RIELY G J,SHAW A T. Targeting ALK: precision medicine takes on drug resistance [J]. Cancer Discov,2017,7(2):137−155.

[20] HAN B K,WANG Q,et al. Effect of anlotinib as a third−line or further treatment on overall survival of patients with advanced non−small cell lung cancer: The AlTER 0303 phase 3 randomized clinical trial [J]. JAMA Oncol, 2018,4(11):1569−1575.

[21] ZHOU C,FAN H J,WU H J,et al. Taletrectinib(AB−106; DS−6051b) in metastatic non−small cell lung cancer (NSCLC) patients with ROS1 fusion: Preliminary results of TRUST [J]. J Clinic Oncol,2021,39(15): 9066.

[22] HAWAT,SOLOMON B J, CHIARI R, et al. Lorlatinib in advanced ROS1−positive non−small−cell lung cancer: a multicentre,open−label, single−arm. phase 1−2 trial [J]. Lancet Oncol.2019,20(12): 1691−1701.

[23] WEICKHARDT A J,SCHEIER B,BURKE J M,et al. Local ablative therapy of oligoprogressive disease prolongs disease control by tyrosine kinase inhibitors in oncogene−addicted non−small−cell lung cancer [J]. J Thorac Oncol,2012,7(12): 1807−1814.

[24] OU,SH,JANNE P A, BARTLETT C H, et al. Clinical benefit of continuing ALK inhibition with crizotinib beyond initial disease

progression in patients with advanced ALK-positive NSCLC [J]. Ann Oncol,2014,25 (2):415-422.

[25] MAZIERES J, DRILON A, MHANNA I,et al. Immune checkpoint inhibitors for patients with advanced lung cancer and oncogenic driver alterations: results from the IMMUNOTARGET registry [J].Ann Oncol,2019,30(8):1321-1328.

[26] DRILON A, LAETSCH T W,KUMMAR S,et al. Efficacy of larotrectinib in TRK fusion-positive cancers in adults and children [J]. N Engl J Med,2018,378 (8):731-739.

[27] WOLF J,SETO T,HAN J Y, et al. Capmatinib in MET Exon 14-mutated or met-amplified non-small-cell lung cancer [J]. N Engl J Med,2020,383(10): 944-957.

[28] PAIK P K,FELIP E, VEILLON R,et al. Tepotinib in Non-Small-Cell Lung Cancer with MET Exon I4 Skipping Mutations [J]. N Engl J Med,2020,383(10):931-943.

[29] NAKAGAWA K, NAGASAKA M, FELIP E, et al. Trastuzumab Deruxtecan in HER2- Overexpressing metastatic non-small cell lung cancer: interim results of DESTINY-Lang01 [J]. J Thorac Oncol,2021,16 (3):109-110.

[30] HERBST R S,GIACCONE G, MARINIS F D,et al. Atezolizumab for first-line treatment of PD-Ll-selected patients with NSCLC [J]. N Engl J Med,2020,383(14):1328-1339.

[31] MOK T S K, WU Y L, KUDABA I, et al. Pembrolizumab versus chemotherapy for previously untreated, PD-L1-expressing locally advanced or metastatic non-small-cell lung cancer (KEYNOTE-042): a randomised, open-label, controlled phase 3 trial [J]. Lancet(London, England),2019,393 (10183): 1819-1830.

[32] WU Y,ZHANG L,FAN Y,et al. KEYNOTE-042 China study: first-line Pembrolizumab vs. chemotherapy in Chinese patients with advanced NSCLC with PD-L1 TPS ≥ 1% [J].J Thorac Oncol, 2019,14(10):S290-S291.

[33] YANG Y P,WANG Z H, FANG J,et al. Efficacy and safety of sintilimab plus pemetrexed and platinum as first-line treatment for locally advanced or metastatic nonsquamous NSCLC: a randomized,double-blind, phase 3 Study(Oncology pRogram by InnovENT anti-PD-1-11) [J]. J Thorac Oncol, 2020,15(10):1636-1646.

[34] SOCINSKI M A,JOTTE R M, CAPPUZZO F, et al. Atezolizumab for first-line treatment of metastatic nonsquamous NSCLC [J].N Engl J Med,2018,378(24): 2288-2301.

[35] WEST H,MCCLEOD M, HUSSEIN M, et al. Atezolizumab in combination with carboplatin plus nabpaclitaxel chemotherapy compared with chemotherapy alone as first-line treatment for metastatic non-squamous non-small-cell lung cancer(IMpower130): a multicentre,randomised, open-label, phase 3 trial [J]. Lancet

Oncol,2019,20 (7): 924−937.

[36] PAZ−ARES L,CIULEANU T E, COBO M, et al. First−line Nivolumab plus ipilimumab eombined with two eycles of chemotherapy in patients with non−small−cell lung cancer(CheckMate 9LA): an international, randomised, open−label, phase 3 trial [J] . Lancet Oncol,2021,22(2): 198−211.

[37] SEZER A,KILICKAP S,GUMUS M,et al.Cemiplimab monotherapy for first−line treatment of advanced non−small−cell lung cancer with PD−L1 of at least 50%: a multicentre,open−label, global, phase 3,randomised, eontrolled trial [J] . Lancet,397(10274):592−604.

[38] WU Y L,LU S,CHENG Y,et al. Nivolumab versus docetaxel in a predominantly Chinese patient population with previously treated advanced NSCLC:CheckMate 078 randomized phase I clinical trial [J] .J Thorac Oncol,2019,14(5): 867−875.

[39] HERBST R S,BAAS P, KIM D W,et al. Pembrolizumab versus docetaxel for previously treated, PD−Ll−positive, advanced non−small−cell lung cancer(KEYNOTE−010): a randomised controlled trial [J] . Lancet, 2016,387(10027):1540−1550.

[40] RITTMEYER A, BARLESI F, WATERKAMP D, et al. Atezolizumab versus docetaxel in patients with previously treated non−small−cell lung cancer (OAK): a phase 3,open−label, multicentre randomised controlled trial [J] . Lancet, 2017,389 (10066): 255−265.

[41]HELLMANN M D,PAZ−ARES L, BERNABE C R,et al. Nivolumab plus ipilimumab in advanced non−small−cell lung cancer [J] . New Engl J Med,2019,381(21):2020−2031.

[42] HERBST R S, GIACCONE G, MARINIS F D, et al, Atezolizumab for first−line treatment of PD−L1−selected patients with NSCLC[J]. N Engl J Med, 2020,383(14): 1328−1339.

[43] PAZ−ARES L,LUFT A,VICENTE D,et al. Pembrolizumab plus chemotherapy for squamous non−small−cell lung cancer [J] .N Engl J Med,2018,379(21):2040−2051.

[44] WANG J,LU S,YU X M,et al. Tislelizumab plus chemotherapy vs chemotherapy alone as first−line treatment for advanced squamous non−small−cell lung cancer, A phase 3 randomized clinical trial [J] . JAMA Oncol,2021,7(5):709−717.

[45] ZHOU C C,WU L,FAN Y, et al. Sintilimab Plus Platinum and Gemcitabine as First−Line Treatment for Advanced or Metastatic Squamous NSCLC: Results From a Randomized, Double−Blind, Phase 3 Trial (ORIENT−12) [J] . J Thorac Oncol,2021,16(9):1501−1511.

[46] ZHOU CC,REN S X,CHEN J H,et al. Camrelizumab or placebo plus carboplatin and paclitaxel as first−line treatment for advanced squamous NSCLC(CameL−sq): A randomized,double−blind, multi−center, phaseI trial [J] . J Thorac Oncol,2021,16(4):S748.

[47] PAZ−ARES L,CIULEANU T E,COBO M,et al. First−

line Nivolumab plus ipilimumab combined with two cycles of chemotherapy in patients with non—small—cell lung cancer(CheckMate 9LA): an international,randomised.open—label,phase 3 trial [J]. Lancet Oncol,2021,22(2): 198—211.

[48] ROSSI A, DI M M, CHIODINI P, et al. Carboplatin—or cisplatin—based chemotherapy in first—line treatment of small—cell lung cancer: the COCIS meta—analysis of individual patient data [J]. J Clin Oncol,2012,30(14):1692—1698.

[49] FRIED D B,MORRIS D E, POOLE C, et al. Systematic review evaluating the timing of thoracic radiation therapy in combined modality therapy for limited—stage small—cell lung cancer [J]. J Clin Oncol,2004,22(23):4837—4845.

[50] STINCHCOMBE T E, GORE E M. Limited—stage small cell lung cancer: current chemoradiotherapy treatment paradigms [J]. Oncologist, 2010,15 (2): 187—195.

[51] HORN L, MANSFIELD A S, SZCZeSNA A, et al. First—Line Atezolizumab plus Chemotherapy in Extensive—Stage Small—Cell Lung Cancer [J].N Eng J Med, 2018, 379 (23): 2220—2229.

[52] NODA K, NISHIWAKI Y, KAWAHARA M, et al. Irinotecan plus cisplatin compared with etoposide plus cisplatin for extensive small—cell lung cancer [J]. N Eng J Med, 2002, 346 (2): 85—91.

[53] CHENG Y,FAN Y, LIU X, et al. Randomized controlled trial of carboplatin plus etoposide vs. cisplatin plus etoposide as first—line therapy in patients with extensive—stage small cell lung cancer [J]. Oncol Lett,2019, 17 (5): 4701—4709.

[54] PAZ—ARES L, DVORKIN M, CHEN Y, et al. Durvalumab plus platinum—etoposide versus platinum—etoposide in first—line treatment of extensive—stage small—cell lung cancer (CASPIAN): a randomised controlled, open—label, phase 3 trial [J]. Lancet,2019,394(10212): 1929—1939.

[55] LIU S V, RECK M, MANSFIELD A S, et al. Updated overall survival and PD—L1 subgroup analysis of patients with extensive—stage small—cell lung cancer treated with atezolizumab, carboplatin, and etoposide(IMpower133) [J]. Journal of Clinical Oncology, 2021, 39(6):619—630.

[56] MATSUI K, MASUDA N, YANA T, et al. Carboplatin calculated with Chatelut's formula plus etoposide for elderly patients with small—cell lung cancer [J].Intern Med,2001,40 (7): 603—606.

[57] NESBIT E G, LEAL T A, KRUSER T J. What is the role of radiotherapy for extensive—stage small cell lung cancer in the immunotherapy era [J]. Trans Lung Cancer Res,2019,8(2): S153—S162.

[58] VON P J, SCHILLER J H, SHEPHERD F A,et al. Topotecan versus cyclophosphamide, doxorubicin,and vincristine for the treatment of recurrent small—cell lung cancer [J]. J Clin Oncol, 1999, 17:658—

667.

[59] ECKARDTJR,VON P J, PUJOL J L,et al. Phase Ⅲ study of oral compared with intravenous topotecan as second—line therapy in small—cell lung cancer [J] . J Clin Oncol, 2007,25(15): 2086—2092.

[60] SMYTH J F,SMITH I E,SESSA C, et al. Activity of docetaxel (Taxotere) in small cell lung cancer. The Early Clinical Trials Group of the EORTC [J] . J Cancer,1994,30A(8):1058—1060.

[61] VAN D I,SMIT E F,VAN P J W,et al. Single—agent gemcitabine in patients with resistant small—cell lung cancer [J] .Ann Oncol,2001,12(4):557—561.

[62] ZAUDERER M G, DRILON A, KADOTA K,et al. Trial of a 5—day dosing regimen of temozolomide in patients with relapsed small cell lung cancers with assessment of methylguanine—DNA methyl—transferase [J] . Lung Cancer,2014,86(2):237—240.

[63] HURWITZ J L, MCCOY F, SCULLIN P, et al. New advances in the second—line treatment of small cell lung cancer [J] . Oncologist,2009,14(10): 986—994.

[64] HUBER R M,RECK M, GOSSE H,et al. Efficacy of a toxicity—adjusted topotecan therapy in recurrent small cell lung cancer [J] . Eur Respir J,2006,27(6): 1183—1189.

[65] CHENG Y,WANG Q,LI K,et al. anlotinib as third—line or further—line treatment in relapsed SCLC: A multicentre,randomized, double—blind phase 2 trial [J] . Journal of Thoracic Oncology, 2018,13(10):S351—S352.

[66] CHENG Y,WANG Q,LI K,et al.Overall survival (OS) update in ALTER 1202: Anlotinib72as third—line or further—line treatment in relapsed small—cell lung cancer (SCLC) [J] . Annals of Oncology, 2019,30(5):711.

[67] READY N, FARAGO A F, Braud F, et al. Third—line Nivolumab monotherapy in recurrent SCLC CheckMate 03 [J] . J Thorac Oncol,2019,14(2): 237—244.

[68] CHUNG H C, PIHA—PAUL S A, LOPEZ—MARTIN J, et al. Pembrolizumab after two or more lines of previous therapy in patients with recurrent or metastatic SCLC: results from the KEYNOTE—028 and KEYNOTE—158 studies [J] . J Thorac Oncol,2020,15(4):618—627.

[69] CHENG Y,WANG Q,LI K , et al. The impact of anlotinib for relapsed SCLC patients with brain metastases:A subgroup analysis of ALTER 1202 [J] . Journal of Thoracic Oncology,2019,14(10): S823—S824.

[70] MATTHEW D H,MARGARET K C,MARK M A, et al. Tumor mutational burden and efficacy of n í volumab monotherapy and in combination with ipilimumab in small—cell lung cancer [J] . J Cancer Cell, 2019, 35(2):329—340.

第五章

乳腺癌的合理用药及药学监护要点

近年来，乳腺癌发病率在世界各国均处于上升趋势，是导致女性死亡的最主要原因之一。2021 年 1 月，国际癌症研究机构发布了 2020 年全球癌症统计报告，对全球 185 个国家和地区的 36 种癌症进行了统计分析。女性乳腺癌的发病率已经超过肺癌，成为发病率最高的癌症。预估每年有 230 万新发乳腺癌，约占所有新发癌症病例的 11.7%，而乳腺癌死亡率为 6.9%，居所有肿瘤死亡率第 5 位，居女性肿瘤死亡率第 1 位。2015 年，中国新发女性乳腺癌病例约 30.4 万例，发病率为 45.29/10 万，死亡 7 万余例。在每年新发乳腺癌病例中，3%~10% 的妇女在确诊时即有远处转移。早期患者中，30% 可发展为晚期乳腺癌，晚期乳腺癌患者 5 年生存率仅为 20%。晚期乳腺癌包括三部分，一是首诊不可手术的乳腺癌（局部晚期乳腺癌），二是首诊即出现远处转移的乳腺癌（IV 期乳腺癌），三是早期乳腺癌术后经过一段时间 DFS 后出现复发转移的乳腺癌（复发转移性乳腺癌）。晚期乳腺癌目前被认为是不可治愈性疾病，其治疗目的是改善生活质量、延长生存时间，合理运用各种有效的治疗方法、安排最佳治疗次序，使患者达到长期带瘤生存。随着多种抗肿瘤药物的逐步问世及治疗方案的优化，晚期乳腺癌患者的生存预后已日渐改善。严格遵循基于循证医学证据的指南，有益于患者更好的生存获益。本章节内容主要基于《CSCO 乳腺癌诊疗指南》，同时参考国内外各大权威指南，合理规范晚期乳腺癌内科药物的应用，并对当前最新药物进展做大致介绍。

第一节　Ⅰ级推荐治疗及药学监护要点

■ HER2 阳性晚期乳腺癌解救治疗

一、THP 方案

（1）适应证。①未用过曲妥珠单抗。②曾用曲妥珠单抗但符合再使用人群：新辅助治疗有效、辅助治疗结束 1 年以后复发、解救治疗有效后停药。

（2）循证医学证据。H0648g 和 M77001 研究证实，在紫杉类基础上联合曲妥珠单抗治疗，能够显著提高 PFS 和 OS，确立了曲妥珠单抗联合紫杉类在一线标准治疗的地位。CLEOPATRA 研究证实，多西他赛联合帕妥珠单抗、曲妥珠单抗双靶向治疗较多西他赛联合曲妥珠单抗单靶治疗，可明显延长 PFS 和 OS，成为 HER2 阳性既往曲妥珠单抗和紫杉类治疗未失败患者的首选治疗方案。

（3）药学监护要点。①注意曲妥珠单抗、帕妥珠单抗的心脏毒性，要对既往史、体格检查、心电图、超声心动图 LVEF 基线评估后，再开始应用。尽管临床研究观察到心脏毒性事件发生率不高且多数可以恢复，但这主要与临床研究入选的病例是化疗后经过心脏功能安全筛选有关。所以，临床实践中要对既往史、体格检查、心电图、超声心动图 LVEF 基线评估后再开始应用曲妥珠单抗、帕妥珠单抗，使用期间应该每 3 个月监测心功能 1 次。若患者有无症状性心功能不全，监测频率应更高（如每 6~8 周 1 次）。出现下列情况时：治疗中若出现 LVEF < 50% 或低于治疗前 16% 以上，应暂停治疗，并跟踪监测 LVEF 动态变化，直至恢复到 50% 以上方可继续用药。LVEF 持续下降超过 8 周，或者 3 次以上因心脏毒性而停止曲妥珠单抗治疗，应永久停用曲妥珠单抗。②帕妥珠单抗和曲妥珠单抗必须序贯给药，但先后顺序均可。在与帕妥珠单抗联合使用时，曲妥珠单抗的使用建议是每 3 周使用 1 次；对于接受紫杉类药物治疗的患者，帕妥珠单抗和曲妥珠单抗给药应先于紫杉类药物。

二、TXH 方案

（1）适应证。①未用过曲妥珠单抗。②曾用曲妥珠单抗但符合再使用人群：新辅助治疗有效、辅助治疗结束 1 年以后复发、解救治疗有效后停药。

（2）循证医学证据。CHAT 研究证实，对于能够耐受双药化疗的患者，曲妥珠单抗联合多西他赛加卡培他滨，比曲妥珠单抗联合多西他赛效果更好，尤其适用于考虑维持治疗的患者。

（3）药学监护要点。①注意联合化疗骨髓抑制。②注意曲妥珠单抗的心脏毒性。尽管临床研究观察到心脏毒性事件发生率不高且多数可以恢复，但这主要与临床研究入选的病例是化疗后经过心脏功能安全筛选有关。所以，临床实践中要对既往史、体格检查、心电图、超声心动图 LVEF 基线评估后再开始应用曲妥珠单抗，使用期间应该每 3 个月监测心功能 1 次。若患者有无症状性心功能不全，监测频率应更高（如每 6~8 周 1 次）。出现下列情况时：治疗中若出现 LVEF < 50% 或低于治疗前 16% 以上，应暂停治疗，并跟踪监测 LVEF 动态变化，直至恢复到 50% 以上方可继续用药。LVEF 持续下降超过 8 周，或者 3 次以上因心脏毒性而停止曲妥珠单抗治疗，应永久停用曲妥珠单抗。

三、吡咯替尼 + 卡培他滨

（1）适应证。适用于曲妥珠单抗治疗失败。

（2）循证医学证据。曲妥珠单抗治疗进展后，持续抑制 HER2 通路能够带来生存获益。因此一线曲妥珠单抗病情进展后，推荐二线继续使用抗 HER2 靶向治疗。PHENIX 研究结果显示，在紫杉类和曲妥珠单抗治疗失败的患者中，吡咯替尼联合卡培他滨，较卡培他滨可提高患者 ORR 和 PFS。同时，PHOEBE 研究显示，在既往接受曲妥珠单抗、紫杉类和 / 或蒽环类治疗之后的晚期乳腺癌患者中，吡咯替尼联合卡培他滨组的 PFS 优于拉帕替尼联合卡培他滨组。因此，推荐吡咯替尼联合卡培他滨，用于治疗曲妥珠单抗和紫杉类治疗失败的患者。同时，在 PHENIX 研究中，安慰剂联合卡培他滨治疗组中，71 例患者在疾病进展后序贯接受吡咯替尼单药治疗，仍然可以有较好的获益，中位 PFS 为 5.5 个月，ORR 为 38%。

（3）药学监护要点。吡咯替尼常见不良反应包括腹泻、药物性肝损伤、恶心呕吐、皮肤不良反应、心脏毒性、口腔黏膜炎等。

三阴性晚期乳腺癌解救治疗

一、单药紫杉类

（1）适应证。蒽环类治疗失败，即蒽环类药物解救治疗过程中发生疾病进展（至少完成 2 个周期），或辅助治疗结束后 12 个月内发生复发转移。

（2）药学监护要点。①紫杉类为中风险致发热性中性粒细胞减少症的药物，可考虑预防性使用 G-CSF。②以耐受性和生活质量作为优先考虑因素的患者，首选单药化疗。

二、TX 方案

（1）适应证。蒽环类治疗失败，即蒽环类药物解救治疗过程中发生疾病进展（至少完成 2 个周期），或辅助治疗结束后 12 个月内发生复发转移。

（2）药学监护要点。①紫杉类为中风险致发热性中性粒细胞减少症的药物，可考虑预防性使用 G-CSF。②与单药化疗相比，联合化疗通常有更高的客观缓解率和无疾病进展时间，然而联合化疗的毒性较大且生存获益有限，因此，仅需要使肿瘤迅速缩小或症状迅速缓解的患者才选择联合化疗。

三、GP 方案

（1）适应证。蒽环类治疗失败，即蒽环类药物解救治疗过程中发生疾病进展（至少完成 2 个周期），或辅助治疗结束后 12 个月内发生复发转移。

（2）药学监护要点。①顺铂为高致吐风险药物，建议常规采用预防性三联止吐方案。②与单药化疗相比，联合化疗通常有更高的客观缓解率和无疾病进展时间，然而联合化疗的毒性较大且生存获益有限，因此，仅需要使肿瘤迅速缩小或症状迅速缓解的患者才选择联合化疗。

四、GT 方案

（1）适应证。蒽环类治疗失败，即蒽环类药物解救治疗过程中发生疾病进展（至少完成 2 个周期），或辅助治疗结束后 12 个月内发生复发转移。

（2）药学监护要点。①紫杉类为中风险致发热性中性粒细胞减少症的药物，可考虑预防性使用 G-CSF。②与单药化疗相比，联合化疗通常有更高的客观缓解率和无疾病进展时间，然而联合化疗的毒性较大且生存获益有限，因此，仅需要使肿瘤迅速缩小或症状迅速缓解的患者才选择联合化疗。

五、TP 方案

（1）适应证。蒽环类治疗失败，即蒽环类药物解救治疗过程中发生疾病进展（至少完成 2 个周期），或辅助治疗结束后 12 个月内发生复发转移。

（2）药学监护要点。①紫杉类为中风险致发热性中性粒细胞减少症的药物，可考虑预防性使用 G-CSF。②顺铂为高致吐风险药物，建议常规采用预防性三联止吐方案。③与单药化疗相比，联合化疗通常有更高的客观缓解率和无疾病进展时间，然而联合化疗的毒性较大且生存获益有限，因此，仅需要使肿瘤迅速缩小或症状迅速缓解的患者才选择联合化疗。

六、卡培他滨

（1）适应证。适用于蒽环类和紫杉类治疗失败，即蒽环类（紫杉类）药物解救治疗过程中发生疾病进展（至少完成 2 个周期），或辅助治疗结束后 12 个月内发生复发转移。

（2）药学监护要点。注意化疗药物相关毒副反应。

七、长春瑞滨

（1）适应证。适用于蒽环类和紫杉类治疗失败，即蒽环类（紫杉类）药物解救治疗过程中发生疾病进展（至少完成 2 个周期），或辅助治疗结束后 12 个月内发生复发转移。

（2）药学监护要点。注意化疗药物相关毒副反应。

八、吉西他滨

（1）适应证。适用于蒽环类和紫杉类治疗失败，即蒽环类（紫杉类）药物解救治疗过程中发生疾病进展（至少完成2个周期），或辅助治疗结束后12个月内发生复发转移。

（2）药学监护要点。注意化疗药物相关毒副反应。

九、NP 方案

该方案为长春瑞滨联合顺铂或卡铂。

（1）适应证。适用于蒽环类和紫杉类治疗失败，即蒽环类（紫杉类）药物解救治疗过程中发生疾病进展（至少完成2个周期），或辅助治疗结束后12个月内发生复发转移。

（2）药学监护要点。顺铂/卡铂 AUC ≥ 4 为高致吐风险药物，建议常规采用预防性三联止吐方案。

十、GP 方案

（1）适应证。适用于蒽环类和紫杉类治疗失败，即蒽环类（紫杉类）药物解救治疗过程中发生疾病进展（至少完成2个周期），或辅助治疗结束后12个月内发生复发转移。

（2）药学监护要点。顺铂/卡铂 AUC ≥ 4 为高致吐风险药物，建议常规采用预防性三联止吐方案。

十一、NX 方案

（1）适应证。用于蒽环类和紫杉类治疗失败，即蒽环类（紫杉类）药物解救治疗过程中发生疾病进展（至少完成2个周期），或辅助治疗结束后12个月内发生复发转移。

（2）药学监护要点。注意化疗药物相关毒副反应。

■ 激素受体阳性晚期乳腺癌的内分泌解救治疗

绝经前激素受体（Hormone Receptors，HR）阳性晚期乳腺癌患者的内分泌治疗策略，可在有效地抑制卵巢功能后，遵循绝经后内分泌治疗原则。有效的卵巢功能抑制手段包括卵巢手术切除和药物治疗（如戈舍瑞林、亮丙瑞林）。

一、AI+CDK4/6 抑制剂

（1）适应证。未经内分泌治疗或他莫昔芬治疗失败。

（2）循证医学证据。已有数据表明，内分泌联合靶向治疗乳腺癌，其控制率和无进展生存期并不亚于化疗。因此，专家认为，即使对一些肿瘤负荷较大的乳腺癌患者（如伴有内脏转移），内分泌联合靶向治疗如细胞周期蛋白依赖性激酶 4 和 6（Cyclin-dependent Kinase 4 and 6，CDK4/6）抑制剂、组蛋白去乙酰化酶（histone deacetylase，HADC）抑制剂也可作为治疗选择。PALOMA-2 研究显示，来曲唑联合 CDK4/6 抑制剂（哌柏西利）相较于单药来曲唑，显著提高了患者 PFS，其中有约 43% 患者未经内分泌治疗，约 47% 患者接受过辅助他莫昔芬治疗。MONALEESA-2 研究结果显示，来曲唑联合 CDK4/6 抑制剂（瑞博西利）相较于单药来曲唑，能够显著提高患者 PFS，其中约 48% 患者未经内分泌治疗，42% 接受过辅助他莫昔芬治疗。

（3）药学监护要点。①注意 CDK4/6 抑制剂的血液学毒性、腹泻、肝肾功能损伤等，同时，QT 间期延长、静脉血栓等也不容忽视。② CDK4/6 抑制剂应避免伴随使用细胞色素 P450 3A（CYP3A）强效抑制剂，考虑强效抑制剂替换为没有或只有微弱 CYP3A 抑制作用的其他伴随药。如果患者必须伴随使用 CYP3A 强效抑制剂，则应调整 CDK4/6 抑制剂剂量（具体参见药品说明书）。③长期服用芳香化酶抑制剂（Aromatase Inhibitor，AI）可能导致骨质疏松、关节疼痛等不良反应。用药开始前（基线时）及用药期间应常规进行骨密度监测，推荐每 6 个月进行 1 次，最长间隔不超过 1 年。进行 T 评分（T-score）：< −2.5 为骨质疏松，应开始使用双膦酸盐治疗；−1.5~−1.0 为骨量减低，给予维生素 D 和钙片治疗，并考虑使用双膦酸盐；> −1.0 为骨量正常，不推荐使用双膦酸盐。双膦酸盐可每 3~6 个月使用 1 次，治疗开始前应进行口腔科检查。

二、氟维司群

（1）适应证。未经内分泌治疗。

（2）循证医学证据。Ⅲ期 FALCON 研究证实，未经内分泌治疗的晚期乳腺癌患者，氟维司群较第三代 AI 延长了无疾病进展时间，差异具有统计学意义。因此，晚期一线内分泌治疗可以推荐使用氟维司群。

三、AI+ 西达本胺

（1）适应证。他莫昔芬治疗失败。

（2）药学监护要点。①西达本胺导致的血液学不良反应多发生于首次服药的 6 周内，6 周之后发生率不足 5%，故建议用药前 6 周内应密切监测血常规。西达本胺为脂溶性药物，Ⅰ期研究表明，餐后服用西达本胺，平均血药浓度高于空腹服用时的浓度，且引起的胃肠道反应较小，故建议餐后半小时服用该药物。恶心、呕吐等症状会影响依从性，若出现相关症状后续用药可给予二级预防。对于有 QTc 间期延长病史、先天性长 QT 综合征、正在服用抗心律失常药物或者其他可能延长 QTc 间期药物的患者，应慎用。②长期服用 AI 可能导致骨质疏松、关节疼痛等不良反应。用药开始前（基线时）及用药期间应常规进行骨密度监测，推荐每 6 个月进行 1 次，最长间隔不超过 1 年。进行 T 评分（T-score）：< -2.5 为骨质疏松，应开始使用双膦酸盐治疗；-1.5~-1.0 为骨量减低，给予维生素 D 和钙片治疗，并考虑使用双膦酸盐；> -1.0 为骨量正常，不推荐使用双膦酸盐。双膦酸盐可每 3~6 个月使用 1 次，治疗开始前应进行口腔科检查。

四、氟维司群 +CDK4/6 抑制剂

（1）适应证。他莫昔芬治疗失败。

（2）药学监护要点。①注意 CDK4/6 抑制剂的血液学毒性及导致腹泻、肝肾功能损伤等。同时，QT 间期延长、静脉血栓等也不容忽视。② CDK4/6 抑制剂应避免伴随使用 CYP3A 强效抑制剂，考虑强效抑制剂替换为没有或只有微弱 CYP3A 抑制作用的其他伴随用药。如果患者必须伴随使用 CYP3A 强效抑制剂，则应调整 CDK4/6 抑制剂剂量（具体参见药品说明书）。

五、甾体类 AI + 西达本胺

（1）适应证。非甾体类 AI 治疗失败。

（2）循证医学证据。ACE 研究结果表明，对于绝经后 HR 阳性、HER2 阴性、既往接受过他莫昔芬和 / 或非甾体类 AI 治疗失败的晚期乳腺癌患者，HDAC 抑制剂西达本胺联合依西美坦相较于依西美坦，可显著延长患者 PFS，客观缓解率和临床获益率方面也明显优于依西美坦。西达本胺乳腺癌适应证已获批，西达本胺联合 AI，可用于治疗既往内分泌治疗失败的晚期乳腺癌。

（3）药学监护要点。①西达本胺导致的血液学不良反应多发生于首次服药 6 周内，6 周之后发生率不足 5%，故建议用药前 6 周内应密切监测血常规。西达本胺为脂溶性药物，I 期研究提示，餐后服用西达本胺，平均血药浓度高于空腹服用的血药浓度，且引起的胃肠道反应较小，故建议餐后半小时服用该药物。恶心、呕吐等症状会影响依从性，若出现相关症状后续用药可给予二级预防。对于有 QTc 间期延长病史、先天性长 QT 综合征、正在服用抗心律失常药物或者其他可能延长 QTc 间期药物的患者，应慎用。②长期服用 AI 可能导致骨质疏松、关节疼痛等不良反应。用药开始前（基线时）及用药期间应常规进行骨密度监测，推荐每 6 个月进行 1 次，最长间隔不超过 1 年。进行 T 评分（T-score）：< -2.5 为骨质疏松，应开始使用双膦酸盐治疗；-1.5~-1.0 为骨量减低，给予维生素 D 和钙片治疗，并考虑使用双膦酸盐；> -1.0 为骨量正常，不推荐使用双膦酸盐。双膦酸盐可每 3~6 个月使用 1 次，治疗开始前应进行口腔科检查。

六、氟维司群 + 阿贝西利

（1）适应证。AI 治疗失败。

（2）循证医学证据。MONARCH2 研究中约有 70% 受试者为经 AI 治疗后进展的患者，研究结果证实较单药氟维司群，CDK4/6 抑制剂（阿贝西利，Abemaciclib）联合氟维司群可明显延长 PFS。MONARCHplus 研究纳入了他莫昔芬和 AI 治疗失败的两组人群，研究显示，无论阿贝西利联合 NSAI 还是联合氟维司群均可显著改善患者 PFS 和 ORR，基于此，NMPA 批准阿贝西利联合 AI 作为绝经后患者的初始内分泌治疗，同时批准阿贝西利联合氟维司群用于既往内分泌治疗后疾病进展的患者。

（3）药学监护要点。①注意 CDK4/6 抑制剂的血液学毒性及导致腹泻、肝肾功能损伤等。同时，QT 间期延长、静脉血栓等也不容忽视。② CDK4/6 抑制剂应避免伴随使用 CYP3A 强效抑制剂，考虑强效抑制剂替换为没有或只有微弱 CYP3A 抑制作用的其他伴随用药。如果患者必须伴随使用 CYP3A 强效抑制剂，则应调整 CDK4/6 抑制剂剂量（具体参见药品说明书）。

七、氟维司群 + 哌柏西利

（1）适应证。AI 治疗失败。

（2）循证医学证据。PALOMA-3 研究结果表明，既往内分泌治疗进展（包括 AI 或他莫昔芬），包括辅助内分泌治疗中或停止治疗后 12 个月内进展，或是复发转移阶段内分泌治疗中进展的患者，较单独使用氟维司群，哌柏西利联合氟维司群可改善患者 PFS，OS 的改善未达统计学差异，但在既往内分泌治疗敏感的亚组中，OS 延长了 10 个月，差异有统计学意义。

（3）药学监护要点。①注意 CDK4/6 抑制剂的血液学毒性及导致腹泻、肝肾功能损伤等。同时，QT 间期延长、静脉血栓等也不容忽视。② CDK4/6 抑制剂应避免伴随使用 CYP3A 强效抑制剂，考虑强效抑制剂替换为没有或只有微弱 CYP3A 抑制作用的其他伴随用药。如果患者必须伴随使用 CYP3A 强效抑制剂，则应调整 CDK4/6 抑制剂剂量（具体参见药品说明书）。

■　激素受体阳性晚期乳腺癌的解救治疗

激素受体阳性患者解救治疗可首选化疗或内分泌治疗，对于有内脏转移、既往对内分泌治疗耐药或无最佳内分泌治疗选择的患者，首选解救化疗，化疗的方案、原则和剂量推荐，详见本章"三阴性晚期乳腺癌的解救治疗"。

第二节 新进展

一、T-DM1

EMILIA 研究证实，相较于拉帕替尼联合卡培他滨，单药 T-DM1 治疗有显著的 PFS 和 OS 获益，因此该方案是国际上标准的抗 HER2 二线治疗方案。

二、奈拉替尼

奈拉替尼是人类表皮生长因子受体（HER1、HER2、HER4）酪氨酸激酶的小分子、可口服、不可逆抑制剂，还可抑制雌激素受体信号传导。NALA 研究显示，对于既往接受过 2 种及以上靶向治疗的转移性 HER2 阳性乳腺癌患者，奈拉替尼联合卡培滨较拉帕替尼联合卡培他滨，可显著延长患者 PFS，成为目前多线抗 HER2 治疗失败后的选择之一。

三、艾立布林

艾立布林为近几年出现的新型化疗药物，于 2019 年在我国获批用于治疗晚期乳腺癌至少二线化疗失败的患者。该批准基于 304 研究的结果，这是一项多中心、开放性、随机、平行对照的 Ⅲ 期临床研究（中国临床试验登记号：CTR20130252），旨在评价艾立布林和长春瑞滨对 530 例局部复发或转移性乳腺癌女性患者的疗效及安全性，此类患者既往已接受包括蒽环类和紫杉类在内的化疗方案。在这项研究中，根据独立影像学审查（HR=0.80，95% CI：0.65-0.98，$P < 0.036$）显示，与长春瑞滨对照组相比，艾立布林治疗组的主要终点 PFS 实现了统计学上显著的延长。具体而言，对照组中位 mOS 为 10.6 个月，治疗组 mOS 为 13.2 个月（$P=0.041$），治疗组有更长的 PFS 趋势（3.7 个月 vs 2.2 个月，$P=0.09$）。

在晚期 HER2 阳性乳腺癌领域，2014 年报道的艾立布林联合单靶的多中心、单臂、Ⅱ 期研究，及 2019 年报道的艾立布林联合双靶的多中心、单臂、Ⅱ 期研究，均显示 PFS 获益显著，患者可感知不良反应低。日本 Inoue K 等学者于 2019 年发表的文章表明，艾立布林联合双靶一线治疗晚期 HER2 阳性患者的

ORR 达 80%，中位 PFS 达 23.1 个月。这一出色数据，丝毫不比紫杉类药物差。艾立布林联合双靶与紫杉类联合双靶的头对头对比Ⅲ期临床研究也正在开展，期待其数据成果的呈现。

四、优替德隆

优替德隆（UTD1）是基因工程合成的一种埃博霉素类似物，为一款新型抗微管蛋白药物，其作用机制与紫杉类药物类似，但和紫杉醇的结合位点不完全一致，亲和力更强，因而在临床中可以看到对紫杉耐药的患者，使用优替德隆依然有效。在中国 26 家医院开展的随机对照、开放性、多中心Ⅲ期临床研究 BG01–1312L 显示，对于蒽环类或紫杉类治疗失败的晚期乳腺癌患者，相较于卡培他滨单药，优替德隆联合卡培他滨治疗的客观缓解率（49.8% vs 26.7%，$P < 0.0001$）和临床获益率（60% vs 33.3%，$P < 0.001$）均显著提高了近一倍，PFS 由 4.11 个月延长至 8.57 个月，疾病进展风险降低 54%，而 OS 由 15.7 个月延长至 20.9 个月，死亡风险降低 31%，且无论患者的既往晚期阶段化疗史、是否内脏转移、HER2 与 HR 状态，患者 PFS 和 OS 均有显著获益。在安全性方面，既往化疗药物最大的不良反应是骨髓抑制，常导致患者服药剂量减少或者停药，严重影响患者的生活质量和生存时间。在骨髓抑制发生率方面，优替德隆联合卡培他滨相较于卡培他滨单药，两者的发生率接近。可见，联合用药并不会增加骨髓抑制的发生率，从而极大程度提高患者的依从性。尽管外周神经病变的发生率较高，但 96% 的患者均可恢复至 0~1 级，中位恢复时间仅需 3 周，无 4 级外周神经病变发生，外周神经病变具有可控、可逆、恢复快等特点。

五、奥拉帕利

奥拉帕利是聚腺苷二磷酸核糖聚合酶抑制剂（poly ADP–ribose polymerase inhibitor，PARPi），通过抑制 PARP 发挥抑制 DNA 损伤修复的作用，导致乳腺癌易感基因（Breast Cancer Susceptibility Genes，BRCA）突变癌细胞的同源重组修复系统受损，DNA 双链断裂无法及时修复，断裂损伤不断累积，从而引起癌细胞死亡。OlympiAD 研究显示，对于存在 BRCA12 胚系突变的 HER2 阴性晚期乳腺癌患者，奥拉帕利相较于化疗可显著延长患者 PFS（7 个月 vs 4.2 个月），因此推荐对于存在 BRCA/2 胚系突变的患者可以接受奥拉帕利的治疗，或积极入组临床试验。

◎病例分享

患者陈某，女性，56 岁，以"发现右乳腺癌术后转移"为主诉于 2019 年 12 月入院。

患者于 2017 年 10 月 30 日在外院行"右侧乳房象限切除术＋右侧单侧乳房改良根治术"，术后病理示：右乳腺浸润性导管癌，乳头下方导管内可见癌细胞累及，皮肤及底切缘未见癌侵犯，各淋巴结转移情况：右腋窝淋巴结（9/13），另送右腋窝淋巴结（1/2），第 2 组（1/1），胸肌间（0/2）伴癌转移，免疫组化：ER（90% 强＋），PR（30% 弱＋），C-erbB-2（＋＋＋），Ki67（75%），pT2N3aM0 Ⅲ C 期。术后恢复良好，于 2017 年 11 月 17 日起行"表柔比星（$100mg/m^2$，d1）"联合"环磷酰胺（$600mg/m^2$，d1，q21d）"化疗 4 周期，于 2018 年 02 月 22 日起行"多西他赛（$80mg/m^2$，d1）"联合"曲妥珠单抗（首剂 8mg/kg 之后 6mg/kg，d1，q21d）"化疗 4 周期，化疗过程顺利，化疗结束后未继续行内分泌治疗及曲妥珠单抗治疗。2019 年 07 月因腹部皮肤斑片状增厚伴瘙痒，胸壁肿物，就诊某皮肤病院，活检病理示：真皮脉管内见肿瘤细胞，单个或成腺样排列，癌细胞可见明显不典型改变，并见病理性核分裂像，结合临床考虑乳腺癌皮肤转移。遂就诊于我院，查胸部 CT：①右乳术后缺如，术区未见明显肿块征；术区少许渗出，建议随诊复查。②双肺少许慢性炎症，部分炎性肉芽肿形成可能。全身骨 ECT：T9 左侧横突显影剂异常浓聚，结合本院 CT，考虑骨 MT。遂于 2019 年 11 月 29 日起行"曲妥珠单抗（首剂 8mg/kg 之后 6mg/kg，d1）"联合"长春瑞滨（$25mg/m^2$，d1、d8）"联合"卡铂（AUC5，d1，q21d）"晚期姑息一线化疗 8 个周期，化疗第 4 周期起，每周期治疗结束均出现Ⅲ度粒细胞减少，予 G-CSF 治疗后恢复。

定期复查疗效评价均为 SD（缩小），后自行服用中药治疗（具体不详）。2021 年 3 月复查胸腹部 CT：①右乳术后缺如，术区未见明显肿块征；术区少许渗出，建议随诊复查。②双肺少许慢性炎症，部分炎性肉芽肿形成可能，较前稍增多，部分为转移瘤待排。于 2021 年 4 月 2 日至 2021 年 07 月 27 日起予"曲妥珠单抗（首剂 8mg/kg 之后 6mg/kg，d1）"联合"吉西他滨（1000mg/m^2，d1）"联合"顺铂（25mg/m^2，d1-3，q21d）"晚期姑息二线化疗 6 个周期，化疗第 2 周期后出现中性粒细胞缺乏伴发热，后每周期化疗，予硫培非格司亭预防性升白治疗后未再发生骨髓抑制。其间复查疗效评价 SD。2022 年 2 月 9 日复查胸部 CT：①右乳术后缺如，术区未见明显肿块征；术区少许纤维瘢痕形成，建议随诊复查。②左乳外上象限新增小结节，请结合乳腺相关检查。③双肺少许慢性炎症，部分小结节形成，右肺下叶部分支气管内黏液栓形成。④所摄入多发胸椎椎体及部分附件、部分肋骨骨质改变，考虑为多发转移瘤。疗效评价 PD。于 2022 年 2 月 18 日行"卡培他滨（1000mg/m^2，bid，d1-14，q21d）"联合"吡咯替尼（400mg，qd）"靶向治疗至今，用药期间出现Ⅱ度腹泻，予对症处理后好转，定期复查疗效评价 SD。

【抗肿瘤治疗方案分析】

该患者乳腺癌改良根治术后 4 年半，肿瘤分型为 Luminal B 型。

1. 术后辅助治疗分析

辅助化疗的目的在于消灭体内可能已存在的微小转移灶或微小残余灶。该患者按照乳腺癌危险分级属于高危复发，根据《NCCN 临床实践指南：乳腺癌》（2017 版），术后行 4 个 AC 方案续贯 4 个 TH 方案，术后辅助化疗和靶向药物符合指南推荐。但术后抗 HER2 治疗应持续 1 年，且患者 ER 阳性，应行术后内分泌治疗，患者未完成标准的术后抗 HER2 治疗疗程，且术后辅助内分泌治疗欠合理。

2. 复发转移后的治疗分析

根据《CSCO 乳腺癌诊疗指南》，对于 HER2 阳性、激素受体阳性的复发转移乳腺癌患者，优先考虑抗 HER2 治疗联合化疗，部分不适合化疗或进展缓慢的患者，可考虑在 HER2 靶向治疗的基础上联合内分泌治疗。HER2 靶向治疗联合化疗后，病情达到稳定的患者，化疗停止后，可考虑使用 HER2 靶向治疗联合内分泌的维持治疗。患者于术后 2 年发生骨转移，一线治疗选择曲妥珠单抗联合 NP 方案治疗 8 周期后进展，二线治疗选择曲妥珠单抗联合 GP 方案治疗 6 周期，二线治疗结束后半年，患者再次出现肿瘤进展，目前三线选择卡培他滨联合吡咯替尼治疗，方案选择及用法用量基本符合指南推荐。

【药学监护要点】

1. 疗效监测

每两周期进行一次疗效评估。

2. 监测血液学毒性

每周监测一次血常规，关注白细胞、粒细胞和血小板情况，如发生不明原因的头晕、发热，须警惕血液学毒性，及时检测血象。若中性粒细胞绝对值低于 $0.5 \times 10^9/L$，给予集落刺激因子皮下注射，同时复查血常规，如果持续 14 天未好转，先暂停卡培他滨，再暂停吡咯替尼，吡咯替尼的降低剂量水平为（400mg—320mg—240mg—0）。

3. 监测消化道反应

服用吡咯替尼联合卡培他滨期间腹泻发生率为 96.9%，主要以 1~2 级腹泻为主，15.4% 的患者发生 3 级腹泻。首次腹泻发生时间较早，75% 的患者首次腹泻发生于用药的第 1~4 天，第 1 周期是 3 级腹泻的高发期，大约 50% 的首次 3 级腹泻发生于用药的第 2~15 天，持续 2~3 天。若出现大便不成形，则每次解不成形大便后服用易蒙停 1 粒（2mg），每日最多服用 8 粒（16mg），直至腹泻停止 12 小时以上。3 级或 1~2 级腹泻伴有并发症（≥ 2 级的恶心、呕吐、发热、中性粒细胞减少、便血或脱水），可先暂停卡培他滨，如暂停卡培他滨后 3 天症状仍不能缓解，再暂停吡咯替尼，直至恢复至 ≤ 1 级，吡咯替尼的降低剂量水平为（400mg—320mg—240mg—0）。

4. 监测手足综合征

手足综合征是服用吡咯替尼联合卡培他滨后最常见的皮肤不良反应，主要表现为手足麻木、感觉迟钝、感觉异常、麻刺感、无痛感或疼痛感、皮肤肿胀或红斑、脱屑、皲裂、硬结样水疱或严重的疼痛等。皮疹可以表现为痤疮样皮疹、瘙痒、皮肤干燥、皮肤红斑、毛细血管扩张、毛发改变、色素沉着等。2级手足综合征可先暂停卡培他滨，如暂停卡培他滨后 14 天病情仍不能缓解，再暂停吡咯替尼，直至恢复至 ≤ 1 级。3 级手足综合征可先暂停卡培他滨，如暂停卡培他滨 14 天病情仍不能缓解，再暂停吡咯替尼，直至恢复至 ≤ 1 级，若 14 天仍不能恢复则永久停用。

5. 监测心脏毒性

Ⅰ、Ⅱ期研究中，吡咯替尼联合卡培他滨治疗后，14.5% 的乳腺癌患者出现了 QTcF 超过 480ms 或较基线增加超过 60ms。鉴于 QT 间期延长本身的风险，同时不能排除吡咯替尼引起该效应的可能性，在开始使用吡咯替尼前，应纠正患者的低钾血症、低镁血症或低钙血症。

参考文献

[1] 中国临床肿瘤学会指南工作委员会 . CSCO 乳腺癌癌诊疗指南 2021 [Z] . 中国临床肿瘤学会，2021: 1-106.
[2] 卫生健康委医政司 . 乳腺癌诊疗规范（2018 年版）[J] . 肿瘤综合治疗电子杂志，2019, 5(3):70-99.
[3] 国家肿瘤质控中心乳腺癌专家委员会，中国抗癌协会乳腺癌专业委员会，中国抗癌协会肿瘤药物临床研究专业委员会 . 中国晚期乳腺癌规范诊疗指南（2020 版）[J] . 中华肿瘤杂志，2020, 42(10): 781-797.
[4] 国家卫生健康委员会 . 新型抗肿瘤药物临床应用指导原则（2019 年版）[J] . 肿瘤综合治疗电子杂志,2020,（1):16-47.
[5] SUNG H, FERLAY J, SIEGEL R L, et al. Global Cancer Statistics 2020: GLOBOCAN Estimates of Incidence and Mortality Worldwide for 36 Cancers in 185 Countries [J] .CA Cancer J Clin, 2021, 71: 209-249.
[6] ZHENG R S,SUN K X, ZHANG S W, et al. Report of cancer epidemiology in China, 2015. [J] .Zhonghua Zhong Liu Za Zhi, 2019, 41: 19-28.
[7] GONZALEZ-ANGULO, MARIA, MORALES-VASQUEZ F,et al.

Overview of resistance to systemic therapy in patients with breast cancer [J] .Adv Exp Med Biol, 2007, 608: 1-22.

[8] SLAMON D J, LEYLAND-JONES B, SHAK S , et al. Use of chemotherapy plus a monoclonal antibody against HER2 for metastatic breast cancer that overexpresses HER2 [J] . N Engl J Med, 2001, 344(11):783-792.

[9] MARTY M, COGNETTI F, MARANINCHI D, et al. Randomized phase Ⅱ trial of the efficacy and safety of trastuzumab combined with docetaxel in patients with human epidermal growth factor receptor 2-positive metastatic breast cancer administered as first-line treatment: the M77001 study group [J] . J Clin Oncol, 2005, 23: 4265-4274.

[10] SWAIN S M, BASELGA J, KIM S B, et al. Pertuzumab, trastuzumab, and docetaxel in HER2-positive metastatic breast cancer [J] . New England Journal of Medicine, 2015, 372(8):724-734.

[11] WARDLEY A M, PIVOT X, MORALES-VASQUEZ F, et al. Randomized phase Ⅱ trial of first-line trastuzumab plus docetaxel and capecitabine compared with trastuzumab plus docetaxel in HER2-positive metastatic breast cancer [J] . Journal of Clinical Oncology, 2010, 28(6):976-983.

[12] YAN M, BIAN L H X. Pyrotinib plus capecitabine for human epidermal growth factor receptor 2-positive metastatic breast cancer after trastuzumab and taxanes (PHENIX): a randomized, double-blind, placebo-controlled phase 3 study [J] . Transl Breast Cancer Res, 2020, 1: 13.

[13] PBX A, PMY B, PFM A, et al. Pyrotinib plus capecitabine versus lapatinib plus capecitabine for the treatment of HER2-positive metastatic breast cancer (PHOEBE): a multicentre, open-label, randomised, controlled, phase 3 trial [J] . Lancet Oncol, 2021, 22(3): 351-360.

[14] FINN R S , MARTIN M, RUGO H S, et al. Palbociclib and Letrozole in Advanced Breast Cancer [J] . New England Journal of Medicine, 2016, 375(20):1925-1936.

[15] HORTOBAGYI G N, STEMMER S M, BURRIS H A, et al. Updated results from MONALEESA-2, a phase Ⅲ trial of first-line ribociclib plus letrozole versus placebo plus letrozole in hormone receptor-positive, HER2-negative advanced breast cancer [J] . Annals of Oncology, 2018, 29(7):1541-1547.

[16] ROBERTSON J, BONDARENKO I M, TRISHKINA E , et al. Fulvestrant 500 mg versus anastrozole 1 mg for hormone receptor-positive advanced breast cancer (FALCON): an international, randomised, double-blind, phase 3 trial [J] . Lancet, 2016,388(10063): 2997-3005.

[17] JIANG Z, LI W, HU X, et al. Tucidinostat plus exemestane for postmenopausal patients with advanced, hormone receptor-positive breast cancer (ACE): a randomised, double-blind, placebo-controlled,

phase 3 trial [J] . Lancet Oncology, 2019, 20(6): 806−815.

[18] SLEDGE G W, TOI M, NEVEN P, et al. MONARCH 2: Abemaciclib in Combination With Fulvestrant in Women With HR+/HER2− Advanced Breast Cancer Who Had Progressed While Receiving Endocrine Therapy [J] . Journal of Clinical Oncology, 2017, 35(25):2875−2884.

[19] ZHANG Q Y, SUN T, YIN Y M , et al. MONARCH plus: abemaciclib plus endocrine therapy in women with HR+/HER2− advanced breast cancer: the multinational randomized phase Ⅲ study [J] . Therapeutic Advances in Medical Oncology, 2020, 12:175883592096392.

[20] CRISTOFANILLI M,TURNER N C, BONDARENKO I, et al. Fulvestrant plus palbociclib versus fulvestrant plus placebo for treatment of hormone−receptor−positive, HER2−negative metastatic breast cancer that progressed on previous endocrine therapy (PALOMA−3): final analysis of the multicentre, double−blind, phase 3 randomised controlled trial [J] .Lancet Oncol, 2016, 17: 425−439.

[21] TURNER N C,SLAMON D J, RO J, et al. Overall Survival with Palbociclib and Fulvestrant in Advanced Breast Cancer [J] .N Engl J Med, 2018, 379: 1926−1936.

[22] YUAN P, HU X, SUN T, et al. Eribulin mesilate versus vinorelbine in women with locally recurrent or metastatic breast cancer: A randomised clinical trial [J] .Eur J Cancer, 2019, 112: 57−65.

[23] ZHANG P, SUN T, ZHANG Q Y, et al. Utidelone plus capecitabine versus capecitabine alone for heavily pretreated metastatic breast cancer refractory to anthracyclines and taxanes: a multicentre, open−label, superiority, phase 3, randomised controlled trial [J] .Lancet Oncol, 2017, 18: 371−383.

[24] ROBSON M, IM S−A, SENKUS E, et al. Olaparib for Metastatic Breast Cancer in Patients with a Germline BRCA Mutation [J] .N Engl J Med, 2017, 377: 523−533.

[25] ROBSON M E,TUNG N, CONTE P, et al. OlympiAD final overall survival and tolerability results: Olaparib versus chemotherapy treatment of physician's choice in patients with a germline BRCA mutation and HER2−negative metastatic breast cancer [J] .Ann Oncol, 2019, 30: 558−566.

第六章

结直肠癌的合理用药及药学监护要点

结直肠癌（Colorectal cancer，CRC）是最常见的消化道恶性肿瘤之一，2020 年，全球 CRC 发病人数达 190 万，约占癌症总发病人数的 10.0%。我国 CRC 的发病率和死亡率均保持上升趋势。2018 年，中国癌症统计报告显示：我国 CRC 发病率、死亡率在全部恶性肿瘤中分别位居第 3 位、第 5 位，新发病例 37.6 万例，死亡病例 19.1 万例。其中，城市远高于农村。早期 CRC 预后较好，5 年生存率高达 90%，而转移性结直肠癌（meta-static colorectal cancer，mCRC）5 年生存率仅为 14%，约 60% 患者初诊时已为局部晚期或发生远处转移。

本章节内容主要基于《CSCO 结直肠癌诊疗指南》（2021 版）及卫健委颁布的《中国结直肠癌诊疗规范》（2020 版），同时参考国内外各大权威指南，合理规范晚期 CRC 内科药物治疗的应用，并对当前新进展做大致介绍。

晚期结直肠癌的治疗策略是以化疗为基础的综合治疗，与最佳支持治疗相比，能显著延长患者生命，并改善生活质量。目前，治疗晚期或转移性 CRL 使用的化疗药物有 5-FU/LV、伊立替康、奥沙利铂、卡培他滨、曲氟尿苷替匹嘧啶和雷替曲塞，靶向药物有西妥昔单抗、贝伐珠单抗、瑞戈非尼和呋喹替尼，免疫治疗药物包括帕博利珠单抗等。推荐患者进行 KRAS 基因、NRAS 基因、BRAF 基因、错配修复（mismatch repair，MMR）蛋白或微卫星不稳定（microsatellite instability，MSI）检测。

第一节 一线治疗及药学监护要点

一、帕博利珠单抗

（1）适应证。错配修复缺陷（dMMR）或微卫星高度不稳定（MSI-H）患者。

（2）循证医学证据。KEYNOTE-177 研究在 307 例 MSI-H/dMMR mCRC 患者中评价了帕博利珠单抗与化疗联合或不联合贝伐珠单抗/西妥昔单抗作为一线治疗的情况，发现帕博利珠单抗组的中位 PFS 显著优于化疗组（16.5 个月 vs 8.2 个月，HR=0.60；95% CI：0.45-0.80；P=0.0002）。经证实，帕博利珠单抗组患者的 ORR 为 43.8%，化疗组为 33.1%。22% 的帕博利珠单抗组患者和 66% 的化疗组患者报告了 ≥ 3 级治疗相关 AE。

（3）药学监护要点。在使用帕博利珠单抗之前应避免使用全身性糖皮质激素或免疫抑制剂，因为这些药物可能会影响本品的药效学活性及疗效。但在帕博利珠单抗开始给药后，可使用全身性糖皮质激素或其他免疫抑制剂治疗免疫介导性不良反应。在使用帕博利珠单抗的过程中，如发生 4 级或 3 级复发性不良反应，考虑与帕博利珠单抗相关的不良反应，进行治疗调整后仍持续存在 2 级或 3 级不良反应，应永久性停用帕博利珠单抗。

二、FOLFOX ± 西妥昔单抗

（1）适应证。MSS 或 MSI-L/pMMR，RAS 和 BRAF 均为野生型，原发灶位于左侧结直肠。

（2）循证医学证据。①在对入选随机化 II 期 OPUS 试验的已知肿瘤 KRAS 外显子 2 状态的患者子集进行的一项回顾性评价中，与单用 FOLFOX 相比，FOLFOX 联合西妥昔单抗显著提高 KRAS 外显子 2 野生型肿瘤患者子集的客观缓解率（61% vs 37%，P=0.011），轻微降低疾病进展风险（7.7 个月 vs 7.2 个月，HR=0.57，P=0.016）。② CALGB/SWOG 80405 试验的结果显示，FOLFOX 联合西妥昔单抗可有效用于 mCRC 的一线治疗。TAILOR 试验也证实了这一结果，在 RAS 野生型 mCRC 患者中比较一线西妥昔单抗联合 FOLFOX 与 FOLFOX，研究结果报告了

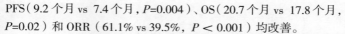

PFS（9.2 个月 vs 7.4 个月，P=0.004）、OS（20.7 个月 vs 17.8 个月，P=0.02）和 ORR（61.1% vs 39.5%，$P < 0.001$）均改善。

（3）药学监护要点。①奥沙利铂在任何给药周期都可能发生过敏反应，给药期间应密切观察，严重过敏反应可致死。②奥沙利铂的剂量限制性毒性反应是神经系统毒性反应。主要为外周感觉神经病变，表现为肢体末端感觉障碍或感觉异常，伴或不伴有痛性痉挛，通常遇冷会激发。③西妥昔单抗常见的不良反应为输液反应。输液过程中，可能出现气短、虚弱、眩晕、皮肤瘙痒、哮喘等。也可能出现痤疮样皮疹或其他严重皮疹，避免过度阳光暴露，过度阳光暴露会增加皮肤损害。另外，西妥昔单抗可能会增加感染概率。勤洗手，远离感冒、流感人群。如果需要接种疫苗，西妥昔单抗可能会增加感染几率，降低疫苗接种效果。

三、FOLFIRI ± 西妥昔单抗

（1）适应证。MSS 或 MSI-L/pMMR，RAS 和 BRAF 均为野生型，原发灶位于左侧结直肠。

（2）循证医学证据。CRYSTAL 研究对西妥昔单抗作为转移性疾病初始治疗的应用进行了研究，患者被随机分配接受 FOLFIRI 联合或不联合西妥昔单抗治疗。一项 KRAS 外显子 2 肿瘤状态的患者亚群的回顾性分析显示，在野生型中联合应用西妥昔单抗后，患者中位 PFS 有统计学意义上的改善（9.9 个月 vs 8.7 个月，HR=0.68，95% CI：0.50–0.94，P=0.02）。OS 回顾性分析发现，联合应用西妥昔单抗可改善患者 OS（23.5 个月 vs 20.0 个月，P=0.009）。

（3）药学监护要点。①联合治疗更应重视化疗毒性反应，特别是伊立替康所致的腹泻、骨髓抑制，必要时监测 UGTA1A1 基因，基因分型为 UGT1A1*1*1（6/6 型）或 UGT1A1*1*28（6/7 型）的患者推荐伊立替康的剂量分别为 80mg/（m^2，w）和 65mg/（m^2，w）。②输液反应为西妥昔单抗常见的不良反应，输液过程中，可能会出现气短、虚弱、眩晕、皮肤瘙痒、哮喘等。也可能出现痤疮样皮疹或其他严重皮疹，避免过度阳光暴露，过度阳光暴露会增加皮肤损害。

四、CAPEOX

（1）适应证。MSS 或 MSI–L/pMMR。

（2）循证医学证据。在一项随机Ⅲ期试验中，在 2034 例患者中比较了 CAPEOX 和 FOLFOX 的疗效，结果显示了相似的中位 PFS 间期，分别为 8.0 个月和 8.5 个月，确定 CAPEOX 作为转移性疾病的一线治疗，其疗效不劣于 FOLFOX。另外，RCT 荟萃分析也显示，CAPEOX、FOLFOX 对 mCRC 患者的获益相似。

（3）药学监护要点。奥沙利铂的不良反应有骨髓抑制、消化道反应、神经毒性反应等，卡培他滨的不良反应多为消化道反应及手足综合征等，应密切监测，酌情处理。

五、FOLFOX/CAPEOX ± 贝伐珠单抗

（1）适应证。① MSS 或 MSI–L/pMMR，RAS 和 BRAF 均为野生型，原发灶位于右侧结肠。② MSS 或 MSI–L/pMMR，RAS 或 BRAF 突变型结直肠癌。

（2）循证医学证据。① NO16966 研究报告了 1400 例不可切除的转移性疾病患者，在含奥沙利铂的治疗方案基础上联合应用贝伐珠单抗，与不联合贝伐珠单抗的治疗方案相比，其 PFS 增加了 1.4 个月，OS 差异为 1.4 个月。②一项入组了 3060 例患者、评估贝伐珠单抗一线治疗 mCRC 疗效的 6 项随机临床试验的荟萃分析发现，贝伐珠单抗产生了 PFS（HR=0.72，95% CI：0.66–0.78，$P < 0.00001$）和 OS（HR=0.84，95% CI：0.77–0.91，$P < 0.0001$）优势。

（3）药学监护要点。①奥沙利铂的不良反应有骨髓抑制、消化道反应、神经毒性反应等，卡培他滨的不良反应多为消化道反应及手足综合征等，应密切监测，酌情处理。②贝伐珠单抗需特殊关注的不良反应包括胃肠道穿孔和瘘、出血、高血压、蛋白尿、血栓栓塞等。

六、FOLFIRI ± 贝伐珠单抗

（1）适应证。① MSS 或 MSI–L/pMMR，RAS 和 BRAF 均为野生型，原发灶位于右侧结肠。② MSS 或 MSI–L/pMMR，RAS

或 BRAF 突变型结直肠癌。

（2）循证医学证据。①一项汇总分析的系统综述纳入了 29 项前瞻性和回顾性研究，共计分析了 3502 例患者，发现联合治疗的缓解率为 51.4%，中位 PFS 为 10.8 个月（95% CI：8.9–12.8），中位 OS 为 23.7 个月（95% CI：18.1–31.6）。②日本的一项Ⅲ期试验也表明，FOLFIRI 联合贝伐珠单抗在 PFS 方面不劣于 mFOLFOX6 联合贝伐珠单抗。

（3）药学监护要点。①伊立替康需注意腹泻、骨髓抑制等副反应，必要时监测 UGT1A1 基因。②贝伐珠单抗需特殊关注的不良反应包括胃肠道穿孔和瘘、出血、高血压、蛋白尿、血栓栓塞等。

七、氟尿嘧啶类单药 ± 贝伐珠单抗

（1）适应证。不适合强烈治疗，MSS 或 MSI-L/pMMR。

（2）循证医学证据。一项评估贝伐珠单抗一线治疗 mCRC 疗效的 6 项随机临床试验（包括氟尿嘧啶单药试验）的荟萃分析发现，贝伐珠单抗产生了 PFS（HR=0.72，95% CI：0.66–0.78，$P < 0.00001$）和 OS（HR=0.84，95% CI：0.77–0.91，$P < 0.0001$）优势。

（3）药学监护要点。贝伐珠单抗需特殊关注的不良反应包括胃肠道穿孔和瘘、出血、高血压、蛋白尿、血栓栓塞等。

第二节　二线治疗及药学监护要点

一、FOLFIRI ± 靶向药物

（1）适应证。①一线接受奥沙利铂治疗，MSS 或 MSI-L/pMMR。②一线未接受奥沙利铂或伊立替康治疗，MSS 或 MSI-L/pMMR。RAS 或 BRAF 突变型患者，可联合贝伐珠单抗靶向治疗，不可联合西妥昔单抗。

（2）循证医学证据。与最佳支持治疗或输注 5-FU/LV 相比，首次进展后给予伊立替康单药治疗可显著改善 OS。在 Rougier 等学者的研究中，伊立替康的中位 PFS 为 4.2 个月，5-FU 为 2.9 个

月（*P*=0.030），而 Cunningham 等学者的研究报告指出，接受伊立替康治疗的患者一年存活率为 36.2%，而支持治疗组为 13.8%（P=0.0001）。一项随机试验的荟萃分析发现，一线治疗后加用靶向药物可改善结局。

（3）药学监护要点。参考一线治疗中该方案的建议。

二、FOLFOX ± 靶向药物

（1）适应证。①一线接受伊立替康治疗，MSS 或 MSI-L/pMMR。②一线未接受奥沙利铂或伊立替康治疗，MSS 或 MSI-L/pMMR。RAS 或 BRAF 突变型患者，可联合贝伐珠单抗靶向治疗，不可联合西妥昔单抗。

（2）循证医学证据。一项评价 FOLFIRI 和 FOLFOX 方案作为初始治疗的疗效并确定首次进展后使用替代方案序贯治疗的效果的随机研究结果显示，两种治疗顺序在 PFS 或中位 OS 方面均无显著优效性。在晚期 CRC 患者中进行的 7 项 Ⅲ 期临床试验中，数据合并分析结果支持中位生存期延长与在连续治疗的某个时间点给予所有 3 种细胞毒性药物（5-FU/LV、奥沙利铂、伊立替康）之间存在相关性，未发现 OS 与这些药物的接受顺序相关。一项随机试验的荟萃分析发现，一线治疗后加用靶向药物可改善结局。

（3）药学监护要点。参考一线治疗中该方案的建议。

三、免疫检查点抑制剂

（1）适应证。MSI-H/dMMR，一线未使用免疫检查点抑制剂。帕博利珠单抗、纳武利尤单抗或纳武利尤单抗联合伊匹单抗。

（2）循证医学证据。① KEYNOTE-164 在 124 例既往接受过至少一线治疗的 MSI-H/dMMR mCRC 患者中研究了帕博利珠单抗的疗效。本研究中的患者根据是否接受 2 线或 2 线以上治疗（包括氟尿嘧啶、奥沙利铂和伊立替康，队列 A）或 1 线或 1 线以上治疗（队列 B）分为 2 个队列。两个队列的 ORR 均报告为 33%。队列 A 和 B 的中位 PFS 分别为 2.3 个月和 4.1 个月。队列 A 的中位 OS 为 31.4 个月，队列 B 尚未达到中位 OS。② CheckMate-142 试验中研究了联合或不联合伊匹单抗治疗

mCRC 患者的疗效。本试验的一个队列入组了 74 例接受纳武利尤单抗治疗的 dMMR CRC 患者。这些患者的 ORR 为 31.1%（95% CI：20.8–42.9），69% 的患者疾病控制至少需要 12 周。数据采集时尚未达到中位缓解持续时间。1 年时，PFS 和 OS 分别为 50% 和 73%。CheckMate-142 的另一项队列研究入组了 119 例接受纳武利尤单抗联合伊匹单抗治疗的 dMMR CRC 患者。对于该队列，ORR 为 55%（95% CI：45.2–63.8），至少 12 周的疾病控制率为 80%。1 年时，PFS 和 OS 分别为 71% 和 85%。

（3）药学监护要点。最常见的免疫治疗副作用发生在皮肤、肝脏、肾脏、胃肠道、肺和内分泌系统。肺炎发生率为 3%~7%，是最严重的副作用之一。

第三节　三线治疗及药学监护要点

一、瑞戈非尼

（1）适应证。已接受过奥沙利铂和伊立替康治疗，MSS 或 MSI–L/pMMR。

（2）循证医学证据。Ⅲ 期 CORRECT 试验将 760 例接受标准治疗后进展的患者随机分配至安慰剂组或瑞戈非尼最佳支持治疗组，试验达到其主要终点 OS，瑞戈非尼组优于安慰剂组（6.4 个月 vs 5.0 个月，HR=0.77，95% CI：0.64–0.94，P=0.005），瑞戈非尼组 PFS 也适度改善（1.9 个月 vs 1.7 个月，HR=0.49，95% CI：0.42–0.58，$P < 0.000001$）。以中国为主的亚洲临床研究证明，较西方人群，瑞戈非尼的生存期延长在中国人群中更有优势。

（3）药学监护要点。瑞戈非尼仅在所有标准治疗后进展的患者中显示出活性。因此，专家组增加瑞戈非尼作为化疗难治性 mCRC 患者的额外治疗线。可在曲氟尿苷 – 替匹嘧啶之前或之后给药，无数据表明这些治疗的最佳顺序。建议在开始瑞戈非尼治疗之前进行肝功能检查，并在治疗开始的 2 个月内严密监测肝功能（至少两周一次）。此后，应至少每月定期监测或根据临床指征调整监测肝功能次数。

二、呋喹替尼

（1）适应证。已接受过奥沙利铂和伊立替康治疗，MSS 或 MSI–L/pMMR。

（2）循证医学证据。FRESCO 为 III 期临床试验，入组了 416 名晚期结直肠癌患者，并将他们按 2：1 的比例随机分配到呋喹替尼组（n=278）或安慰剂组（n=138）。结果表明，呋喹替尼相比安慰剂能显著改善患者 mOS（9.3 个月 vs 6.6 个月），可降低患者 35% 的死亡风险（HR=0.65）。服用呋喹替尼后，患者的 PFS 也显著延长了 1.9 个月（3.7 个月 vs 1.8 个月），降低患者 74% 的疾病进展风险（HR=0.26）。

（3）药学监护要点。最常见（发生率 ≥ 20%）的药物不良反应为高血压、蛋白尿、手足皮肤反应、发声困难、出血、转氨酶升高、甲状腺功能异常、腹部不适、口腔黏膜炎、乏力、腹泻、感染、血胆红素升高以及食欲下降等。常见（发生率 ≥ 2%）的 ≥ 3 级的药物不良反应为高血压、手足皮肤反应、蛋白尿、血小板降低、肝脏功能异常、血胆红素升高、腹部不适、腹泻、乏力、食欲下降以及出血等。

三、曲氟尿苷 – 替匹嘧啶（TAS-102）

（1）适应证。已接受过奥沙利铂和伊立替康治疗，MSS 或 MSI–L/pMMR。

（2）循证医学证据。RECOURSE 试验入组了 800 例既往接受过至少两种方案治疗后疾病进展的 mCRC 患者，以 2：1 的比例随机分配至曲氟尿苷 – 替匹嘧啶组或安慰剂组，达到了 OS 的主要终点（5.3 个月 vs 7.1 个月，HR=0.68，95% CI：0.58–0.81，$P < 0.001$）。次要终点 PFS 也得到改善（1.7 个月 vs 2.0 个月，HR=0.48，95% CI：0.41–0.57，$P < 0.001$）。

（3）药学监护要点。与曲氟尿苷 – 替匹嘧啶相关的最常见 AE 为中性粒细胞减少（38%）、白细胞减少（21%）和中性粒细胞减少性发热（4%）。

四、免疫检查点抑制剂

（1）适应证。MSI-H/dMMR，一、二线未使用免疫检查点抑制剂（帕博利珠单抗、纳武利尤单抗或纳武利尤单抗联合伊匹单抗）。

（2）循证医学证据。参考该方案在二线治疗中的循证医学证据。

（3）药学监护要点。参考该方案在二线治疗中的药学监护要点。

五、西妥昔单抗 ± 伊立替康

（1）适应证。已接受过奥沙利铂和伊立替康治疗，MSS 或 MSI-L/pMMR，RAS 和 BRAF 均为野生型，之前未行西妥昔单抗治疗。

（2）循证医学证据。一项试验将 329 名在伊立替康为基础的方案治疗期间或治疗后 3 个月内疾病进展的患者随机分配到西妥昔单抗联合伊立替康组（$n=218$）或西妥昔单抗单药治疗组（$n=111$），联合治疗组的反应率显著高于单药治疗组（22.9%［95% CI：17.5%–29.1%］vs 10.8%［95% CI：5.7%–18.1%］，$P=0.007$）。联合治疗组较单药治疗组，其中位 PFS 显著改善（4.1 个月 vs 1.5 个月，$P < 0.001$）。联合治疗组的中位 OS 为 8.6 个月，单药治疗组为 6.9 个月（$P=0.48$）。

（3）药学监护要点。输液反应为西妥昔单抗常见的不良反应，输液过程中，可能会出现气短、虚弱、眩晕、皮肤瘙痒、哮喘等，也可能出现痤疮样皮疹或其他严重皮疹，避免过度阳光暴露，过度阳光暴露会增加皮肤损害。

第四节 新进展

一、靶向药物 + 免疫检查点抑制剂（ICIs）

Encorafenib（E）联合西妥昔单抗（C）治疗 MSS、BRAF V600E 转移性 CRC 可获得短期缓解和生存获益。BRAF 抑制剂联合 EGFR 抗体能够诱导 MSS、BRAF V600E CRC 临床前模型出现短暂的 MSI-H 表型，从而启动这些肿瘤对纳武利尤单抗（N）等抗 PD-1 抗体的免疫治疗反应。一项单臂、单中心、Ⅰ/Ⅱ期临床研究中，纳入的是难治性 MSS、BRAF V600E 转移性 CRC 患者，既往未曾接受过 BRAF 抑制剂、抗 EGFR 抗体或免疫治疗。患者接受 E+C+N 治疗。研究中共 23 例接受了治疗，21 例治疗反应可评估，未发生剂量限制性毒性。总缓解率为 45%，疾病控制率为 95%，中位 PFS 为 7.3 个月，中位 OS 为 11.4 个月。目前获得缓解的患者有 9 例，中位缓解持续时间为 8.1 个月（95% CI：7.3–NA）。研究结果表明，E+C+N 治疗 MSS、BRAF V600E 转移性 CRC 有效且耐受性良好。E+C+N 方案达到了预定的疗效终点，提示免疫治疗作为一种新的联合治疗，可用于 MSS、BRAF V600E 转移性 CRC 的治疗。

一项瑞戈非尼联合免疫检查点抑制剂（ICIs）治疗晚期或转移性 MSS 结直肠癌患者的真实世界研究纳入了 84 名患者。91% 患者在入组之前接受了两条及以上全身治疗线，76 名患者（90%）已确认 MSS 状态。在中位随访 5.5 个月时，4 名患者获得部分缓解（5%），37 名病情稳定的患者（45%）获得最佳缓解，PFS 为 3.1 个月，中位总生存期为 17.3 个月。11 名患者（13%）保持无进展超过 6 个月。研究结果表明，对于部分化疗难治性 MSS 结直肠癌患者，ICIs 与瑞戈非尼的组合可能是一种有价值的治疗选择。无肝转移且基线 NLR 低的患者可能从该策略中获益最大。

二、双免疫检查点抑制剂

GERCOR NIPICOL 研究数据已更新，基于 keynote177 研究，K 药证明了其一线治疗 MSI-H/dMMR 肠癌患者，疗效优于化疗。2022 年，在 ASCO 会议上，基于 O+Y 双免药物治疗难治性 MSI-H/dMMR 肠癌患者的 NIPICOL 研究结果初步公布，3 年的 OS 似乎比目前 177 研究更优（73.1% vs 61%），提示在 3 年的随访期后，双免治疗（用药持续时间为 1 年）在化疗耐药的微卫星不稳定型转移性结肠癌患者中继续显示出持久的活性。

三、靶向 HER2 治疗

HER2-FUSCC-G 是一项正在进行的、开放标签、非随机的 Ⅱa 研究，旨在评估吡咯替尼联合曲妥珠单抗对 HER2 阳性 CRC 患者的疗效。该研究纳入了被诊断为对标准化疗无效的 HER2 阳性转移性 CRC 患者，共纳入了 11 例患者，所有入组患者均接受负荷剂量 8mg/kg 的曲妥珠单抗治疗，随后 6mg/kg 每三周一次，并每天口服 400mg 吡咯替尼直至疾病进展。整个人群的 ORR 为 45.5%，而 RAS 野生型患者的 ORR 为 55.6%。在中位随访 17.73 个月时，中位 PFS 和 OS 分别为 7.80 个月和 14.97 个月。与 KRAS 突变患者相比，KRAS 野生型患者的 PFS 延长（9.97 个月 vs 7.73 个月，$P=0.19$），OS 也延长（20.67 个月 vs 12.43 个月，$P=0.021$）。11 例患者中有 9 例（81.8%）报告了 ≥ 1 级治疗期间不良事件（TATE），4 例（36.4%）患者报告了 3/4 级 TATE。该研究表明，曲妥珠单抗和吡咯替尼联合治疗 RAS 野生型 HER2 阳性转移性 CRC 显示出良好的抗肿瘤反应和长期生存的获益，并且具有可接受的耐受性。

一项 Ⅱ 期、多中心、单臂研究，旨在评估曲妥珠单抗联合伊立替康在 HER2 阳性不可切除的转移性结直肠癌（mCRC）患者中的抗肿瘤活性。研究入组 21 例 HER2 阳性的 mCRC 患者，RAS 野生，既往接受过 ≥ 1 线治疗后进展。患者在前 6 个周期接受曲妥珠单抗联合伊立替康，然后以曲妥珠单抗作为维持治疗。其中，6 例（28.6%）获得部分缓解，12 例（57.1%）疾病稳定，PFS 为 4.3 个月。3~4 级治疗相关不良事件发生率 9.5%，其中最常见的是中性粒细胞减少。肿瘤组织 HER2（3+）、HER2 拷贝数高与持久应答相关。在进展后的血浆样本中，发现异质性和复杂的基因组改变可能导致获得性耐药，涉及 RAS/MAPK 通路、细胞周期蛋白/CDK-RB-E2F 通路、PI3K/AKT/mTOR 通路和 HER2 基因。拷贝数变异和基因融合也可能是 HER2 靶向治疗的重要耐药机制。这项研究中，曲妥珠单抗联合伊立替康在 HER2 阳性的 mCRC 患者中显示出不错的疗效和良好的耐受性。而 ctDNA 测序则为 HER2 阳性 mCRC 的 HER2 靶向治疗的基因组改变提供了新的见解。

◎病例分享

患者，董某，男，72岁。2018年04月以"排便习惯改变1月"为主诉入院。入院后查肠镜示："乙状结肠癌？"，病理示："管状腺癌Ⅱ级"，基因检测：KRAS、NRAS基因野生型，BRAF V600E基因突变型。CEA：87.57ng/ml。腹部CT（2018年04月03日）：①乙状结肠部分管壁不规则增厚，伴周围脂肪间隙多发异常密度灶，肠周、引流区域、腹膜后多发小及轻度肿大淋巴结，为结肠癌侵出浆膜层、累及周围脉管系统并周围淋巴结转移。②肝内多发转移瘤。胸部CT：双肺数个小结节，为炎性结节可能性大，部分转移瘤待排。既往史：高血压、室性早搏、乙肝病毒携带者。查体：PS 1~2分，生命征平稳，神志清楚，查体合作；全身浅表淋巴结未触及肿大。心、肺、腹未见明显异常。入院诊断：①乙状结肠管状腺癌伴肝多发转移（cT3NxM1a IVA期，BRAF V600E突变型）。②双肺多发小结节：肺转移待排。2018年04月08日、2018年05月04日予"贝伐珠单抗（400mg，d1）"联合"奥沙利铂（200mg，d1）"联合"卡培他滨片（1500mg，bid，d1-14，q3w）"方案化疗2个周期。2018年05月06日突发下腹部持续性钝痛，腹部CT示：腹腔内散在气体影，多位于左膈下、结肠脾曲周边、胰腺前方及部分空肠周边，考虑消化道穿孔。2018年05月08日在全麻下行"剖腹探查术＋乙状结肠姑息性切除术＋降结肠造口术"，术后病理报告：大肠溃疡型中分化管状腺癌，伴肠管肉眼穿孔，侵犯神经，侵出浆膜层，手术标本两切端均未见癌浸润，找到肠周淋巴16个，未见癌转移。免疫组化染色：PMS2（＋），MLH1（＋），MSH2（＋），MSH-6（＋）。KRAS、NRAS基因野生型，BRAFV600E基因突变型。术后诊断：乙状结肠管状腺癌伴肝多发转移姑息术后（pT4aN0M1a IVA期，BRAF V600E突变型，pMMR）。术后复查CT（2018年06月27日）：左下腹部乙状结肠切除伴结肠造瘘术后改变，左侧髂总动脉外侧散在淋巴结增大，考虑转移性淋巴结增大。肝内多发转移瘤，较前对比有所缩小。于 2018 年 06 月 28 日至 2018 年 09 月 16 日续予"奥沙利铂（200mg，d1）"联合"卡培他滨片（1500mg，bid，d1-14，q3w）"方案行第 3~6 周期化疗，同时联合"威罗菲尼（960mg，bid）"靶向治疗，第 4 周期后复查评估疗效 SD。2018 年 10 月 24 日至 2019 年 05 月 25 日予"伊立替康（300mg，d1）"联合"氟尿嘧啶（3500mg，q2w）"二线化疗 9 个周期，并继续联合威罗菲尼靶向治疗，第 4 周期起联合"西妥昔单抗（800mg，q2w）"靶向治疗，第 3、6 周期后疗效评价均为 SD（略缩小），第 9 周期后疗效评价 PD。于 2019 年 06 月 04 日至 2020 年 04 月 07 日起予"呋喹替尼（3mg，po，d1-21，q4w）"晚期姑息三线治疗，联合"信迪利单抗（200mg，d1，q3w）"免疫治疗 14 个周期，其间定期复查 CT 疗效评价 SD，14 周期后复查 CT 疗效评价 PD。于 2020 年 06 月 29 日至 2021 年 01 月 25 日行"伊立替康（300mg，d1，q2w）"联合"西妥昔单抗（800mg，q2w）"晚期姑息四线化疗第 1~7 周期，化疗期间每 2 周期复查 CT 疗效评价 SD。7 周期后因患者乏力不耐受遂更改方案。于 2021 年 02 月至 2021 年 09 月行"TAS-102"联合"西妥昔单抗（800mg，d1，q2w）"晚期姑息五线治疗，患者于 2021 年 10 月并发脑梗死后失访。

【抗肿瘤治疗方案分析】

1. 晚期一线治疗方案分析

患者初始诊断为乙状结肠管状腺癌伴肝多发转移（cT3NxM1aIVA 期），BRAF V600E 突变，根据《CSCO 结肠癌诊疗指南》（2018 版），对于初始不可切除转移性结肠癌的治疗，对于 BRAF 突变的患者，一线方案可选用 FOLFOX/CAPEOX/FOLFIRI 联合贝伐珠单抗，该患者一线方案使用"贝伐珠单抗（400mg，d1）"联合"奥沙利铂（200mg，d1）"联合"卡培他滨片（1500mg，bid，d1-14，q3w）"，符合指南推荐。2 周期后患者突发下腹部持续性钝痛，腹部 CT 提示肠穿孔，行"剖腹探查术 + 乙状结肠姑息性切除术 + 降结肠造口术"，术后基因示 BRAF V600E 突变。术后予"奥沙利铂（200mg，d1）"联合"卡培他滨片（1500mg，bid，d1-14，q3w）"联合"威罗菲尼（960mg，bid）"治疗，符合指南推荐。

2. 二线及后续治疗方案分析

患者姑息术后靶向联合化疗4周期后出现PD。指南提及，对于一线使用过奥沙利铂的患者，二线化疗方案可使用FOLFIRI方案。该患者二线方案更改为"伊立替康（300mg，d1）"联合"氟尿嘧啶（3500mg，q2w）"联合"威罗菲尼（960mg，bid）"，符合指南推荐。二线方案9周期后疾病进展，对于已经接受奥沙利铂和伊立替康的患者，指南推荐的三线方案可选择瑞戈非尼、呋喹替尼和曲氟尿苷替匹嘧啶，基于一项信迪利单抗联合呋喹替尼的Ⅱ期临床研究结果，在呋喹替尼的基础上联用信迪利单抗可提高ORR和DCR，本病例中，患者三线采用信迪利单抗联合呋喹替尼，三线PFS达1年。对于RAS野生型、BRAFv600E突变的患者，NCCN及CSCO指南均推荐可联合使用伊立替康、西妥昔单抗、威罗非尼，因此该患者四线方案使用"伊立替康（300mg，d1）"联合"西妥昔单抗（800mg）"，符合指南推荐。

【药学监护要点】

1. 呋喹替尼使用注意事项

高血压、蛋白尿和手足综合征是其最常见的不良事件。服药期间应定期检查患者的尿常规，动态监测血压、肾功能和蛋白尿情况。

（1）如发生3/4级血压升高，建议暂停用药；如恢复用药后再次出现3/4级血压升高，可下调一个剂量后继续用药（次调整剂量至每日4mg，第二次调整剂量至每日3mg，若每日3mg仍不耐受，则停药）。对于高血压危象的患者，发生期间应停用呋喹替尼。

（2）在最初2个月内每2周检查1次尿常规和／或24小时尿蛋白定量，之后每4周检查1次，发生蛋白尿时要及时就医。如发生≥2级的蛋白尿，建议暂停用药；如恢复用药后再次出现≥2级的蛋白尿，可下调一个剂量后继续用药（次调整剂量至每日4mg，第二次调整剂量至每日3mg，若每日3mg仍不耐受，则停药）。

（3）手足综合征（手掌、足底红肿疼痛或指端红斑）是服用呋喹替尼后最常见的皮肤不良反应，通常为轻中度（1~2级）。用药期间应避免手足摩擦、受压及接触高温物品。保持手足皮肤湿润或适当使用尿素霜或含绵羊油的乳霜，有助减轻症状及促进病灶痊愈。症状严重者，尤其伴疼痛者，可使用烧伤止痛软膏等帮助缓解症状。

2.西妥昔单抗使用注意事项

西妥昔单抗主要不良反应为超敏反应及皮肤毒性。超敏反应主要表现为发热、寒战、恶心、皮疹和呼吸困难。其中半数患者的不良反应较为严重，多发生于初次滴注时或初次滴注结束1小时内，主要症状为支气管痉挛、喘鸣、声音嘶哑、说话困难等。因此，初始滴注时应密切关注患者有无上述反应，发生轻度输液反应时，可减慢输液速度或给予抗组胺药，严重反应者应立即停止输液。此外，80%以上的患者可能发生皮肤反应，表现为粉刺样皮疹、指甲病。患者用药期间应注意避光，发生严重皮肤不良反应的患者应酌情减量并使用糖皮质激素软膏对症治疗。

参考文献

［1］中华人民共和国国家卫生健康委员会.中国结直肠癌诊疗规范（2020年版）［J］.中华外科杂志，2020, 58（08）：E001.

［2］ANDRE T, SHIU K K, KIM T W, et al. Pembrolizumab in MicrosatelliteInstability-High Advanced Colorectal Cancer［J］. N Engl J Med, 2020, 383:2207-2218.

［3］BOKEMEYER C, BONDARENKO I, MAKHSON A, et al. Fluorouracil, leucovorin, and oxaliplatin with and without cetuximab in the first-line treatment of metastatic colorectal cancer［J］. J Clin Oncol 2009,27:663-671.

［4］VENOOK A P, NIEDZWIECKI D, LENZ H J, et al. Effect of First-Line Chemotherapy Combined With Cetuximab or Bevacizumab on Overall Survival in Patients With KRAS Wild-Type Advanced or Metastatic Colorectal Cancer: A Randomized Clinical Trial［J］. Jama,2017,317:2392-2401.

［5］QIN S, LI J, WANG L, et al. Efficacy and Tolerability of First-Line Cetuximab Plus Leucovorin, Fluorouracil, and Oxaliplatin (FOLFOX-4)

Versus FOLFOX-4 in Patients With RAS Wild-Type Metastatic Colorectal Cancer: The Open-Label, Randomized, Phase Ⅲ TAILOR Trial [J]. J Clin Oncol, 2018,36(30): 3031-3039.

[6] VAN C E, KOHNE C H, HITRE E, et al. Cetuximab and chemotherapy as initial treatment for metastatic colorectal cancer [J]. N Engl J Med 2009,360:1408-1417.

[7] CASSIDY J, CLARKE S. Randomized phase Ⅲ study of capecitabine plus oxaliplatin compared with fluorouracil/folinic acid plus oxaliplatin as first-line therapy for metastatic colorectal cancer [J]. J Clin Oncol, 2008, 26(12):2006-2012.

[8] GUO Y, XIONG B H, ZHANG T, et al. XELOX versus FOLFOX in metastatic colorectal cancer: An updated meta-analysis [J]. Cancer Invest, 2016,34: 94-104.

[9] ZHANG C, WANG J, GU H, et al. Capecitabine plus oxaliplatin compared with 5-fluorouracil plus oxaliplatin in metastatic colorectal cancer: Meta analysis of randomized controlled trials [J]. Oncol Lett 2012,3:831-838.

[10] SALTZ L B, CLARKE S, DIAZ-RUBIO E, et al. Bevacizumab in combination with oxaliplatin-based chemotherapy as first-line therapy in metastatic colorectal cancer: a randomized phase Ⅲ study [J]. J Clin Oncol, 2008, 26: 2013- 2019.

[11] MACEDO L T, DA C L A B, SASSE A D. Addition of bevacizumab to first-line chemotherapy in advanced colorectal cancer: a systematic review and meta-analysis, with emphasis on chemotherapy subgroups [J].BMC Cancer 2012,12:89.

[12] PETRELLI F, BORGONOVO K, CABIDDU M, et al. FOLFIRI-bevacizumab as first-line chemotherapy in 3500 patients with advanced colorectal cancer:a pooled analysis of 29 published trials [J]. Clin Colorectal Cancer, 2013,12:145-151.

[13] YAMAZAKI K, NAGASE M, TAMAGAWA H, et al. Randomized phase   Ⅲ study of bevacizumab plus FOLFIRI and bevacizumab plus mFOLFOX6 as first-line treatment for patients with metastatic colorectal cancer (WJOG4407G) [J]. Ann Oncol, 2016,27:1539-1546.

[14] CUNNINGHAM D, PYRHONEN S, JAMES R D, et al. Randomised trial of irinotecan plus supportive care versus supportive care alone after fluorouracil failure for patients with metastatic colorectal cancer [J]. Lancet, 1998,352: 1413-1418.

[15] ROUGIER P, VAN C E, BAJETTA E, et al. Randomised trial of irinotecan versus fluorouracil by continuous infusion after fluorouracil failure in patients with metastatic colorectal cancer [J].Lancet, 1998,352:1407-1412.

[16] SEGELOV E, CHAN D, SHAPIRO J, et al. The role of biological therapy in metastatic colorectal cancer after first-line treatment: a meta-analysis of randomised trials [J]. Br J Cancer, 2014,111:1122-

1131.

[17] TOURNIGAND C, ANDRE T, ACHILLE E, et al. FOLFIRI followed by FOLFOX6 or the reverse sequence in advanced colorectal cancer: a randomized GERCOR study [J] . J Clin Oncol, 2004,22:229−237.

[18] GROTHEY A, SARGENT D, GOLDBERG R M et al. Survival of patients with advanced colorectal cancer improves with the availability of fluorouracil−leucovorin, irinotecan, and oxaliplatin in the course of treatment [J] . J Clin Oncol, 2004,22:1209−1214.

[19] LE D T, KIM T W, VAN C E, et al. Phase Ⅱ Open−Label Study of Pembrolizumab in Treatment−Refractory, Microsatellite InstabilityHigh/Mismatch Repair−Deficient Metastatic Colorectal Cancer: KEYNOTE−164 [J] . J Clin Oncol, 2020,38:11−19.

[20] OVERMAN M J, LONARDI S. Durable Clinical Benefit With Nivolumab Plus Ipilimumab in DNA Mismatch Repair−Deficient/ Microsatellite Instability−High Metastatic Colorectal Cancer [J] . J Clin Oncol, 2018,36(8):773−779.

[21] OVERMAN M J, MCDERMOTT R. Nivolumab in patients with metastatic DNA mismatch repair−deficient or microsatellite instability−high colorectal cancer (CheckMate 142): an open−label, multicentre, phase 2 study [J] . Lancet Oncol, 2017,18(9):1182− 1191.

[22] LI J, QIN S, XU R, et al. Regorafenib plus best supportive care versus placebo plus best supportive care in Asian patients with previously treated metastatic colorectal cancer (CONCUR): a randomised, double−blind, placebo−controlled, phase 3 trial [J] . Lancet Oncol, 2015, 16(6): 619−629.

[23] LI J, QIN S, XU R H, et al. Effect of Fruquintinib vs Placebo on Overall Survival in Patients With Previously Treated Metastatic Colorectal Cancer: The FRESCO Randomized Clinical Trial [J] . JAMA, 2018,319(24):2486−2496.

[24] MAYER R J, VAN C E, FALCONE A, et al. Randomized trial of TAS−102 for refractory metastatic colorectal cancer [J] . N Engl J Med, 2015,372:1909−1919.

[25] CUNNINGHAM D, HUMBLET Y, SIENA S, et al. Cetuximab monotherapy and cetuximab plus irinotecan in irinotecan−refractory metastatic colorectal cancer [J] . NEngl J Med, 2004,351:337−345.

第七章

晚期转移性胃癌的合理用药及药学监护要点

胃癌是常见的恶性肿瘤之一，在全球，居所有肿瘤死亡率第3位。在中国，胃癌发病率及死亡率均居恶性肿瘤第2位。值得关注的是，近一半胃癌患者首诊即为晚期或手术后复发转移，预后极差，进展期胃癌5年生存率只有20%左右。目前化疗在晚期胃癌治疗中占主导地位，分子靶向药物及免疫治疗的地位逐步提升。

晚期转移性胃癌应当采取以药物治疗为主的综合治疗手段，其治疗目的是改善生活质量、延长生存时间。本规范所称的胃癌是指胃腺癌（以下简称胃癌），包括胃食管结合部癌。严格遵循基于循证医学证据的指南，有益于患者更好的生存获益。本章节内容主要基于《CSCO 胃癌诊疗指南》（2021 版），同时参考国内外各大权威指南，合理规范晚期胃癌内科药物治疗的应用，并对当前最新药物进展做大致介绍。

第一节　一线治疗及药学监护要点

■ HER2 阳性晚期转移性胃癌

曲妥珠单抗联合奥沙利铂 / 顺铂 +5-FU/ 卡培他滨

（1）适应证。HER2 过表达［免疫组化染色呈（+++），或免疫组化染色呈（++）且 FISH 检测呈阳性］的晚期胃或胃食管结合部腺癌患者，推荐在化疗的基础上，联合使用分子靶向治疗药物曲妥珠单抗。适应人群为既往未接受过针对转移性疾病一线治疗的患者。

（2）循证医学证据。ToGA 研究结果显示，对于初治 HER2 阳性的晚期胃癌，推荐在 5-FU/ 卡培他滨联合顺铂基础上联合曲妥珠单抗，可提高有效率和安全性。此外，多项 Ⅱ 期临床研究评估了曲妥珠单抗联合其他化疗方案，也有较好的疗效和安全性，如紫杉醇、卡培他滨联合奥沙利铂、替吉奥联合奥沙利铂、替吉奥联合顺铂等，但不建议与蒽环类药物联合应用。

（3）药学监护要点。注意曲妥珠单抗的心脏毒性。尽管临床研究观察到心脏毒性事件发生率不高且多数可以恢复，但这主要与临床研究入选的病例是化疗后经过心脏功能安全筛选有关。对于既往有以下心脏疾患的患者不建议使用，如：既往有充血性心力衰竭病史、高危未控制心律失常、需要药物治疗的心绞痛、有临床意义瓣膜疾病、心电图显示透壁心肌梗死和控制不佳的高血压。临床实践中要对既往史、体格检查、心电图、心功能线评估后再开始应用曲妥珠单抗，在首次输注时需严密监测输液反应，并在治疗期间密切监测左心室射血分数（LVEF）。LVEF 相对治疗前绝对降低 ≥ 16% 或者 LVEF 低于当地医疗机构的该参数正常值范围且相对治疗前绝对降低 ≥ 10% 时，应停止曲妥珠单抗治疗。

HER2 阴性晚期转移性胃癌

一、奥沙利铂 + 氟尿嘧啶类（5-FU/ 卡培他滨 / 替吉奥）

（1）适应证。全身状况良好、主要脏器功能基本正常的无法切除、术后复发转移或姑息性切除术后的患者。

（2）药学监护要点。①奥沙利铂在任何给药周期都可能发生过敏反应，给药期间应密切观察，严重过敏反应可致死。②奥沙利铂的剂量限制性毒性反应是神经系统毒性反应。主要表现在外周感觉神经病变，表现为肢体末端感觉障碍或 / 和感觉异常，伴或不伴有痛性痉挛，通常遇冷会激发。

二、紫杉醇 / 多西紫杉醇 + 氟尿嘧啶类（5-FU/ 卡培他滨 / 替吉奥）

（1）适应证。全身状况良好、主要脏器功能基本正常的无法切除、术后复发转移或姑息性切除术后的患者。

（2）药学监护要点。①紫杉类为中风险致发热性中性粒细胞减少症的药物，可考虑预防性使用 G-CSF。②为了防止发生严重的过敏反应，接受紫杉类治疗的所有患者应事先进行预防用药。

三、顺铂 + 氟尿嘧啶类（5-FU/ 卡培他滨 / 替吉奥）

（1）适应证。全身状况良好、主要脏器功能基本正常的无法切除、术后复发转移或姑息性切除术后的患者。

（2）药学监护要点。①顺铂为高致吐风险药物，建议常规采用预防性三联止吐方案。②在化疗期间与化疗后，病人必须饮用足够的水。

四、PD-L1 CPS ≥ 5，化疗（FOLFOX/XELOX）联合纳武利尤单抗

（1）适应证。PD-L1 CPS ≥ 5，全身状况良好、主要脏器功能基本正常的无法切除、术后复发转移或姑息性切除术后的患者。

（2）药学监护要点。①奥沙利铂在任何给药周期都可能发生过敏反应，给药期间应密切观察，严重过敏反应可致死。②奥沙利铂的剂量限制性毒性反应是神经系统毒性反应。主要表现在外周感觉神经病变，表现为肢体末端感觉障碍或 / 和感觉异常，伴或不伴有痛性痉挛，通常遇冷会激发。③纳武利尤单抗可引起免疫相关性不良反应，应持续进行监测（至少末次给药后 5个月）。

第二节　二线治疗及药学监护要点

紫杉醇 / 多西他赛 / 伊立替康

（1）适应证。一线治疗失败后。

（2）药学监护要点。①小样本Ⅱ期研究结果显示，对于 PS 为 0~1 分的患者，双药化疗安全性更高且能更好地控制肿瘤。因此，对于体力状况较好的患者，经充分衡量治疗方案的利弊后，可考虑联合化疗。② HER2 阳性胃癌，第一次治疗中未行曲妥珠单抗治疗，可考虑上述化疗联合曲妥珠单抗。③药物选择需考虑既往的化疗方案。

第三节　三线治疗及药学监护要点

一、靶向治疗——阿帕替尼

（1）适应证。①既往至少接受过 2 种系统化疗后进展或复发的晚期胃腺癌或胃食管结合部腺癌患者。②患者接受阿帕替尼治疗时一般状况良好。

（2）药学监护要点。①对于体力状态评分 ECOG ≥ 2、胃部原发癌灶没有切除、骨髓功能储备功能差、年老体弱或瘦小的女性患者，为了确保患者的安全性和提高用药依从性，可以适当降低起始剂量，先从 250mg 开始服药，服用 1~2 周后再酌情增加剂量。②用药期间必须特别关注血压升高、蛋白尿、手足皮肤反应、出血、心脏毒性、肝脏毒性等不良反应。③慎与延长 QTc 间期的药物同时使用。

二、免疫治疗——纳武利尤单抗

（1）适应证。①既往至少接受过 2 种系统化疗后进展或复发的晚期胃腺癌或胃食管结合部腺癌患者。②患者接受纳武利尤单抗治疗时一般状况良好。

（2）循证医学证据。针对亚洲人群的 ATTRACTION-02 研究结果显示，纳武利尤单抗三线治疗复发或转移性胃、食管胃结合部腺癌，与安慰剂相比，患者死亡风险显著降低，两组 1 年总生存率分别为 26.2% 和 10.9%，2020 年 ASCOGI 更新了 3 年随访数据，结果显示生存持续获益。

（3）药学监护要点。①纳武利尤单抗发生 4 级或复发性 3 级不良反应，虽然进行治疗调整但仍持续存在 2 级或 3 级不良反应，发生 3 级免疫相关性肺炎、肝炎、心肌炎，应永久性停用纳武利尤单抗。如果出现任何重度、复发的免疫相关性不良反应以及任何危及生命的免疫相关性不良反应，必须永久停止纳武利尤单抗。②在使用本品之前应避免使用全身性糖皮质激素或其他免疫抑制剂，因为这些药物可能会影响本品的药效学活性及疗效。但在本品开始给药后，可使用全身性糖皮质激素或其他免疫抑制剂治疗免疫介导性不良反应。③纳武利尤单抗可能引起免疫相关性不良反应，建议治疗前进行基线检测，包括甲状腺功能、心肌酶等。在治疗中定期随访用于早期发现免疫相关性不良反应。因为不良反应可能在纳武利尤单抗治疗期间或纳武利尤单抗治疗停止后的任何时间发生，应持续对患者进行监测（至少至末次给药后 5 个月）。

第四节　新进展

一、维迪西妥单抗

维迪西妥单抗作为中国首个上市的抗体药物偶联物（ADC），获批适应证为至少接受过 2 种系统化疗的 HER2 过表达局部晚期或转移性胃癌（包括胃食管结合部腺癌）患者的治疗，其中 HER2 过表达定义为 IHC 2+ 或 3+。维迪西妥单抗在 II 期临床研究 C008 中的数据令人眼前一亮，结果显示，维迪西妥单抗三线治疗 HER2 阳性胃癌的 ORR 达 24.8%，DCR 接近 42.4%，中位 PFS 达 4.1 个月，中位 OS 为 7.9 个月。维迪西妥单抗的 ORR 相较于以往三线治疗方案提高了近一倍，为 HER2 阳性胃癌治疗带来新的机遇。

二、雷莫芦单抗

雷莫芦单抗（Ramucirumab）是抗 VEGFR2 单克隆抗体，对于一线含铂类和 / 或氟尿嘧啶类化疗后进展的转移性胃 / 食管胃结合部腺癌，REGARD 研究显示，相较于安慰剂，雷莫芦单抗单药二线治疗延长了患者 mOS（5.2 个月 vs 3.8 个月，$P=0.0473$）。在 RAINBOW 研究中，患者被随机分配到雷莫芦单抗和紫杉醇联合化疗组或安慰剂和紫杉醇组，联合化疗组相较于紫杉醇联合安慰剂组，其 mOS 延长（9.63 个月 vs 7.36 个月，$P=0.0169$），12 个月的生存率更长。而且亚组分析发现雷莫芦单抗的优势在西方人群中更为明显（HR=0.726，95% CI：0.580-0.909），表明人群之间的药物遗传学可能存在差异。

三、DS-8201（曲妥珠单抗 -trastuzumab derutecan）

DS-8201 是抗体偶联 ADC 类药物，在 ESMO 上，DESTINIY-GASTRIC02 的主要分析结果表明一线曲妥珠单抗治疗失败的 HER2 阳性的晚期胃癌患者，抗体偶联 ADC 类药物 DS-8201 作为二线治疗药物，使患者 ORR 达 38%，中位 PFS 为 5.5 个月，这是继 DESTINIY-GASTRIC-01 在晚期胃癌三线患者使用 DS-8201 成功后首次关注二线治疗并获得成功的试验。

四、帕博利珠单抗

对于 MSI-H 的患者，NCCN 指南和 CSCO 指南都推荐二线或三线帕博利珠单抗治疗。在这一点上，指南意见一致，也明确了帕博利珠单抗单药免疫的地位。但是，NCCN 指南里也将 TMB ≥ 10mut/MB 作为帕博利珠单抗的有效人群的筛选指标。CSCO 指南并未采纳这一结果。TMB 作为生物标记物的争议很大，而且耗时费力，并不是临床上最实用的检测指标。胃癌一线免疫治疗策略，从单药治疗来看，KEYNOTE-062 研究结果显示，化疗联合免疫治疗较化疗未能获得阳性结果，但从 OS 数据来看，帕博利珠单抗单药优于化疗组，无论是在亚洲人群 PD-L1 CPS ≥ 1 组（22.7 个月 vs 13.8 个月）还是 ≥ 10 亚组（28.5 个月 vs 14.8 个月）。新版指南对于晚期 HER2 阴性且 PD-L1 CPS ≥ 1 胃癌患者的一线治疗，帕博利珠单抗单药作为Ⅲ级推荐（IB 类证据）。

◎病例分享

患者陈某，男性，70 岁，以"确诊胃癌半月余"为主诉。于 2021 年 9 月就诊于我院。患者因"腹痛"就诊于外院，查胃镜示：胃窦小弯至胃体上段小弯可见一溃疡浸润型病灶，底部凹凸不平，黏膜坏死糜烂，活检质地硬易出血。病理回报：（胃体）中－低分化腺癌。免疫组化：取两块组织，其中一块组织HER2 阴性，另一块组织 HER2（3+）。 MSH2（+），MSH6（+），MLH1（+），PMS2（+）。2021 年 9 月 16 日查胸腹部CT 示：①胃小弯侧胃壁明显增厚，考虑胃癌，肝胃间隙、胃小弯侧及上腹膜后多发肿大淋巴结，部分融合。②肝 S6 等密度结节，考虑转移瘤可能。 ③左侧肾上腺明显增粗，考虑转移瘤可能。诊断：胃腺癌伴肝转移（Ⅳ期，HER2 阳性，pMMR）。于2021 年 9 月 26 日至 2022 年 2 月 8 日行"帕博利珠单抗（200mg，ivgtt，d1）"联合"曲妥珠单抗（首剂 8mg/kg 后 6mg/kg，ivgtt，d1）"联合"奥沙利铂（135mg/m², ivgtt，d1）"联合"替吉奥（60mg，po，bid，d1～14，q3w）"晚期姑息一线治疗方案化疗 6 个周期。其间复查疗效评价 PR，既往有脑梗病史。目前予以"帕博利珠单抗（200mg，ivgtt，d1）"联合"曲妥珠单抗（首剂 8mg/kg 后 6mg/kg，ivgtt，d1）"联合"替吉奥（60mg，po，bid，d1～14，q3w）"维持治疗，已行 1 周期。治疗期间患者无过敏、手足综合征等不良反应。

【抗肿瘤治疗方案分析】

患者 HER2 阳性晚期胃癌诊断明确。根据《CSCO 胃癌诊疗指南》（2021 版），对于 HER2 阳性晚期转移性胃癌，一线治疗方案包括Ⅰ级推荐方案"曲妥珠单抗"联合"奥沙利铂 / 顺铂"联合"5-FU / 卡培他滨"，Ⅱ级推荐方案"曲妥珠单抗"联合"奥沙利铂 / 顺铂"联合"替吉奥"。Keynote-811 研究结果显示，在 HER2 阳性不可切除或转移性胃癌 / 胃食管结合部腺癌患者中，在曲妥珠单抗联合化疗组基础上再联合帕博利珠单抗较曲妥珠单抗联合化疗组，可明显提高 ORR。该方案已载入《NCCN胃癌诊疗指南》（2022 版）中。因此，该患者一线方案选择合理。

【药学监护要点】

1. 疗效监测

定期行肿瘤标志物检测，结合影像学结果评估药物疗效。

2. 不良反应监测

曲妥珠单抗是一种 HER2 受体拮抗剂，其主要不良反应是输液反应、心脏毒性及腹泻。

（1）监测输液反应：第一次输注曲妥珠单抗时，大约40%的患者出现一些输注反应，最常见的是寒战和发热。可以使用对乙酰氨基酚、苯海拉明等对症处理。

（2）监测心脏毒性反应：给予首剂曲妥珠单抗之前，应充分评估患者心功能，包括病史、体格检查、并通过超声心动图或MUGA（放射性心血管造影扫描检查）测定LVEF值。①开始曲妥珠单抗治疗前，测量LVEF基线值。②曲妥珠单抗治疗期间每3个月进行一次LVEF测量，且在治疗结束时进行一次。③曲妥珠单抗治疗结束后至少两年内每6个月进行一次LVEF检测。④因严重左心室功能不全停用曲妥珠单抗后，每4周进行一次LVEF检测。

（3）腹泻：须告知患者在接受曲妥珠单抗治疗时应注意饮食卫生，勿食生冷、油腻、不洁的食物，如豆类、萝卜等，应进食清淡、易消化、少渣低纤维的食物。一旦发生腹泻，可予蒙脱石散、肠道微生态制剂对症治疗。严重腹泻请及时就医。

参考文献

[1] BRAY F, FERLAY J, SOERJOMATARAM I, et al. Global cancer statistics 2018: GLOBOCAN estimates of incidence and mortality worldwide for 36 cancers in 185 countries [J]. CA Cancer J Clin, 2018, 68(6): 394–424.

[2] CHEN W, ZHENG R, BAADE P D, et al. Cancer statistics in China, 2015 [J]. CA Cancer J Clin, 2016, 66(2):115 – 132.

[3] ZHANG H, SUN L L, MENG Y L, et al. Survival trends in gastric cancer patients of Northeast China [J]. World Journal of Gastroen-terology, 2011,17(27): 3257– 3262.

[4] MOVAHEDI M, AFSHARFARD A, MORADI A, et al. Survival rate of gastric cancer in Iran [J]. Journal of Research in Medical Sciences, 2009,14(6): 367–373.

[5] BANG Y J, VAN C E, FEYEREISLOVA A, et al. Trastuzumab in combination with chemotherapy versus chemotherapy alone for treatment of HER2–positive advanced gastric or gastro–oesophageal junction cancer (ToGA): a phase 3, open–label, randomised controlled trial [J]. Lancet, 2010,376(9742): 687–697.

[6] QIN S K, JI J F, XU R H, et al. Treatment patterns and outcomes in

Chinese gastric cancer by HER2 status: A non-interventional registry study (EUIDENCE) [J]. J Clin Oncol, 2019, 37(15):4025.

[7] HAWKES E, OKINES A F, PAPAMICHAEL D, et al. Docetaxel and irinotecan as second-line therapy for advanced oesophagogastric cancer [J]. Eur J Cancer, 2011,47(8):1146-1151.

[8] HIRONAKA S, UEDA S, YASUI H, et al. Randomized, open-label, phase III study comparing irinotecan with paclitaxel in patients with advanced gastric cancer without severe peritoneal metastasis after failure of prior combination chemotherapy using fluoropyrimidine plus platinum: WJOG 4007 trial [J]. J Clin Oncol,2013,31(35):4438-4444.

[9] THUSS-PATIENCE P C, KRETZSCHMAR A, BICHEV D, et al. Survival advantage for irinotecan versus best supportive care as second-line chemotherapy in gastric cancer--a randomised phase III study of the Arbeitsgemeinschaft Internistische Onkologie (AIO) [J]. Eur J Cancer,2011,47(15):2306-2314.

[10] KANG J H, LEE S I, LIM D H, et al. Salvage chemotherapy for pretreated gastric cancer: a randomized phase III trial comparing chemotherapy plus best supportive care with best supportive care alone [J]. J Clin Oncol, 2012,30(13):1513-1518.

[11] FORD H E, MARSHALL A, BRIDGEWATER J A, et al. Docetaxel versus active symptom control for refractory oesophagogastric adenocarcinoma (COUGAR-02): an open-label, phase 3 randomised controlled trial [J]. Lancet Oncol, 2014,15(1):78-86.

[12] KODERA Y, ITO S, MOCHIZUKI Y, et al. A phase II study of weekly paclitaxel as second-line chemotherapy for advanced gastric Cancer (CCOG0302 study) [J]. Anticancer Res, 2007,27(4C):2667-2671.

[13] KANG Y K, BOKU N, SATOH T, et al. Nivolumab in patients with advanced gastric or gastr-oesophageal junction cancer refractory to, or intolerant of, at least two previous chemotherapy regimens(ONO-4538-12, ATTRACTION-2): a randomised, double-blind, placebo-controlled, phase3 trail [J]. Lancet, 2017,390(10111):2461-2471.

[14] VAN C E, MOISEYENKO V M, TJULANDIN S, et al. Phase I study of docetaxel and cispla. tin plus fluorouracil compared with cisplatin and fluorouracil as first-line therapy for advanced gastric cancer: a report of the V325 Study Group [J]. J Clin Oncol,2006,24(31): 4991-4997.

[15] WILKE H, MURO K, VAN C E, et al. Ramucirumab plus paclitaxel versus placebo plus paclitaxel in patients with previously treated advanced gastric or gastro-oesophageal junction adenocarcinoma (RAINBOW): a double-blind, randomised phase 3 trial [J]. Lancet Oncol, 2014,15(11): 1224-1235.

[16] FUCHS C S. DOI T,JANG R W,et al.Safety and efficacy of Pembrolizumab monotherapy in patients with previously treated

advanced gastric and gastroesophageal junction cancer: phase 2 clinical KEYNOTE-059 trial [J]. JAMA Oncol,2018,4(5): e180013.

[17] SHITARA K, VAN C E, BANG Y J, et al. Efficacy and safety of Pembrolizumab or Pembrolizumab plus chemotherapy vs chemotherapy alone for patients with first-line, advanced gastric cancer: the KEYNOTE-062 phase 3 randomized clinical trial [J]. JAMA Oncol, 2020,6(10):1571-1580.

[18] LE D T,DURHAM J N,SMITH K N, et al. Mismatch repair deficiency predicts response of solid tumors to PD-1 blockade [J]. Science, 2017, 357(6349):409-413.

第八章

食管癌的合理用药及药学监护要点

　　食管癌（Esophageal carcinoma，EC）是常见消化道恶性肿瘤之一，在各国，其发病率和死亡率差异很大。中国发病人数及死亡病例占全球食管癌患者的一半。据 2018 年全球肿瘤流行病统计（GLOBOCAN）的数据，中国食管癌发病率和死亡率分别居全国第 5 位和第 4 位，组织学类型中西方有明显的地域性差异，亚洲、非洲以鳞癌为主，占 90% 以上；欧美以腺癌为主，占 50% 以上；食管癌早期症状多为非特异性，多数病人没有引起重视而延误病情，大多数食管癌患者就诊时已是进展期甚至晚期，不适合手术或者患者合并基础疾病不能耐受手术，因此同步化放疗在食管癌治疗中占据重要地位。即使在接受根治性手术治疗的患者中，2/3 的患者术后会出现复发及远处转移。因此，以控制播散为目的的化疗在食管癌的治疗中占有重要的地位。近年来，随着分子靶向治疗、免疫治疗新药的不断上市，药物治疗在食管癌综合治疗中的作用前景广阔。转移性食管癌无法根治，主要的治疗目是控制肿瘤负担，改善症状，进而延长生存。姑息性化疗仍是转移性食管癌的主要治疗方法。严格遵循基于循证医学证据的指南，有益于患者更好的生存获益。本章节内容主要基于《CSCO食管癌诊疗指南》（2021 版），同时参考国内外各大权威指南，合理规范晚期食管癌内科药物治疗的应用，并对当前最新药物进展做大致介绍。

第一节　一线治疗及药学监护要点

一、HER2 阳性晚期食管腺癌

（一）HPF 方案（曲妥珠单抗 + 顺铂 + 氟尿嘧啶）

本方案适用于腺癌，证据等级Ⅰ级，1A 类推荐。

（1）适应证。HER2 阳性晚期食管腺癌既往无抗 HER2 治疗。

（2）循证医学证据。BO18255（ToGA）为针对胃癌及胃食管结合部腺癌 HER2 阳性患者的Ⅲ期研究，该研究分为曲妥珠单抗加化疗组（FP/H，卡培他滨或 5–FU 联合顺铂，$n=36$）和单纯化疗组（FP，$n=48$）。FP/H 组的中位随访时间为 15.2 个月，FP 组为 14.2 个月。FP/H 组的中位生存时间为 12.6 个月，而 FP 组为 9.7 个月（HR=0.72，95% CI：0.40–1.29）。因此针对食管癌中 HER2 阳性患者建议抗 HER2 治疗。

（3）药学监护要点。顺铂可引起肾小管损害及听神经损害，且为高致吐药物，注意用药前、用药中需要水化利尿以减轻肾毒性，特别是大剂量使用时。同时需注意曲妥珠单抗的心脏毒性。临床研究观察到心脏毒性事件发生率不高且多数可以恢复，但这主要与临床研究入选的病例是化疗后经过心脏功能安全筛选有关。所以，临床实践中要对既往史、体格检查、心电图、超声心动图、LVEF 基线评估后再应用曲妥珠单抗，使用期间应每 3 个月监测心功能 1 次。若患者有无症状性心功能不全，监测频率应更高，建议每 6~8 周 1 次。

二、鳞癌 /HER2 阴性腺癌

（一）PF 方案（氟尿嘧啶类 + 顺铂）

本方案适用于腺癌、鳞癌，腺癌Ⅰ级，1A 类推荐；鳞癌Ⅰ级，2A 类推荐。

（1）循证医学证据。KANG YK 等学者针对胃癌及食管腺癌进行一项随机对照Ⅲ期临床试验，对比卡培他滨联合顺铂与 5–Fu 联合顺铂，两组显示出相似的疗效及安全性，提示卡培他滨联合顺铂不劣于 5–Fu 联合顺铂。LORENZEN S 等学者进行的一项Ⅱ

期临床研究也证实了氟尿嘧啶联合顺铂、西妥昔单抗在食管鳞癌中有较好的疗效。同时，AL–BATRAN S–E 等学者进行的一项对比氟尿嘧啶 /LV 联合顺铂对比氟尿嘧啶 /LV 联合奥沙利铂的Ⅲ期临床研究也证实了氟尿嘧啶类联合顺铂在食管癌治疗中的有效性。

（2）药学监护要点。顺铂可引起肾小管及听神经损害，且为高致吐风险药物，注意用药前、用药中需要水化利尿以减轻肾毒性，特别是大剂量使用时。氟尿嘧啶主要限制性毒性为胃肠道黏膜炎，主要表现为口腔炎、腹泻等，且会引起呕吐、脱发、色素沉着及手足综合征，与 CF 联合应用，增强疗效的同时，毒性也增加。

（二）氟尿嘧啶类联合奥沙利铂

本方案适用于腺癌，证据等级Ⅰ级，2A 类推荐。

（1）循证医学证据。AL–BATRAN S–E 等学者进行的一项氟尿嘧啶 /LV 联合顺铂对比氟尿嘧啶 /LV 联合奥沙利铂的Ⅲ期临床研究证实了氟尿嘧啶类联合奥沙利铂在食管癌治疗中的安全性和有效性。CUNNINGHAM D 等学者进行的一项临床研究证实卡培他滨联合奥沙利铂与 5–FU 联合顺铂疗效相当。

（2）药学监护要点。氟尿嘧啶主要限制性毒性为胃肠道黏膜炎，主要表现为口腔炎、腹泻等，且会引起呕吐、脱发、色素沉着及手足综合征，与 CF 联合应用，增强疗效的同时，毒性也增加。奥沙利铂主要会引起外周感觉神经损害，表现为感觉减退、遇冷痉挛，注意使用过程中避免冷饮和四肢接触冷水，总剂量应小于 800mg/m^2，不能用盐水稀释。

（三）mDCF

本方案适用于腺癌，证据等级Ⅰ级，1A 类推荐。

（1）循证医学证据。Ⅲ期 TAX–325 研究在 317 例晚期胃癌和 EGJ 腺癌患者中比较了多西他赛、顺铂联合氟尿嘧啶（DCF方案）及顺铂联合氟尿嘧啶（FP 方案）两种方案。DCF 方案延长了患者 TTP 及 OS，但其 3~4 级粒缺伴发热较 FP 方案高 2 倍，

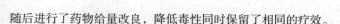

随后进行了药物给量改良，降低毒性同时保留了相同的疗效。

（2）药学监护要点。顺铂可引起肾小管及听神经损害，且为高致吐风险药物，注意用药前、用药中需要水化利尿以减轻肾毒性，特别是大剂量使用时。多西他赛容易引起中心粒细胞减少、过敏、脱发、水肿等，用药前一日开始，口服地塞米松（8mg，bid，连服3~5d）。氟尿嘧啶主要限制性毒性为胃肠道黏膜炎，主要表现为口腔炎、腹泻等，且会引起呕吐、脱发、色素沉着及手足综合征，与CF联合应用，增强疗效的同时，毒性也增加。

三、其他一线方案

（一）纳武利尤单抗 + 氟尿嘧啶类 + 奥沙利铂

CheckMate-649是胃腺癌、食管胃结合部腺癌免疫一线治疗的Ⅲ期全球研究，结果显示，在PD-L1 CPS > 5的受试者中，纳武利尤单抗联合化疗将患者OS从单纯化疗的11.1个月提升到14.4个月，死亡风险降低29%，中位PFS从6.0个月提升到7.7个月，疾病进展或死亡风险降低32%，ORR为60%，显著高于单纯化疗组。在全部受试者中，与单纯化疗相比，纳武利尤单抗联合化疗的中位OS从11.6个月提升到13.8个月，死亡风险降低20%。基于该项研究结果，美国FDA批准纳武利尤单抗联合含氟尿嘧啶、铂类化疗药物，用于治疗晚期或转移性胃癌、食管胃结合部癌和食管腺癌患者，且不论PD-L1表达状态。

（二）帕博利珠单抗 + 氟尿嘧啶 + 顺铂

KEYNOTE-590是一项关帕博利珠单抗联合顺铂、5-FU对比顺铂联合5-FU一线治疗不可切除局部晚期或转移性食管癌的疗效和安全性的全球多中心、随机、双盲对照的Ⅲ期临床研究，该研究结果显示，在食管腺癌、食管鳞状细胞癌（ESCC）人群中，帕博利珠单抗联合化疗组的mOS显著延长（12.6个月 vs 9.8个月，HR=0.72，95% CI：0.60-0.88，P=0.0006），死亡风险降低28%；12个月OS显著提高（51% vs 38%）。mPFS显著延长（6.3个月 vs 5.8个月，HR=0.65，95% CI：0.54-0.78；$P < 0.0001$），疾病进展或死亡风险降低35%。在PDL1 CPS > 10的ESCC人群中，帕博利珠单抗联合化疗组相较于化疗组，其 mOS 显著延长（13.9 个月 vs 8.8 个月，HR=0.57，95% CI：0.43-0.75，$P < 0.0001$），死亡风险降低 43%；12 个月 OS 提高了 21%（55% vs 34%）。基于该项研究结果，2021 年 9 月，NMPA 批准帕博利珠单抗联合铂类、氟尿嘧啶类化疗药物用于局部晚期不可切除或转移性食管或食管胃结合部癌患者的一线治疗。

（三）卡瑞利珠单抗 + 紫杉醇 + 顺铂

ESCORT-1st 研究为注射用卡瑞利珠单抗联合紫杉醇、顺铂用于晚期食管癌一线治疗的一项随机、双盲、安慰剂对照、多中心Ⅲ期临床研究。卡瑞利珠单抗联合化疗 TP 组较单纯化疗 TP 组，其中位 OS 显著延长（15.3 个月 vs 12.0 个月，HR=0.7），其中位 PFS 显著提高（6.9 个月 vs 5.6 个月，HR=0.56）。研究结果表明，注射用卡瑞利珠单抗（艾瑞卡）联合紫杉醇、顺铂一线治疗晚期食管癌患者，较紫杉醇联合顺铂标准一线治疗，可显著延长患者的无进展生存期和总生存期。

第二节　二线治疗及药学监护要点

一、卡瑞利珠单抗

本药针对鳞癌，证据等级Ⅰ级，1A 类推荐。

（1）循证医学证据。ESCORT 为一项针对食管鳞癌二线治疗进行的Ⅲ临床研究，该研究对比卡瑞利珠单抗联合化疗在二线食管鳞癌治疗中的疗效及安全性，卡瑞利珠单抗相较于化疗，能显著提高 OS（8.3 个月 vs 6.2 个月），且可耐受性良好。

（2）药学监护要点。免疫治疗在任何时间、任何阶段均会引起全身各系统的损伤，如免疫性肺炎、免疫性心肌炎、免疫性肝损伤、免疫性甲状腺损伤、免疫学垂体炎等，注意早期可能出现的相关症状，做到早发现、早诊断、早治疗。

二、帕博利珠单抗

本药针对腺癌，证据等级Ⅰ级，1A 类推荐。

（1）循证医学证据。KEYNOTE-028 研究为一项ⅠB 期研究，共纳入了来自多国的 23 例食管癌患者，其中 ORR 达 30%，且安全有效。

（2）药学监护要点。免疫治疗在任何时间、任何阶段均会引起全身各系统的损伤，如免疫性肺炎、免疫性心肌炎、免疫性肝损伤、免疫性甲状腺损伤、免疫学垂体炎等，注意早期可能出现的相关症状，做到早发现、早诊断、早治疗。

三、氟尿嘧啶 + 伊立替康

本药针对腺癌，证据等级 I 级，2A 类推荐。

（1）循证医学证据。基于 SYM SJ 的一项 II 期 CPT–II 与 mFOLFIRI 食管癌二线化疗对比研究，其 ORR 分别为 17.2%、20%，中位无进展生存时间分别为 2.2 个月、3.0 个月，无显著统计学差异，提示具有相同的疗效和可耐受性．

（2）药学监护要点。氟尿嘧啶主要限制性毒性为胃肠道黏膜炎，主要表现为口腔炎、腹泻等，且可致呕吐、脱发、色素沉着及手足综合征，与 CF 联合应用，增强疗效的同时，毒性也增加。服用伊立替康易出现延迟性腹泻、中性粒细胞减少，大剂量易蒙停（2mg，q2h）可控制延迟性腹泻。

四、伊立替康 + 替吉奥

本方案针对鳞癌，证据等级 I 级，2A 类推荐。

（1）循证医学证据。ESWN01 研究对比了食管鳞癌进展后伊立替康联合替吉奥相较于替吉奥单药的疗效，联合用药组 PFS 为 3.8 个月，单药组 1.7 个月，且联合用药安全有效。

（2）药学监护要点。服用伊立替康易出现延迟性腹泻、中性粒细胞减少，大剂量易蒙停（2mg，q2h）可控制延迟性腹泻。替吉奥可导致腹泻、骨髓抑制，同时会导致乏力、厌食、恶心。

五、曲妥珠单抗 + 紫杉醇

本方案针对 HER2 阳性腺癌，铂类治疗失败且既往未应用过曲妥珠单抗，证据等级 I 级，1A/2A 类推荐。

（1）循证医学证据。Ajani 等学者首先报道了单药紫杉醇（250mg/m^2，ivgtt，q3w）的疗效，治疗 50 例晚期食管癌患者，有效率32%，中位缓解期17周。

（2）药学监护要点。①紫杉类为中风险致发热性中性粒细胞减少症的药物，可考虑预防性使用G-CSF。②为了防止发生严重的过敏反应，接受紫杉类治疗的所有患者应事先进行预防用药。

六、多西他赛单药

本药针对腺癌，证据等级Ⅰ级，1A类推荐。

（1）循证医学证据。有两项Ⅱ期研究将单药多西他赛用于顺铂耐药的晚期食管癌患者，其中一项研究纳入的受试者均为腺癌患者，另一项研究纳入的鳞癌患者比例为94%。结果显示两项研究的ORR分别为0和17%，mOS分别为3.4个月和8.1个月。

（2）药学监护要点。①紫杉类为中风险致发热性中性粒细胞减少症的药物，可考虑预防性使用G-CSF。②为了防止发生严重的过敏反应，接受紫杉类治疗的所有患者应事先进行预防用药。

七、紫杉醇单药

本药针对腺癌，证据等级Ⅰ级，1A类推荐。

（1）循证医学证据。Ajani等学者首先报道了单药紫杉醇（$250mg/m^2$，ivgtt，q3w）的疗效，治疗50例晚期食管癌患者，有效率32%，中位缓解期17周。

（2）药学监护要点。①紫杉类为中风险致发热性中性粒细胞减少症的药物，可考虑预防性使用G-CSF。②为了防止发生严重的过敏反应，接受紫杉类治疗的所有患者应事先进行预防用药。

八、伊立替康单药

本药针对腺癌，证据等级Ⅰ级，1A类推荐。

（1）循证医学证据。Burkart等学者在一项Ⅱ期临床研究中，对顺铂耐药的食管癌患者应用伊立替康单药作为二线化疗方案进行研究，其TTP及OS分别为2.0个月和5.0个月。

（2）药学监护要点。①腹泻、恶心和呕吐是接受盐酸伊立替康治疗后常见的不良事件，且可能是严重的。②对使用盐酸伊立替康时或结束后短时间内出现胆碱能综合征的患者，可以静脉内或皮下注射 0.25~1mg（总剂量 ≤ 1mg/d）的阿托品若有使用禁忌证，则不用。在下次使用本品时，应预防性使用硫酸阿托品。③迟发性腹泻通常在使用本品 24h 后发生，出现第一次稀便的中位时间为滴注后第 5d，持续时间可能较长，可能导致脱水、电解质紊乱或感染，甚至为致命性的。一旦发生迟发性腹泻需要及时给予易蒙停治疗。

第三节　新进展

替雷利珠单抗是 PD-1 抑制剂，sitravatinib 是一种靶向他莫昔芬和 VEGFR2 的选择性酪氨酸激酶抑制剂，可减少骨髓来源的抑制性、调节性 T 细胞的数量，并增加 M1/M2 极化巨噬细胞的比例，这可能有助于克服免疫抑制的肿瘤微环境、增强抗肿瘤反应。一项评估 sitravatinib 联合替雷利珠单抗在 GC/GEJC 队列的 II 期研究，入组治疗失败或无标准治疗可用的不可手术局部晚期或转移性 GC/GEJC。截至 2021 年 7 月 12 日，共纳入了 24 例患者，62.5% 的患者曾接受过 ≥ 2 线全身治疗。患者接受 sitravatinib（120mg，po，qd）联合替雷利珠单抗（200mg，iv，q3w）治疗。中位随访时间为 5.2 个月，ORR 为 12.5%，DCR 为 66.7%，中位 PFS 为 3.4 个月，中位 OS 未达到，6 个月 OS 率为 71.3%，安全性可管理。替雷利珠单抗联合 sitravatinib 在经治晚期 GC/GEJC 患者中显示出初步的抗肿瘤活性和可控的安全性。

一项单臂、多中心、II 期临床研究，探索 PD-1 抑制剂联合抗血管生成抑制剂、DNA 拓扑异构酶 I 抑制剂作为晚期 ESCC 二线治疗的疗效。入组一线化疗后进展的 ESCC 患者，PS 0~2 分，给予卡瑞利珠单抗联合阿帕替尼、伊立替康治疗。截至 2021 年 6 月 29 日，共纳入了 42 例患者，其中 16 例患者可进行疗效评估。16 例患者的基线特征如下：多为男性（75%）、ECOG 评分较差（PS 1~2 分者占 93.75%）、多数患者未接受过放疗（75.0%）或靶向药物治疗（87.5%）、多数（85%）患者一线化疗方案为紫杉醇联合铂类、少数（12.5%）为氟尿嘧啶联合铂类。16 例患者中，完全缓解（CR）1 例，部分缓解（PR）8 例，疾病稳定（SD）4例，疾病进展（PD）2 例，ORR 为 56.25%，DCR 为 81.25%，中位 PFS 和 OS 未达到。卡瑞利珠单抗联合阿帕替尼、伊立替康显示出令人振奋的临床疗效和可接受的安全性，可能是晚期 ESCC二线治疗的有利选择。

一项开放标签、单臂、Ⅱ期研究，探索白蛋白紫杉醇联合信迪利单抗二线治疗晚期或转移性胃或食管胃结合部腺癌的疗效。入组标准：年龄在 18~75 岁、组织学或细胞学诊断为胃或食管胃结合部腺癌（G/GEJA）、ECOG PS 为 0 或 1 分、一线氟尿嘧啶类和铂类化疗后失败的患者。入组患者每 3 周接受 1 次白蛋白紫杉醇（125mg/m^2，d1、d8，≤ 6 个周期）和信迪利单抗（200mg，d1，≤ 2 年）治疗。二线治疗的 ORR 阈值设为 13%，预期 ORR为 30%。从 2019 年 11 月 4 日至 2021 年 9 月 15 日，共入组了36 例患者，31 例可评效。中位随访时间为 7.8 个月，ORR 为41.9%。1 例获得完全缓解，12 例部分缓解。DCR 为 83.9%，中位 PFS 为 5.2 个月。3~4 级最常见的 TRAE 为中性粒细胞减少（19.4%）、白细胞减少（9.7%）、天冬氨酸转氨酶升高（9.7%）、血小板减少（3.2%）和疲乏（3.2%）。免疫相关不良事件大多为 1~2 级。二线白蛋白紫杉醇联合信迪利单抗在晚期或转移性G/GEJA 患者中初步显示出良好的抗肿瘤活性，且安全性可控。目前，研究仍在进行中。

一项 Ⅰb/Ⅱ期研究，评价 PD-1/CTLA-4 双特异性抗体AK104 联合 XELOX（卡培他滨联合奥沙利铂）或改良 XELOX（mXELOX）在 G/GEJ 癌症队列一线治疗中的疗效和安全性。该研究入组不可切除的晚期 G/GEJ 腺癌且既往未接受过全身治疗的患者，不考虑 PD-L1 状态，排除已知 HER2 阳性患者。入组患者接受 AK104（4mg/kg；6mg/kg；10mg/kg，q2w 或 10mg/kg；15mg/kg，q3w）联合化疗（mXELOX，q2w 或 XELOX，q3w）治疗。研究结果：共入组了 96 例患者，中位随访时间为9.95 个月。88 例患者（92%）至少接受过一次基线后肿瘤评价。

ORR 为 65.9%（58/88），其中 2 例（2.3%）完全缓解，56 例（63.6%）部分缓解。DCR 为 92.0%（81/88），中位 DOR 为 6.93 个月（95% CI：4.60-11.20），中位 PFS 为 7.10 个月（95% CI：5.55-10.48），中位 OS 为 17.41 个月（95%CI：12.35-NE）。在 PD-L1 CPS ≥ 1 及 CPS < 1 的患者中，中位 OS 分别为 17.41 个月和 14.65 个月。97.9% 的患者发生 TRAE，最常见的是血小板计数下降（60.4%）、白细胞计数下降（58.3%）、中性粒细胞计数下降（56.3%）、贫血（47.9%）、恶心（30.2%）、呕吐（30.2%）、天冬氨酸转氨酶升高（30.2%）。62.5% 的患者发生 ≥ 3 级 TRAE。未发现新的安全性信号。结论：AK104 联合 mXELOX/XELOX 在既往未经治疗的晚期 G/GEJ 腺癌患者中显示出良好的活性和可控的安全性。AK104 联合化疗作为 G/GEJ 癌一线治疗的Ⅲ期研究正在进行中（NCT03852251）。

◎病例分享

患者，陈某，男性，53 岁，以"食管癌术后 17 个月，肺转移 2 周"为主诉于 2017 年 10 月入院。患者于 2016 年 4 月因"进行性吞咽困难"就诊于我院，行"胸、腹腔镜下食管切除＋纵隔、腹腔淋巴结清扫＋双侧胸腔闭式引流＋胃－食管颈部吻合术"，病理回报:（食管及胃底)食管溃疡型基底样鳞状细胞癌，伴坏死，侵及外膜层，手术标本两端及另送（上切端）均未见癌浸润。找到胃周淋巴结 1/24 个，及另送（左喉返神经旁）淋巴结 0/4 个，（右喉返神经旁）淋巴结 0/9 个，（右颈部）淋巴结 1/3 个，（颈部左喉返神经旁）淋巴结 0/3 个，（隆突下）淋巴结 0/8 个，（中段食管旁）淋巴结 0/3 个，（胃左动脉旁）淋巴结 0/1 个，（胃大弯侧）淋巴结 0/1 个，见癌转移。免疫组化：Ki67（70%+），CK（pan）（++），CD56（-），CgA（-），SY（-），CK（H）（+），CK（L）（-），P63（+++）。术后分期 T3N1M0 ⅢB 期，术后予 TP（紫杉醇联合顺铂）方案辅助化疗 2 个周期，于 2016 年 7 月 25 日起行术后辅助放疗，采用 IMRT 技术，以纵隔淋巴引流区 CTV1，PCTV1 50Gy/25f。2017 年 9 月 29 日（手术后 17

个月）复查 CT：①食管术后胸腔胃改变，吻合口区未见明显肿块征。②双肺数个小结节，较前明显增大，并部分新发小结节，考虑为转移瘤。就诊上海某医院，一线予 GP"吉西他滨（1.0g/m²，d1、d8）"联合"奈达铂（80mg/m²，d2，q3w）"全身化疗 6 周期，后予吉西他滨单药维持治疗，定期疗效评价 SD，PFS 15 个月。2018 年 10 月复查肺部 CT 提示：双肺散在多发转移瘤，较前明显增大。疗效评价 PD。就诊于我院，二线予 FOLFIRI 方案"伊立替康（180mg/m²，d1）"联合"LV（400mg/m²，静脉输注 2h，d1）"联合"5-FU（400mg/m²，静冲，d1，然后 2000mg/m²，持续静脉输注 46h，q2w）"化疗 12 周期，其后不规则予卡培他滨维持治疗。定期疗效评价 PR，PFS 21 个月。2020 年 7 月 1 日复查肺部 CT：①双肺散在多发转移瘤，部分较前增大。②右侧胸腔大量积液，部分呈包裹性，较前明显增多，右侧胸膜结节状、斑片状增厚，为胸膜转移，较前增大、增多。疗效评价 PD。2020 年 7 月 8 日至今予"卡瑞利珠单抗联合安罗替尼"晚期姑息三线化疗。其间疗效评价 PR。其间患者反复出现Ⅰ～Ⅱ度皮疹，无毛细血管增生症、骨髓毒性、肝肾功能毒性、高血压等不适。

【抗肿瘤治疗方案分析】

1. 术后辅助治疗分析

患者食管鳞癌诊断明确，术后分期 T3N1M0 ⅢB，根据《CSCO 食管癌诊疗指南》（2017 版），对于未经新辅助治疗的 R0 切除患者，术后分期在 pT1-4aN+M0，病理类型为鳞癌者推荐辅助放疗、化疗或者辅助化疗联合放疗。术后辅助放疗可提高淋巴结转移患者的生存率。该患者术后使用紫杉醇联合顺铂放疗，符合诊疗原则。

2. 一线及后线治疗分析

患者术后 17 个月发生双肺多发转移，指南关于食管癌一线治疗方案包括含 5-FU、顺铂、奥沙利铂、紫杉醇、多西他赛等的联合方案。该患者一线采用吉西他滨联合奈达铂，在小样本研究显示吉西他滨联合铂类可以显示改善晚期食管鳞癌的 ORR、

DCR，有望成为晚期食管鳞癌的一线治疗，仍需要大样本研究来证实。该患者一线治疗 15 个月后出现进展。二线及以上治疗推荐方案包括卡瑞利珠单抗、安罗替尼、纳武利尤单抗、伊立替康单药等。患者三线使用卡瑞利珠单抗联合安罗替尼，基本符合指南推荐。

【药学监护要点】

1. 疗效监测

定期复查胸、腹、盆腔增强 CT，监测药物疗效。

2. 卡瑞利珠单抗特殊不良反应监测

反应性皮肤毛细血管增生症（reactive cutaneous capillary endothelial proliferation，RCCEP）是卡瑞利珠单抗最常见、特异的药物治疗相关不良反应。RCCEP 是主要发生于皮肤的 irAEs 之一，以真皮层毛细血管增多和毛细血管内皮细胞增生为其病理学特征，具有独特形态学表现，呈动态变化，大多为 1~2 级。

3. 安罗替尼不良反应监测

包括手足皮肤反应、高血压、蛋白尿、出血等，其中手足综合征是安罗替尼等抗血管生成药物的常见不良反应之一，临床主要表现为手指／脚趾的热、痛和红斑性肿胀，严重者会发展为脱屑、溃疡和剧烈疼痛，严重影响患者生活质量，管理好手足综合征有利于患者坚持治疗。对于 1 级的手足综合征患者，可继续观察。2 级手足皮肤反应患者应采取对症治疗处理，包括加强皮肤护理，保持皮肤清洁，避免继发感染，避免压力和摩擦；局部使用含尿素和皮质类固醇成分的乳液或润滑剂；发生感染时局部使用抗真菌药或抗生素治疗，建议在皮肤专科指导下使用。如出现 ≥ 3 级的手足综合征，应下调一个剂量后继续用药。如不良反应仍持续，应停药。

用药时应密切关注出血相关症状。具有出血风险、凝血功能异常患者应慎用安罗替尼，服用安罗替尼期间应严密监测凝血酶原时间（PT）和国际标准化比值（INR）。一旦出现 2 级的出血事件，应暂停用药，若两周内能恢复至 0~1 级，则下调一个剂量继续用药。如再出现，应永久停药。一旦出现 3 级或以上的出血事件，则永久停药。

　　高血压会导致很多并发症，如出血、蛋白尿等，因此控制好血压可降低其他不良反应的发生率。患者开始用药的前6周应该每天监测血压。后续用药期间每周检测血压2~3次，发现血压升高或出现头痛头晕症状需积极与医生沟通，并在医师指导下接受降压药物治疗，如果血压过高或控制不良，需考虑暂停安罗替尼的治疗或调低剂量。当发生3/4级高血压（收缩压≥180mmHg或舒张压≥110mmHg），应暂停用药；如恢复用药后再次出现3/4级高血压，应下调一个剂量后继续用药。如3/4级高血压持续，建议停药。患者出现高血压危象，如嗜睡、抽搐、昏迷、眼睛出血、呼吸困难等，应立即停用安罗替尼并接受心血管专科治疗。

参考文献

[1] BANG Y J, VAN C E, FEYEREISLOVA A, et al.Trastuzumab in combination with chemotherapy versus chemotherapy alone for treatment of HER2-positive advanced gastric or gastro-oesophageal junction cancer (ToGA): a phase 3, open-label, randomised controlled trial [J] .The Lancet,2010, 376(9742):687-697.

[2] LORENZEN S, SCHUSTER T, PORSCHEN R, et al.Cetuximab plus cisplatin-5-fluorouracil versus cisplatin-5-fluorouracil alone in first-line metastatic squamous cell carcinoma of the esophagus: a randomized phase Ⅱ study of the Arbeitsgemeinschaft Internistische Onkologie [J] .Ann Oncol,2009, 20(10):1667-1673.

[3] AL-BATRAN S E, HARTMANN J T, PROBST S, et al.Phase Ⅲ trial in metastatic gastroesophageal adenocarcinoma with fluorouracil, leucovorin plus either oxaliplatin or cisplatin: a study of the Arbeitsgemeinschaft Internistische Onkologie [J] . J Clin Oncol,2008, 26(9):1435-1442.

[4] BOUCHE O, RAOUL J L, BONNETAIN F, et al.Randomized multicenter phase Ⅱ trial of a biweekly regimen of fluorouracil and leucovorin (LV5FU2), LV5FU2 plus cisplatin, or LV5FU2 plus irinotecan in patients with previously untreated metastatic gastric cancer: a Federation Francophone de Cancerologie Digestive Group Study-- FFCD 9803 [J] . J Clin Oncol,2004, 22(21):4319-4328.

[5] KANG Y K, KANG W K, SHIN D B, et al.Capecitabine/cisplatin versus 5-fluorouracil/cisplatin as first-line therapy in patients with advanced gastric cancer: a randomised phase Ⅲ noninferiority trial [J] .

Ann Oncol,2009, 20(4):666—673.

[6] KATO K, SUN J M, SHAH M A, et al.LBA8_PR Pembrolizumab plus chemotherapy versus chemotherapy as first—line therapy in patients with advanced esophageal cancer: The phase 3 KEYNOTE—590 study [J] . Annals of Oncology,2020,31:1192—1193.

[7] CUNNINGHAM D, STARLING N, RAO S, et al.Capecitabine and oxaliplatin for advanced esophagogastric cancer [J] .Engl J Med,2008, 358(1):36—46.

[8] KIM G M, JEUNG H C, RHA S Y, et al.A randomized phase Ⅱ trial of S—1—oxaliplatin versus capecitabine—oxaliplatin in advanced gastric cancer [J] .Eur J Cancer,2012, 48 (4): 518—526.

[9] AJANI J A, FODOR M B, TJULANDIN S A, et al.Phase Ⅱ multi—institutional randomized trial of docetaxel plus cisplatin with or without fluorouracil in patients with untreated, advanced gastric, or gastroesophageal adenocarcinoma [J] .J Clin Oncol, 2005,23(24):5660—5667.

[10] KIM J Y, DO Y R, PARK K U, et al.A multi—center phase Ⅱ study of docetaxel plus cisplatin as first—line therapy in patients with metastatic squamous cell esophageal cancer [J] .Cancer Chemother Pharmacol,2010,66(1):31—36.

[11] OHTSU A, SHIMADA Y, SHIRAO K, et al.Randomized phase Ⅲ trial of fluorouracil alone versus fluorouracil plus cisplatin versus uracil and tegafur plus mitomycin in patients with unresectable, advanced gastric cancer: The Japan Clinical Oncology Group Study (JCOG9205) [J] . J Clin Oncol,2003,21(1):54—59.

[12] HONG Y S, SONG S Y, LEE S I, et al.A phase Ⅱ trial of capecitabine in previously untreated patients with advanced and/or metastatic gastric cancer [J] .Ann Oncol,2004,15(9):1344—1347.

[13] ALBERTSSON M, JOHANSSON B, FRIESLAND S, et al.Phase Ⅱ studies on docetaxel alone every third week, or weekly in combination with gemcitabine in patients with primary locally advanced, metastatic, or recurrent esophageal cancer [J] .Med Oncol,2007,24(4):407—412.

[14] CHEN Z, BAI Y, ZHANG T, et al. Safety, tolerability, and preliminary antitumor activity of sitravatinib plus tislelizumab (TIS) in patients (pts) with unresectable locally advanced or metastatic gastric cancer/gastroesophageal junction cancer (GC/GEJC) [J] . Journal of Clinical Oncology,2022,40(4):281—281.

[15] HE Y, LI C, ZHANG F, et al. Clinical study on the second—line treatment of advanced esophageal squamous cell carcinoma with camrelizumab combined with apatinib and irinotecan: A single—arm, multicenter, phase Ⅱ study [J] . Journal of Clinical Oncology,2022,40(4):319—319.

[16] JIANG Z, ZHANG W, YANG L, et al. Nab—paclitaxel plus sintilimab as second—line therapy for advanced or metastatic gastric or gastroesophageal junction adenocarcinoma (G/GEJA): Preliminary

results from an open-label, single-arm, phase 2 study [J] . Journal of Clinical Oncology,2022,40(4):293-293.

[17] JI J, SHEN L, GAO X, et al. A phase Ⅰb/Ⅱ, multicenter, open-label study of AK104, a PD-1/CTLA-4 bispecific antibody, combined with chemotherapy (chemo) as first-line therapy for advanced gastric (G) or gastroesophageal junction (GEJ) cancer [J] . Journal of Clinical Oncology,2022,40(4):308-308.

第九章

原发性肝癌的合理用药及药学监护要点

原发性肝癌是指发生于肝脏的恶性肿瘤，是我国乃至世界上最常见、最具有危害性的恶性肿瘤之一。目前，在我国，原发性肝癌发病率和死亡率分别居常见恶性肿瘤的第 4 位和第 2 位。我国是肝癌 "大国"，每年新发肝癌病例约 35 万例。根据癌细胞的类型不同，肝癌的类型也不同，主要包括三种不同的病理类型：肝细胞癌（HCC）、肝内胆管细胞癌（ICC）和混合型肝癌（HCC-ICC）。肝细胞癌是肝癌最常见的类型，发生率占 85%~90%。因此，本章节中的 "肝癌" 特指肝细胞癌。本章节内容主要基于《CSCO 原发性肝癌诊疗指南》（2020 版）及卫健委颁布的《原发性肝癌诊疗指南》（2022 版），同时参考国内外各大权威指南，合理规范晚期肝癌内科药物治疗的应用，并对当前最新药物进展做大致介绍。

肝癌的全身性治疗，除了指针对肝癌的基础治疗，如抗病毒治疗、保肝利胆和支持对症治疗等，本章针对肝功能 Child-Pugh A 级或较好的 B 级（≤ 7 分）的患者，主要介绍的是分子靶向药物治疗、免疫治疗、化学治疗等。

第一节 一线治疗及药学监护要点

一、索拉非尼

本药证据等级 I 级，1A 类推荐。

（1）循证医学证据。索拉非尼是最早用于肝癌系统抗肿瘤治疗的分子靶向药物。两项大型、随机对照的国际多中心临床试验 SHARP 研究和 Oriental 研究的结果均表明，索拉非尼

（sorafenib）能够延缓晚期 HCC 肿瘤进展，延长患者的生存期。SHARP 研究入组了 602 例未接受过系统治疗的晚期 HCC 患者，将受试者随机分配到索拉非尼组（400mg，bid）或安慰剂组，结果表明，两组的 mOS 分别为 10.7 个月、7.9 个月（P < 0.001），mTTP 分别为 5.5 个月、2.8 个月（P < 0.001）。Oriental 研究入组了 226 例未接受过系统治疗的晚期 HCC 患者，以 2：1 的比例随机分配到索拉非尼组或安慰剂组，两组 mOS 分别为 6.5 个月、4.2 个月（P < 0.001），mTTP 分别为 2.8 个月、1.4 个月（P < 0.001）。

（2）药学监护要点。常见的不良反应为腹泻、手足综合征、皮疹、高血压、纳差及乏力等，一般发生在治疗开始后的 2~6 周内。治疗过程中需要密切监测血压，定期检查肝、肾功能、HBV–DNA、血常规、凝血功能以及尿蛋白等。在治疗过程中，还需要注意心肌缺血风险，特别高龄患者应给予必要的监测和相关检查。

二、奥沙利铂为主的系统化疗

本方案证据等级 I 级，A 类推荐。

（1）循证医学证据。EACH 研究是一项开放标签、随机对照的国际多中心Ⅲ期临床研究，共纳入了 371 例不适合手术或局部治疗的晚期 HCC 患者，其中，中国患者占 75%。结果表明：与单药阿霉素相比，FOLFOX 4 方案治疗显著提高了患者的 mPFS（1.77 个月 vs 2.93 个月，P < 0.001）、ORR（2.67% vs 8.15%，P=0.02）和 DCR（31.55% vs 52.17%，P < 0.0001）。进一步随访 7 个月后的分析结果显示，FOLFOX4 组的 OS 续有获益（6.47 个月 vs 4.90 个月，P=0.04）。主要的目标人群即中国患者群中，FOLFOX4 组的 mOS 显著延长（5.9 个月 vs 4.3 个月，P=0.0281），同时，mPFS、ORR 和 DCR 也继续显示出明显的优势。

（2）药学监护要点。注意化疗药物所致恶心、呕吐、骨髓抑制、肝肾损害等，特别奥沙利铂所致以末梢神经炎为特征的周围性感觉神经病变，有时可伴有口腔周围、上呼吸道和上消化道的痉挛及感觉障碍。甚至类似于喉痉挛的临床表现而无解剖学依据，可自行恢复而无后遗症。感觉异常可在治疗休息期减轻，但在累积剂量大于 800mg/m² 时，有可能导致永久性感觉异常和功能障碍。在治疗终止后数月之内，3/4 以上病人的神经毒性可减轻或消失。当出现可逆性的感觉异常时，并不需要调整下一次本品的给药剂量。

三、仑伐替尼

本药证据等级 I 级，A 类推荐。

（1）循证医学证据。REFLECT 试验是一项仑伐替尼（lenvatinib）与索拉非尼头对头比较的随机对照、全球多中心、非劣效Ⅲ期临床研究，全球共入组了 954 例晚期 HCC 患者。结果：在主要终点方面，仑伐替尼组 mOS 较索拉非尼组达到非劣效，并且有延长趋势（13.6 个月 vs 12.3 个月，$P > 0.001$）；在次要终点方面，仑伐替尼组较索拉非尼组的 mPFS（7.4 个月 vs 3.7 个月）、mTTP（8.9 个月 vs 3.7 个月）和 ORR（24% vs 9%）均显著改善。该研究中入组了 288 例中国患者，仑伐替尼组相较于索拉非尼组，其在 mOS（15.0 个月 vs 10.2 个月）、mPFS（9.2 个月 vs 3.6 个月）及 mTTP（11.0 个月 vs 3.7 个月）上均获得优势（$P < 0.05$），且较全球的数据更佳。同时，对于 HBV 相关 HCC，仑伐替尼具有生存获益优势。

（2）药学监护要点。仑伐替尼最常见的不良反应（发生率 ≥ 20%）是高血压，疲乏，腹泻，食欲下降，关节痛 / 肌痛，体重减轻，腹痛，手掌、足底红斑，感觉综合征，蛋白尿，发声障碍，出血性事件，甲状腺功能低下和恶心等。

四、多纳非尼

本药证据等级 I 级，A 类推荐。

（1）循证医学证据。ZGDH3 研究是在一项多纳非尼与索拉非尼头对头的开放标签、随机、平行对照的Ⅱ / Ⅲ期注册临床试验，共纳入了 668 例患者，其中 659 例（多纳非尼组 328 例，索拉非尼组 331 例）纳入全分析集。结果表明，多纳非尼组与索拉非尼组的 mOS 分别为 12.1 个月、10.3 个月（HR=0.831，95% CI: 0.699–0.988，P=0.0363）。两组的 mPFS（3.7 个月 vs 3.6 个月，P=0.2824）、确认后的 ORR（4.6% vs 2.7%，P=0.2448）和 DCR（30.8% vs 28.7%，P=0.5532）均无显著差异。因此，与索拉非尼相比，多纳非尼能够显著延长晚期 HCC 的 OS，并且具有更好的安全性和耐受性。

（2）药学监护要点。最常发生的不良反应为手足皮肤反应、高血压、谷草转氨酶升高、总胆红素升高、血小板降低、蛋白尿和腹泻等。

五、阿替利珠单抗联合贝伐珠单抗

本方案证据等级 I 级，A 类推荐。

（1）循证医学证据。IMbrave150 全球多中心 III 期研究结果显示，联合治疗组的 mOS 尚未达到，索拉非尼组 mOS 为 13.2 个月，联合组可使 OS 风险降低 42%（HR=0.58，P=0.0006）；联合组的 mPFS 为 6.8 个月，索拉非尼组为 4.3 个月，疾病进展风险降低 41%（HR=0.59，P < 0.0001）。联合组 ORR 达到 27.3%，明显高于索拉非尼组的 11.9%。此外，联合治疗还能延缓患者报告生活质量发生恶化的时间（11.2 个月 vs 3.6 个月，HR=0.63）。在安全性方面，联合组有 36% 的受试者发生 3~4 级 TRAE，其中 17% 是治疗相关性严重不良事件（SAE）；索拉非尼组有 46% 的受试者发生 3~4 级 TRAE，其中 15% 是治疗相关 SAE。对于中国人群，联合治疗组患者也有明显的临床获益，共有 194 例患者（137 例来自 IMbrave150 全球研究，57 例来自中国扩展研究队列），其中联合组 133 例，索拉非尼组 61 例；联合治疗组的 mOS 尚未达到，索拉非尼组 mOS 为 11.4 个月（HR = 0.44）；联合治疗组相较于索拉非尼组，其 mPFS 显著延长（5.7 个月 vs 3.2 个月，HR=0.60）。

（2）药学监护要点。中国患者中最常见的不良反应是蛋白尿，高血压，AST 升高，血胆红素升高，瘙痒等。

六、信迪利单抗联合贝伐珠单抗类似物

本方案证据等级 I 级，A 类推荐。

（1）循证医学证据。ORIENT32 全国多中心 Ⅲ 期研究结果显示，信迪利单抗联合贝伐珠单抗类似物疗效显著优于索拉非尼组，与索拉非尼组相比，联合治疗组死亡风险下降 43%，疾病进展风险下降 44%。

（2）药学监护要点。最常见的不良反应为蛋白尿、血小板减少、血胆红素升高、谷草转氨酶升高、高血压、甲状腺功能减退、发热和低蛋白血症等。

七、其他一线治疗方案

除上述 I 级证据推荐外，指南中还提到如索拉非尼联合奥沙利铂为主的系统化疗（2A 类推荐），基于多项 Ⅱ 期临床研究，提示含奥沙利铂的系统化疗与索拉非尼具有协同作用。对于肝功能和体力状态良好的患者，可以考虑联合治疗。另外抗血管生成药物联合免疫检查点抑制剂一线治疗晚期肝癌，除了上述两项 Ⅲ 期研究（IMbrave150，ORIENT32）已取得成功，卡瑞利珠单抗联合阿帕替尼 Ⅲ 期临床研究（SHR-1210-Ⅲ-310），仑伐替尼联合帕博利珠单抗 Ⅲ 期临床研究（LEAP 002）也在进行中。除此之外，免疫检查点抑制剂与其他药物联合的临床研究也在开展中，如卡瑞利珠单抗联合奥沙利铂为主的系统化疗的 Ⅲ 期临床研究。

第二节　二线治疗及药学监护要点

一、瑞戈非尼

本药证据等级 I 级，A 类推荐。

（1）循证医学证据。RESORCE 研究是瑞戈非尼作为二线治疗晚期 HCC 的随机、双盲、安慰剂对照、全球多中心 Ⅲ 期临床研究。该研究共入组了 573 例 HCC 患者，均为索拉非尼一线治疗失败进展，肝功能 Child-Pugh A 级的患者，按照 2∶1 的比例随机分配至瑞戈非尼组与安慰剂组。结果表明，瑞戈非尼组较

安慰剂组的 mOS（10.6 个月 vs 7.8 个月）、mPFS（3.1 个月 vs 1.5 个月）均显著延长（$P < 0.05$），且在预设的各个亚组都观察到了一致的获益；同时，mTTP（3.2 个月 vs 1.5 个月）、ORR（11% vs 4%）和 DCR（65% vs 36%）均有提高。

（2）药学监护要点。常见不良反应为高血压、手足皮肤反应、乏力及腹泻等。其不良反应与索拉非尼类似，因此，不适合用于那些对索拉非尼不能耐受的患者。

二、阿帕替尼

本药证据等级Ⅰ级，A 类推荐。

（1）循证医学证据。AHELP 研究是阿帕替尼片对照安慰剂二线治疗晚期肝细胞癌患者的随机双盲、平行对照、多中心Ⅲ期临床研究，阿帕替尼组患者的 mOS（8.7 个月 vs 6.8 个月，HR=0.785，P=0.0476）、mPFS（4.5 个月 vs 1.9 个月，HR=0.471，$P < 0.0001$）、ORR（10.7% vs 1.5%）、DCR（61.3% vs 28.8%）均有提高。

（2）药学监护要点。常见不良反应是高血压、蛋白尿、白细胞减少症及血小板减少症等。在使用过程中，应密切随访患者的不良反应，需要根据患者的耐受性给予必要的剂量调整。

三、PD-1 单抗

PD-1 单抗包括纳武利尤单抗、帕博利珠单抗、替雷利珠单抗和卡瑞利珠单抗等，证据等级Ⅲ级，B 类推荐。

（1）循证医学证据。卡瑞利珠单抗在既往系统抗肿瘤治疗过的中国肝癌的Ⅱ期临床研究结果显示，ORR 为 14.7%，6 个月生存率为 74.4%，12 个月生存率为 55.9%，mOS 达到了 13.8 个月。RATIONALE 208 旨在评估替雷利珠单抗用于治疗既往接受过至少一种全身治疗的不可切除的肝癌的疗效和安全性的Ⅱ期研究，结果显示，中位无进展时间为 2.7 个月，中位生存时间为 13.2 个月，总人群的 ORR 为 13.3%。CheckMate-040 研究结果显示采用纳武利尤单抗单药治疗接受过索拉非尼治疗的患者，mOS 也达到 15.6 个月。KEYNOTE-224 研究是一项二线治疗晚期 HCC 单臂、开放标签的国际多中心 Ⅱ 期临床研究，mPFS 为 4.9 个月，mOS 为 12.9 个月，6 个月的 PFS 和 OS 率分别为 43.1% 和 77.9%，1 年 PFS 和 OS 率分别为 28% 和 54%。

（2）药学监护要点。常见的不良反应有免疫相关性全身各系统毒性反应，注意监测，酌情处理。

四、其他二线治疗

美国 FDA 批准卡博替尼用于一线系统抗肿瘤治疗后进展的肝癌患者（证据等级 Ⅰ 级，B 类推荐），曾附条件批准纳武利尤单抗联合伊匹木单抗（证据等级 Ⅲ 级，B 类推荐），用于既往索拉非尼治疗后进展或无法耐受索拉非尼的肝癌患者，雷莫芦单抗用于血清 AFP 水平 ≥ 400 μg/L 肝癌患者的二线治疗（证据等级 Ⅰ 级，B 类推荐）等。

第三节 新进展

一、免疫联合抗血管

继 IMbrave150 模式成肝癌一线标准治疗之后，帕博利珠单抗也在探索联合贝伐珠单抗在晚期 HCC 一线治疗的效果，2021 年 ESMO 年会，报道了该项 Ⅱ 期、开放标签、多中心试验的结果。纳入未接受过全身治疗的局部晚期或转移性 HCC 患者，给予帕博利珠单抗（200mg，3W）联合贝伐珠单抗（3mg/kg，W）治疗，直至疾病进展。该研究共纳入了 28 例患者，16 例可评估。基于 16 例可评估反应的患者的数据，ORR 为 31.3%（5 例确认，部分反应）。DCR 为 56.3%（PR 5 例，SD 4 例）。

二、双免联合

继纳武利尤单抗联合伊匹木单抗在晚期 HCC 患者二线治疗获批后，另一双免组合 CTLA-4 抑制剂 Tremelimumab（T）联合 PD-1 抑制剂度伐利尤单抗（D）一线治疗不可切除 HCC 的疗效和安全性的全球多中心 Ⅲ 期临床研究获得了喜人的结果。该研究纳入 332 例经索拉非尼治疗进展或不耐受 / 拒绝索拉非尼治疗的既往未接受过免疫检查点抑制剂治疗的患者，将受试者随机分为

4 组：T300+D 组、单药 D 组、单药 T 组和 T75+D 组。

研究结果显示，所有治疗组患者均观察到临床获益，其中 T300+D 组获益最明显，中位 OS 长达 18.73 个月，ORR 高达 24%，中位 DOR 尚未达到，其他三组中位 DOR 均超过 11 个月。D+T 双免组合能显著延长患者 OS，并未增加肝脏毒性，为 HCC 患者一线治疗提供了新的选择。

三、靶免联合

2021 年 ASCO 年会上，探索卡瑞利珠单抗联合阿帕替尼治疗晚期肝细胞癌疗效的开放标签、多中心、Ⅱ期 RESCUE 研究更新了数据。一线治疗组和二线治疗组的中位 OS 时间分别为 20.1 个月、21.8 个月；中位 PFS 分别为 5.7 个月、5.5 个月；2 年 OS 率分别为 43.3%、44.6%；ORR 分别为 34.3%、22.5%。在 190 例患者中，有 147 例（77.4%）报告了 $\geq$ 3 级 TRAEs。55 例（28.9%）发生了严重的 TRAEs。发生了两次（1.1%）与治疗相关的死亡。

2021 年 ESMO-Asia 会议上报道的 COSMIC-312 研究，是一项晚期肝癌一线治疗的Ⅲ期随机对照试验，入组的是未经系统治疗的晚期或不可切除肝癌患者。卡博替尼联合阿替利珠单抗组相较于索拉非尼单药组，其 PFS 显著改善（6.8 个月 vs 4.2 个月，HR=0.63，P=0.0012），其中位 OS 未能延长（15.5 个月 vs 15.4 个月，HR=0.90，P=0.438）。

双抗药物的研究也同样吸引人。2021 年 ASCO 年会上报道的 AK104（PD-1/CTLA4 双特异性抗体）联合仑伐替尼治疗不可切除 HCC 的Ⅱ期研究，共纳入了 30 例患者，在 18 例可评估抗肿瘤活性的患者中，研究结果显示，AK104 联合仑伐替尼一线治疗不可切除晚期肝癌患者，ORR 为 44.4%，DCR 为 77.8%，其中 8 例患者达到 PR，6 例患者 SD。在 2021 年 ESMO 年会上，北京大学肿瘤医院邢宝才教授团队报道了另外一个抗 PD-L1/CTLA-4 双特异性抗体 KN046 联合仑伐替尼一线治疗晚期不可切除或转移性 HCC 的初步疗效和安全性的前瞻性Ⅱ期临床试验。该试验共入组了 25 例 BCLC B 期或 C 期患者，接受中位持续时间 10 周的治疗。据 RECIST v1.1 和 imRECIST 评估，ORR 为 57%，DCR 为 95%。当由 mRECIST 评估时，ORR 和 DCR 分别提高到 76.2% 和 95%。TEAE 发生率 64%（16/25），其中 20%（n=5）≥ 3 级。TEAE 相关 KN046 的发生率为 60%（n=15），其中 8% ≥ 3 级。

四、介入联合系统性治疗

2021 ASCO 年会上报道了一项探索 HAIC 联合仑伐替尼和特瑞普利单抗一线治疗 HCC 疗效的单臂、Ⅱ期临床研究。该研究共纳入了 36 例晚期 HCC 患者，中位随访时间为 11.2 个月，结果显示 6 个月的 PFS 率为 80.6%，中位 PFS 为 10.5 个月，中位 OS 未达到。mRECIST 标准的 ORR 为 66.7%，5 例 CR 完全影像学缓解。中位 DOR 为 12.2 个月。8 例降期切除，其中 1 例接受了肝移植，4 例接受了根治性手术切除，1 例达病理学 CR。不良反应均可得到控制，未发生治疗相关的死亡。

HAIC 联合双艾组合一线治疗晚期 HCC 患者也显示出不俗的疗效。2021 年 ESMO 年会报道了 HAIC 联合阿帕替尼和卡瑞利珠单抗治疗既往未经系统治疗的 BCLC C 期 HCC 患者的疗效和安全性的Ⅱ期研究的结果。共计纳入了 26 例符合条件患者，中位随访时间 8.87 个月，ORR 为 61.54%，其中 16 例 PR，2 例 CR。DCR 为 92.31%，根据 RECIST 1.1 评估的 6 个月 PFS 率为 73.7%，12 个月 OS 率为 90.7%。69.23% 的患者发生 ≥ 3 级 AEs。

TACE 同样也是介入治疗中的研究热点，2021 年 ESMO 年会上报道的 IMMUTACE 研究，旨在验证经导管动脉化疗栓塞术（TACE）联合纳武利尤单抗治疗中期 HCC 的安全性和疗效。该研究共入组 49 例患者，最多接受 2 次 TACE，在第一次 TACE 治疗后的 2~3 天即联合纳武利尤单抗治疗。中位随访 14.6 个月，ORR 为 71%，mPFS 为 6.14 月，mOS 为 28.32 月，≥ 3 级 TRAE 率为 34.7%。该研究达到主要研究终点，未发现新的安全信号。

肝癌的系统治疗，总体来讲，靶向治疗和免疫治疗在目前的研究中最为火热，不同药物间的排列组合，同时联合其他治疗方式，如放射治疗、介入治疗、消融治疗等的，将系统性治疗、区域性治疗以及局部治疗联合起来，以期待进一步提高疗效。

◎病例分享

患者，杨某，男性，57 岁，以"右上腹闷胀不适 2 月余，发现肝占位 2 周"为主诉于 2020 年 12 月求诊入院。患者缘于入院前 2 月余，出现右上腹闷胀不适，无消瘦、纳差、恶心、呕吐、腹痛、腹泻等，就诊外院上腹部 CT 平扫＋增强：肝脏巨块型肝癌伴门脉右支癌栓形成。门诊肝脏 MRI：考虑肝癌伴门脉癌栓形成，部分病灶伴瘤内出血可能。为进一步治疗，求诊我院，门诊拟"肝癌"收住入院。既往史："乙肝病毒携带者"病史 10 余年，未治疗。入院后查血常规、生化全套：未见明显异常。甲胎蛋白（AFP）：42529.0ng/ml；异常凝血酶原时间（PIVKA）：23920.0mAU/ml；乙肝二对半：HbsAg（＋），HbeAg（＋），HbcAb（＋）；HBV DNA：3.09E6copies/ml。诊断：原发性肝癌伴门脉癌栓形成（CNLC 分期Ⅲ a 期）。入院后一线予"阿替利珠单抗（1200mg）"联合"贝伐珠单抗（15mg/kg，q3w）"全身治疗，同时联合"恩替卡韦"抗乙肝病毒治疗。每 3 个月，联合经肝动脉化疗栓塞术（TACE）局部治疗，术中用药情况：表柔比星 50mg，奥沙利铂 150mg、直径 100~300μm 的 Callisphere 微球 1 瓶，超液化碘化油 2ml。术后出现Ⅱ级腹痛、发热等栓塞后综合征表现，以及Ⅱ级的肝功能损害（转氨酶升高），对症治疗后好转。定期影像学疗效评价 PR。AFP、PIVKA 进行性下降至正常水平。目前无腹胀、腹痛、腹泻，无恶心、呕吐，无乏力、纳差，无高血压、蛋白尿、胸闷等不适。

【抗肿瘤治疗方案分析】

患者原发性肝癌诊断明确，肝功能正常，根据《CSCO 原发性肝癌诊疗指南》（2020 版），对于肝功能 Child-Pugh ≤ 7 分的肝癌患者，晚期一线治疗方案Ⅰ级 1 类推荐包括索拉非尼、奥沙利铂为主的系统化疗、仑伐替尼、多纳非尼、阿替利珠单抗联合贝伐珠单抗。该患者使用"阿替利珠单抗（1200mg）"联合"贝伐珠单抗（15mg/kg，q3w）"全身治疗。患者既往"乙肝病毒携带者"病史 10 余年，在接受免疫检查点抑制剂等积极的全身性治疗期间可导致病毒再激活或加重肝功能损伤，须给予抗病毒治疗，因此，联合恩替卡韦抗乙肝病毒治疗。

【药学监护要点】

1. 疗效监护

定期复查肝脏 MRI 和肿瘤标志物甲胎蛋白，监测疗效。

2. 阿替利珠单抗联合贝伐单抗治疗 HCC 相关不良反应的监测和管理

（1）出血监测和管理：阿替利珠单抗联合贝伐珠单抗会增加出血风险，治疗过程应监测凝血功能和 INR。

（2）肝功能障碍、肝炎和病毒再激活的监测和管理：该患者"乙肝病毒携带者"病史 10 余年，予恩替卡韦抗乙肝病毒治疗。在治疗期间需定期监测肝功能和乙肝病毒拷贝数。

（3）腹泻和结肠炎的监测和管理：消化道是免疫相关性毒副反应最常见的受累部位，最典型的表现为腹泻及结肠炎，3 级以上的免疫相关消化道毒性是导致免疫检查点抑制剂停用的常见原因。用药过程应监测大便性状及次数、腹痛等。

（4）高血压及蛋白尿监测和管理：贝伐珠单抗是抗血管生成药物，可引起血压升高及蛋白尿的发生，用药过程需监测血压波动情况，定期检查尿常规。

参考文献

［1］中华人民共和国国家卫生健康委员会医政医管局. 原发性肝癌诊疗规范（2019 年版）［J］. 肿瘤综合治疗电子杂志，2020, 6(2): 55-85.

［2］BRAY F, FERLAY J, SOERJOMATARAM I, et al. Global cancer statistics 2018: GLOBOCAN estimates of incidence and mortality worldwide for 36 cancers in 185 countries［J］. CA Cancer J Clin, 2018, 68(6):394-424.

［3］LLOVET J M, RICCI S, MAZZAFERRO V, et al. Sorafenib in advanced hepatocellular carcinoma［J］. N Engl J Med, 2008, 359(4): 378-390.

［4］CHENG A L, KANG Y K, CHEN Z D, et al. Efficacy and safety of sorafenib in patients in the Asia-Pacific region with advanced hepatocellular carcinoma: a phase　Ⅲ randomised, double-blind, placebo-controlled trial [J] . Lancet Oncol, 2009, 10(1): 25-34.

[5] QIN S, BAI Y, LIM H Y, et al. Randomized, multicenter, open-label study of oxaliplatin plus fluorouracil/leucovorin versus doxorubicin as palliative chemotherapy in patients with advanced hepatocellular carcinoma from Asia [J] . J Clin Oncol, 2013, 31(28): 3501-3508.

[6] QIN S, CHENG Y, LIANG J, et al. Efficacy and safety of the FOLFOX4 regimen versus doxorubicin in Chinese patients with advanced hepatocellular carcinoma: a subgroup analysis of the EACH study [J] . Oncologist, 2014, 19(11): 1169-1178.

[7] KUDO M, FINN R S, QIN S, et al. Lenvatinib versus sorafenib in first-line treatment of patients with unresectable hepatocellular carcinoma: a randomised phase 3 non-inferiority trial [J] . Lancet, 2018, 391(10126): 1163-1173.

[8] BI F, QIN S, GU S, et al. Donafenib versus sorafenib as first-line therapy in advanced hepatocellular carcinoma: An open-label, randomized, multicenter phase Ⅱ / Ⅲ trial [R] . America: American Society of Clinical Oncology, 2020.

[9] FINN R S, QIN S, IKEDA M, et al. Atezolizumab plus bevacizumab in unresectable hepatocellular carcinoma [J] . N Eng l J Med, 2020,382(20):1894-1905.

[10] GALLE P R, FINN R S, QIN S, et al. Patient-reported outcomes (PROs) from the Phase Ⅲ IMbrave150 trial of atezolizumab (atezo)+ bevacizumab (bev) vs sorafenib (sor) as first-line treatment (tx) for patients (pts) with unresectable hepatocellular carcinoma (HCC) [R] . America: American Society of Clinical Oncology, 2020.

[11] QIN S, GALLE P, ZHENGGANGREN Y, et al. Efficacy and safety of atezolizumab+ bevacizumab vs sorafenib in Chinese patients with unresectable HCC in the phase Ⅲ IMbrave150 study [R] . Czech Republic: Liver Cancer Summit, 2020.

[12] REN Z, XU J, BAI Y, et al. Sintilimab plus a bevacizumab biosimilar (IBI305) versus sorafenib in unresectable hepatocellular carcinoma (ORIENT-32): a randomised, open-label, phase 2 - 3 study [J] . Lancet Oncol, 2021, 22(7): 977-990.

[13] ASSENAT E, BOIGE V, THEZENAS S, et al. Sorafenib (S) alone versus S combined with gemcitabine and oxaliplatin (GEMOX) in first-line treatment of advanced hepatocellular carcinoma (HCC): Final analysis of the randomized phase Ⅱ GONEXT trial (UNICANCER/FFCD PRODIGE 10 trial) [R] . America: American Society of Clinical Oncology, 2013.

[14] YAU T C, CHEUNG F Y, LEE F, et al. A multicenter phase Ⅱ study of sorafenib, capecitabine, and oxaliplatin (SECOX) in patients with advanced hepatocellular carcinoma: Final results of Hong Kong-Singapore Hepatocellular Carcinoma Research Collaborative Group study [R] .America: American Society of Clinical Oncology, 2013.

[15] 王锋，秦叔逵，华海清，等．含奥沙利铂化疗方案治疗对索拉非尼耐药的晚期原发性肝癌的临床观察［J］．临床肿瘤学杂志，2014，19(3)：226-230.

[16] BRUIX J, QIN S, MERLE P, et al. Regorafenib for patients with hepatocellular carcinoma who progressed on sorafenib treatment (RESORCE): a randomised, double-blind, placebo-controlled, phase 3 trial［J］. Lancet, 2017,389(10064):56-66.

[17] QIN S, LI Q, GU S, et al. Apatinib as second-line or later therapy in patients with advanced hepatocellular carcinoma (AHELP): a multicentre, double-blind, randomised, placebo-controlled, phase 3 trial［J］. Lancet Gastroenterol Hepatol, 2021,6(7):559-568.

[18] QIN S, REN Z, MENG Z, et al. A randomized multicentered phase Ⅱ study to evaluate SHR-1210 (PD-1 antibody) in subjects with advanced hepatocellular carcinoma (HCC) who failed or intolerable to prior systemic treatment［J］. Ann Oncol, 2018, 29(8): 719-720.

[19] DUCREUX M, ABOU-ALFA G, REN Z, et al. 0-1 Results from a global phase 2 study of tislelizumab, an investigational PD-1 antibody, in patients with unresectable hepatocellular carcinoma［R］.Europe: ESMO 23rd World Congress on Gastrointestinal Cancer, 2021.

[20] EL-KHOUEIRY A B, SANGRO B, YAU T, et al. Nivolumab in patients with advanced hepatocellular carcinoma (CheckMate 040): an open-label, non-comparative, phase 1/2 dose escalation and expansion trial［J］. Lancet, 2017,389(10088):2492-2502.

[21] ZHU A X, FINN R S, EDELINE J, et al. Pembrolizumab in patients with advanced hepatocellular carcinoma previously treated with sorafenib (KEYNOTE-224): a non-randomised, open-label phase 2 trial［J］. Lancet Oncol, 2018, 19(7): 940-952.

[22] ABOU-ALFA G K, MEYER T, CHENG A L, et al. Cabozantinib in patients with advanced and progressing hepatocellular carcinoma［J］. N Engl J Med, 2018, 379(1): 54-63.

[23] YAU T, KANG Y K, KIM T Y, et al. Efficacy and safety of Nivolumab plus ipilimumab in patients with advanced hepatocellular carcinoma previously treated with sorafenib: the CheckMate 040 randomized clinical trial［J］. JAMA Oncol, 2020, 6(11): e204564.

[24] ZHU A X, KANG Y K, YEN C J, et al. Ramucirumab after sorafenib in patients with advanced hepatocellular carcinoma and increased α-fetoprotein concentrations (REACH-2): a randomised, double-blind, placebo-controlled, phase 3 trial［J］. Lancet Oncol, 2019, 20(2): 282-296.

[25] HSIEHCHEN D, KAINTHLA R, ZHU H, et al. 939P Phase Ⅱ study of Pembrolizumab (pembro) and bavituximab (bavi) in advanced hepatocellular carcinoma (HCC)［R］. Europe: ESMO Congress, 2021.

[26] ZHANG Y, XU J, SHEN J, et al. Update on overall survival (OS) of RESCUE: An open-label, phase 2 trial of camrelizumab (C) in

combination with apatinib (A) in patients with advanced hepatocellular carcinoma (HCC) [R] .America: American Society of Clinical Oncology, 2021.

[27] KELLEY R, YAU T, CHENG A. ESMO Virtual Plenary − Cabozantinib (C) plus atezolizumab (A) versus sorafenib (S) as first−line systemic treatment for advanced hepatocellular carcinoma (aHCC): Results from the randomized phase Ⅲ COSMIC−312 trial [R] . Asia: ESMO Asia Virtual Oncology Week, 2021.

[28] BAI L, SUN M, XU A, et al. Phase 2 study of AK104 (PD−1/CTLA−4 bispecific antibody) plus lenvatinib as first−line treatment of unresectable hepatocellular carcinoma [R] .America: American Society of Clinical Oncology, 2021.

[29] XING B C. 938P KN046 (an anti−PD−L1/CTLA−4 bispecific antibody) in combination with lenvatinib in the treatment for advanced unresectable or metastatic hepatocellular carcinoma (HCC): Preliminary efficacy and safety results of a prospective phase Ⅱ trial [R] . Europe: ESMO Congress, 2021.

[30] HE M, MING S, LAI Z et al. A phase Ⅱ trial of lenvatinib plus toripalimab and hepatic arterial infusion chemotherapy as a first−line treatment for advanced hepatocellular carcinoma (LTHAIC study)[R]. America: American Society of Clinical Oncology, 2021.

[31] ZHANG T, ZUO M, GENG Z, et al. 946P Hepatic artery infusion chemotherapy (HAIC) combined with apatinib and camrelizumab for hepatocellular carcinoma (HCC) in BCLC stage C: A prospective, single−arm, phase Ⅱ trial (TRIPLET study) [R] .Europe: ESMO Congress, 2021.

第十章

胰腺癌的合理用药及药学监护要点

胰腺癌是消化系统常见的恶性肿瘤之一，且是目前恶性程度最高的肿瘤之一。2020 年，全球胰腺癌的发病率和死亡率分别位居恶性肿瘤的第 12 位和第 7 位。中国国家癌症中心 2021 年统计数据显示，胰腺癌位居我国男性恶性肿瘤发病率的第 7 位，女性第 11 位，占恶性肿瘤相关死亡率的第 6 位。胰腺癌在最容易治愈的早期阶段很少被发现、被确诊，通常在确诊前已悄无声息地扩散到其他器官。因此，胰腺癌也被称为"silent disease"，即沉默的疾病。胰腺癌不仅起病隐匿，同时病情进展非常快，大多数胰腺癌被确诊时已为晚期，并伴有转移，五年生存率仅为7.2%，预后极差。胰腺癌导管癌（PDAC）是最常见的病理类型，发生率约占 90%。本章节内容主要基于国家卫生健康委员会颁布的《胰腺癌诊疗指南》（2022 版）及《CSCO 胰腺癌诊疗指南》（2020 版），同时参考国内外各大权威指南，合理规范晚期胰腺癌内科药物治疗的应用，并对当前最新药物进展做大致介绍。

首先，建议所有胰腺癌患者均应进行 BRCA1/2、PALB2、NTRK1/2/3、MSI-H/dMMR、TMB 和 RAS 等基因检测，优先使用肿瘤组织进行基因学检测，如肿瘤组织检测不可行，可考虑行血浆游离 DNA 检测。根据基因结果，以确定最佳药物治疗。在致病性胚系 BRCA1/2 基因突变的患者中，一线化疗首选含铂方案，如 FOLFIRINOX 或吉西他滨联合顺铂方案，若铂类药物治疗后无进展超过 16 周，建议以奥拉帕利维持治疗。对于体系基因突变或其他同源重组修复通路异常的患者，可参考胚系突变同等处理。对于存在 NTRK 融合基因的胰腺癌患者，首选拉罗替尼或恩曲替尼进行治疗。对于 MSI-H/dMMR，可选免疫治疗。没有基因突变的不可切除的晚期胰腺癌患者应根据体能状态积极进行系统治疗，首选联合治疗方案，对于体能状态较差患者，可考虑单药治疗。

第一节 一线治疗及药学监护要点

一、吉西他滨

本药证据等级Ⅰ级，A类推荐。

（1）循证医学证据。吉西他滨（GEM）单药对比 5-FU 治疗无法切除的晚期胰腺癌患者的Ⅲ期临床研究结果显示，GEM组 mOS 显著延长（5.65 个月 vs 4.41 个月，P=0.0025），症状缓解也有显著改善。

（2）药学监护要点。吉西他滨最常见的副作用为骨髓抑制，除白细胞下降之外，还常表现为血小板下降，注意密切监测。20% 患者用药后会出现皮疹，伴瘙痒，可给予抗过敏治疗。药物对血管刺激不大，但需注意，必须在 30min 内输注结束，否则反而会大幅度增加药物毒性。

二、替吉奥

本药证据等级Ⅰ级，A类推荐。

（1）循证医学证据。随机对照Ⅲ期临床研究 GEST 试验结果表明，S-1 单药对比 GEM 单药的总生存风险比为 0.96（97.5%CI：0.78-1.18），S-1 单药用于局部晚期或转移性胰腺癌患者的总生存期不劣于 GEM 单药治疗。

（2）药学监护要点。主要包括骨髓抑制、消化道反应、黏膜炎症及皮肤反应等。

三、GEM+ 白蛋白结合型紫杉醇

本方案证据等级Ⅰ级，A类推荐。

（1）循证医学证据。MPACT 是一项Ⅲ期临床试验，共入组了 861 例转移性胰腺癌患者，随机分配至白蛋白结合型紫杉醇联合 GEM 组或 GEM 单药组。结果显示，GEM 联合白蛋白结合型

紫杉醇组的 mOS 为 8.7 个月，GEM 单药组为 6.6 个月（HR=0.72，95%CI：0.62-0.83，$P < 0.001$），两组差异有统计学意义，在转移性胰腺癌初治患者中，GEM 联合白蛋白结合型紫杉醇组的 mOS 较 GEM 单药组明显延长，且耐受性良好。

（1）药学监护要点。联合治疗方案相对毒性大于单药化疗方案，应综合考虑患者体能状态，注意观察化疗所致毒性反应，特别是骨髓抑制等，酌情处理。

四、FOLFIRINOX 方案

本方案证据等级 I 级，A 类推荐。

（1）循证医学证据。一项临床试验共入组了 324 例 PS 0~1 分的转移性胰腺癌患者，随机分配至 FOLFIRINOX 或 GEM 方案。FOLFIRINOX 的 mOS 为 11.1 个月，GEM 组为 6.8 个月（$P < 0.001$）。

（2）药学监护要点。三药联合治疗对患者体能要求更高，更应重视化疗毒性反应，如骨髓抑制、肝肾功能损害、神经毒性等，特别是伊立替康所致腹泻，必要时监测 UGTA1A1 基因，酌情调整药物剂量。

五、奥拉帕利

本药证据等级 I 级，A 类推荐。

（1）循证医学证据。POLO 临床研究中，对于存在 BRCA1/2 胚系突变、在一线含铂类方案化疗 16 周及以上的患者，如病情仍维持稳定，使用奥拉帕尼维持治疗可显著延长 PFS（7.4 个月 vs 3.8 个月，P=0.004）。

（2）药学监护要点。奥拉帕利应整片吞服，不应咀嚼、压碎、溶解或掰断。治疗期间避免食用西柚、西柚汁、酸橙和酸橙汁，因为这些食物中含有 CYP3A 抑制剂，可能会影响药物疗效。咖啡因会降低血药浓度，也有可能会影响药物疗效。主要的不良反应包括消化道反应、血液学毒性、过敏、疲乏等。

六、其他一线治疗

一项随机对照 III 期临床研究 GEST 试验，结果表明，GEM 联合替吉奥或卡培他滨（GS 方案）与 GEM 单药相比，GS 方案在总生存期方面并无优势，GS 组的 mOS 为 10.1 个月，GEM 组为 8.8 个月，但在 PFS 和 RR 率方面存在优势，故作为Ⅱ级推荐。

GEM 联合尼妥珠单抗。一项随机对照Ⅱ期临床研究结果表明，与 GEM 单药相比，GEM 联合尼妥珠单抗组的 mOS（8.7 个月 vs 6.0 个月，$P=0.21$）、mPFS（5.4 个月 vs 3.7 个月，$P=0.06$）均延长。但对于 62 岁及以上的患者（占入组患者的 60%），联合治疗较 GEM 单药治疗获益明显，mOS（8.8 个月 vs 5.2 个月，$P=0.034$）、mPFS（5.5 个月 vs 3.2 个月，$P=0.0096$）均有延长。亚组分析显示，KRAS 野生型患者对比 KRAS 突变型患者，其 mOS 改善更显著，分别为 11.6 个月和 5.6 个月。因此指南推荐对于 KRAS 野生型的胰腺癌患者，可推荐使用 GEM 联合尼妥珠单抗。虽然研究仅为Ⅱ期临床研究，但获益明确，且胰腺癌中靶向治疗选择较少，故作为Ⅱ级推荐。

GEM 联合厄洛替尼方案。一项入组了 569 例晚期或转移性胰腺癌患者的临床研究，患者随机接受厄洛替尼联合 GEM 或 GEM 单药治疗。结果表明，与 GEM 单药治疗组相比，联合治疗组在 mOS（HR=0.82，$P=0.038$）和 mPFS（HR=0.77，$P=0.004$）方面均显示出有统计学意义的改善。联合治疗组的 mOS 为 6.24 个月，1 年生存率为 23%，而 GEM 单药治疗组为 5.91 个月和 17%。该研究人群为高加索人群，且实际获益有限，故作为Ⅲ级推荐。

第二节　二线治疗及药学监护要点

一、纳米脂质体伊立替康 +5-FU/LV

本方案证据等级Ⅰ级，A 类推荐。

（1）循证医学证据。NAPOLI-1 为纳米脂质体伊立替康联合 5-FU/LV 对比 5-FU/LV 的随机对照Ⅲ期临床研究。纳米脂质体伊立替康联合 5-FU/LV 组的 mOS 为 6.1 个月，5-FU/LV 组为 4.2 个月（HR=0.67，$P=0.012$），两组差异有统计学意义。NAPOLI-1 研究共纳入亚洲患者 132 例（韩国和中国台湾），近期发布的亚洲患者的亚组分析结果显示，纳米脂质体伊立替康联合 5-FU/LV 组的 mOS 为 8.9 个月，5-FU/LV 组为 3.7 个月（HR=0.51，P=0.025），故作为 I 级推荐。

（2）药学监护要点。脂质体伊立替康（nal-IRI）是伊立替康的脂质体配方，它可以在肿瘤组织中实现脂质体沉积，然后局部释放伊立替康，并随后转化为活性代谢物 SN-38，具有更强的通透性和保留效应，因此疗效更佳，且毒性反应降低。但目前国内并未上市，患者使用受限。

二、其他二线治疗方案

晚期胰腺癌缺乏有效的二线治疗方案，通常建议参加临床研究或更换一线未使用过的药物。比如一线使用以吉西他滨为基础的方案，二线建议以 5-FU 为基础的方案；一线使用以 5-FU 类为基础的方案，二线建议使用吉西他滨为基础的方案。对于术后发生远处转移者，若距离辅助治疗结束时间超过 6 个月，除选择原方案全身化疗外，也可选择替代性化疗方案。对于体能状态较差的患者，可以考虑一线没有使用过的吉西他滨或 5-FU 为基础的单药方案。

第三节 新进展

近年来，各种新型抗肿瘤药物的研发如火如荼，原有治疗方案也在不断优化。但是根据 extPharma 数据库的临床结果成功率分析，不论是 I 期临床、II 期临床，还是 III 期临床的成功率排名，胰腺癌均为垫底。

既往临床研究结果表明，与吉西他滨相比，按 FOLFIRINOX 方案进行 6 个月的化疗可以延长患者的无进展生存期和总生存期，然而 FOLFIRINOX 方案引起的不良反应却使得许多患者无法接受该方案。近日，一项随机 II 期临床试验（PANOPTIMOX-PRODIGE 35）评估了 3 种一线化疗方案的差异，患者被随机分成 3 组，分别接受 6 个月的 FOLFIRINOX 方案（A 组）、4 个月的 FOLFIRINOX 联合亚叶酸钙联合 5- 氟尿嘧啶维持治疗（B 组）或每 2 个月交替使用吉西他滨联合 5- 氟尿嘧啶、亚叶酸钙和伊立替康的序贯治疗（C 组），主要研究终点为 6 个月肿瘤无进展生存期。结果显示，A 组 6 个月肿瘤无进展生存期为 47.1%，B 组为 42.9%，C 组为 34.1%。评分未恶化的中位生存期分别是 A 组 10.1 个月、B 组为 11.4 个月、C 组为 7.3 个月，B 组具有最高的生活质量。表明 FOLFIRINOX 方案诱导化疗 4 个月后疾病受到控制的转移性胰腺癌患者应用亚叶酸钙联合 5- 氟尿嘧啶维持治疗是有效可行的。但 B 组的严重神经系统不良反应发生率较高，可能与奥沙利铂累积剂量较高有关。

以免疫检查点抑制剂为代表的免疫治疗是当前最热门、发展最迅速的领域，给肿瘤治疗带来里程碑式的进展。然而，以 CTLA-4 单抗或 PD-L1 单抗为代表的免疫治疗，用于晚期胰腺癌的研究结果并不理想，几乎全军覆没，大多在 Ⅰ、Ⅱ 期临床试验中即宣告失败。独特的 TME、低 TMB、DC 细胞不成熟等因素，使得抗原识别受损，并影响了后续的 T 细胞活化，这些均是造成胰腺癌免疫治疗效果不佳的重要原因。目前有大量研究集中在联合治疗策略，或是提高 T 细胞浸润，或是增强抗原暴露，或是增强抗原递呈等，目标将胰腺癌的"冷"肿瘤微环境改造成"热"肿瘤，成为胰腺癌免疫研究的重要方向之一，以期提高胰腺癌免疫治疗的疗效，同时也在探索新的、潜在获益的靶点。

CD40 是肿瘤坏死因子受体超家族的细胞表面成员。CD40 激动剂抗体可以激活和极化巨噬细胞，使其向 M1 表型（抗肿瘤）而不是 M2 表型（促肿瘤）转变，促使肿瘤内细胞毒性 T 淋巴细胞的浸润，将所谓的"冷"肿瘤转化为"热"肿瘤，使癌细胞对 ICI 治疗敏感，已显示出潜在的应用前景。一项 Ⅰb 期临床研究显示，对转移性胰腺癌患者一线治疗中使用 CD40 激动剂抗体、吉西他滨和白蛋白结合型紫杉醇并联合 PD-1 单抗，其客观反应率高达 58%。Jiang 等学者研究发现，同时抑制 MEK（使用二甲双胍）和自噬（使用甲氟喹），可激活肿瘤细胞中的 STING/ Ⅰ型干扰素途径，进而激活旁分泌肿瘤相关巨噬细胞向 M1 样表型发展，CD40 激动剂抗体进一步增强了这种效应。三联疗法（二甲双胍联合甲氟喹联合 CD40 激动剂抗体）在免疫"冷"小鼠胰腺癌模型中实现了细胞毒性 T 淋巴细胞活化，导致抗肿瘤免疫增强，是一种极具潜力的联合免疫治疗策略。

转化生长因子 –β（transforming growth factor-β，TGF-β）信号的失调促进肿瘤生长、转移和免疫抑制。一项单臂、多中心、Ⅰb 期临床研究评估了 TGF-β 受体抑制剂 galunisertib 联合 PD-L1 抗体应用于复发或转移性胰腺癌患者的疗效，研究表明，该方案具有可接受的耐受性和不良反应，32 例患者中，1 例患者出现部分缓解，7 例稳定，15 例出现疾病进展，9 例不可评估，总疾病控制率为 25%，为胰腺癌患者的治疗提供了新选择。

靶向治疗上，超过 90% 的 PDAC 在 KRAS 基因中表现出激活突变。因此，突变型 KRAS 可能是治疗 PDAC 的一个有价值的靶点。在 2022 年 ASCO GI 中，以胰腺癌为代表的 GI 肿瘤，抗 KRAS 治疗的表现也令人振奋：Adagrasib 单药方案在既往经治的 KRAS-G12C 突变的 PDAC（中位既往系统治疗线数为 2.5，范围 1~4）中显示出颇具前景的临床活性，DCR 达 100%，在胰腺癌患者中 PR 达 50%，mPFS 为 6.6 个月（95%CI：1.0-9.7）；有 50% 的患者仍在接受治疗中。初步疗效令人惊艳！这意味着如果研究取得最终成功，或可给一线、二线甚至更晚期 PDAC 患者以更多、更优治疗选择。此外，在安全性上，Adagrasib 单药耐受性好，安全性特征易于管理，无严重不可耐受的不良反应，这对于晚期一般情况较差的胰腺癌患者而言尤为重要。

胰腺癌恶性程度高，治疗选择仍然有限。患者预后的改善将取决于基础研究、转化研究和临床研究各方面的齐头并进，基础研究对胰腺癌的诊治尤为重要。虽然临床进展缓慢，但随着对胰腺癌分子生物学特性和临床转化研究的深入，胰腺癌的发病机制得到了更为清晰的阐述，其诊疗手段也进一步丰富，最终将改善胰腺癌患者的预后。

● **病例分享**

患者，许某，女性，49 岁，以"腹痛 1 个月"为主诉于 2021 年 9 月求诊入院。患者于入院前 1 个月出现上腹闷痛，呈阵发性闷痛，与体位、进食无明显相关，伴便秘、消瘦、纳差，无恶心、呕吐、腹泻等，门诊拟"腹痛待查"收住入院。既往史："高血压"病史数年（具体不详），血压最高达220/110mmHg，平素规律服用降压药控制血压120~140/90~100mmHg。入院后查血常规、生化全套：未见明显异常。CA125：1273U/ml，CEA：821.7ng/ml，CA199：29.69U/ml。上腹部CT：①胰头下方-十二指肠水平部上方区肿瘤性病变，考虑为恶性肿瘤，恶性间质瘤可能，神经内分泌癌及其他待除，与邻近十二指肠、胰头分界不清；病灶周围数个淋巴结，考虑MT可能。②肝内多发转移瘤。于2021年10月9日行超声下肝穿刺活检，病理回报：（肝肿物穿刺组织）中分化腺癌伴坏死，结合免疫组化及临床病史，考虑胰胆道系统来源。免疫组化结果：CK7（＋），CK20（个别＋），Villin（＋），CK19（＋），CA19-9（＋），CDX-2（弱＋），SATB2（－），TTF-1（－）。基因检测：MSS；BRCA1/2：阴性。诊断：胰腺腺癌伴肝多发转移（cT4NxM1 Ⅳ期）。于2021.10.12起一线予FOLFIRINOX方案"奥沙利铂（85mg/m^2，d1）"联合"伊立替康（180mg/m^2，d1）"联合"LV（400mg/m^2，静脉滴注2h，d1）"联合"5-FU（400mg/m^2，静冲，d1，然后2400mg/m^2，持续静脉滴注46h，q2w）"方案化疗。其间患者出现Ⅰ度恶心、呕吐、乏力，Ⅲ度骨髓抑制，对症处理后好转。治疗后患者腹痛好转，CA125、CEA进行性下降，其间复查疗效评价SD。目前无腹胀、腹痛、腹泻，无恶心、呕吐，无乏力、纳差，无胸闷等不适。

【抗肿瘤治疗方案分析】

患者胰腺癌伴肝多发转移（cT4NxM1 Ⅳ期）诊断明确。对于体能状态良好的转移性胰腺癌患者，《CSCO胰腺癌诊疗指南》（2021版）关于一线治疗方案Ⅰ级推荐有吉西他滨单药、替吉奥单药、吉西他滨联合白蛋白结合型紫杉醇、FOLFIRINOX方案。该患者一线使用FOLFIRINOX方案"奥沙利铂（85mg/m^2，d1）"联合"伊立替康（180mg/m^2，d1）"联合"LV（400mg/m^2，静脉滴注2h，d1）"联合"5-FU 400mg/m^2，静冲，d1，然后2400mg/m^2，持续静脉滴注46h，q2w"方案化疗，符合指南治疗原则。

【药学监护要点】

1. 疗效监护

定期复查影像及肿瘤标记物。

2. 监测神经毒性

神经毒性是奥沙利铂特征性不良反应，临床表现为肢体末端麻木，感觉异常（蚁走感、异物感及针刺感），伴或不伴痛性痉挛，有时可见咽喉部感觉麻木甚至急性喉痉挛，表现为呼吸困难和吞咽困难，通常遇到冷刺激会激发或加剧，治疗期间应避免接触冷水。如出现较为严重的四肢疼痛、麻木感，奥沙利铂应减量。

3. 监测急性和迟发性腹泻

胆碱能综合征和迟发性腹泻是伊立替康特征性不良反应。用药后24h内出现下述症状称急性乙酰胆碱综合征：早发性腹泻、出汗、流涎、视力模糊、腹痛、流泪，一旦出现可给予硫酸阿托品治疗。迟发性腹泻是使用伊立替康24h后出现的药物相关性腹泻，为剂量限制性毒性，无蓄积性，表现为大便次数增加，大便性状改变，出现溏稀便、水样便等，可伴腹痛、腹胀不适及乏力、虚弱感等。一旦出现，给予止泻、补液、纠正电解质紊乱等处理。

4. 骨髓抑制

FOLFIRINOX是容易导致骨髓抑制的方案，用药期间应密切监测血常规，一旦出现粒细胞减少，应予重组人粒细胞集落刺激因子，伴发热者可预防性使用抗菌药物。

参考文献

[1] GOLAN T, HAMMEL P, RENI M, et al. Maintenance olaparib for germline BRCA-mutated metastatic pancreatic cancer [J]. N Engl J Med, 2019, 381(4):317-327.

[2] DRILON A, LAETSCH T W, KUMMAR S, et al. Efficacy of larotrectinib in TRK fusion - positive cancers in adults and children[J]. N Engl J Med, 2018, 378(8):731-739.

[3] DOEBELE R C, DRILON A, PAZ-ARES L, et al. Entrectinib in patients with advanced or metastatic NTRK fusion-positive solid tumours: integrated analysis of three phase 1 - 2 trials [J]. Lancet

Oncol, 2020,21(2):271-282.

[4] BURRIS H, MOORE M J, ANDERSEN J, et al. Improvements in survival and clinical benefit with gemcitabine as first-line therapy for patients with advanced pancreas cancer: a randomized trial [J] . J Clin Oncol, 1997,15(6):2403-2413.

[5] UENO H, IOKA T, IKEDA M, et al. Randomized phase III study of gemcitabine plus S-1, S-1 alone, or gemcitabine alone in patients with locally advanced and metastatic pancreatic cancer in Japan and Taiwan: GEST study [J] . J Clin Oncol, 2013,31(13):1640-1648.

[6] VON H D D, ERVIN T, ARENA F P, et al. Increased survival in pancreatic cancer with nab-paclitaxel plus gemcitabine [J] . N Engl J Med, 2013,369(18):1691-1703.

[7] CONROY T, DESSEIGNE F, YCHOU M, et al. FOLFIRINOX versus gemcitabine for metastatic pancreatic cancer [J] . N Engl J Med, 2011,364(19):1817-1825.

[8] STRUMBERG D, SCHULTHEIS B, EBERT M P, et al. Phase II, randomized, double-blind placebo-controlled trial of nimotuzumab plus gemcitabine compared with gemcitabine alone in patients (pts) with advanced pancreatic cancer (PC) [R] . America: American Society of Clinical Oncology, 2013.

[9] MOORE M J, GOLDSTEIN D, HAMM J, et al. Erlotinib plus gemcitabine compared with gemcitabine alone in patients with advanced pancreatic cancer: a phase III trial of the National Cancer Institute of Canada Clinical Trials Group [J] . J Clin Oncol, 2007,25(15):1960-1966.

[10] WANG-GILLAM A, LI C-P, BODOKY G, et al. Nanoliposomal irinotecan with fluorouracil and folinic acid in metastatic pancreatic cancer after previous gemcitabine-based therapy (NAPOLI-1): a global, randomised, open-label, phase 3 trial [J] . Lance, 2016,387(10018):545-557.

[11] BANG Y J, LI C P, LEE K H, et al. Liposomal irinotecan in metastatic pancreatic adenocarcinoma in Asian patients: Subgroup analysis of the NAPOLI - 1 study [J] . Cancer Sci, 2020,111(2):513-527.

[12] DAHAN L, WILLIET N, LE K, et al. Randomized phase II trial evaluating two sequential treatments in first line of metastatic pancreatic cancer: results of the PANOPTIMOX-PRODIGE 35 trial [J] . J Clin Oncol, 2021,39(29):3242-3250.

[13] ROJAS L A, BALACHANDRAN V P. Scaling the immune incline in PDAC [J] . Nat Rev Gastroenterol Hepatol, 2021,18(7):453-454.

[14] VONDERHEIDE R H. CD40 agonist antibodies in cancer immunotherapy [J] . Annu Rev Med, 2020,71:47-58.

[15] O'HARA M H, O'REILLY E M, ROSEMARIE M, et al. A phase Ib study of CD40 agonistic monoclonal antibody APX005M together with gemcitabine (Gem) and nab-paclitaxel (NP) with or

without Nivolumab (Nivo) in untreated metastatic ductal pancreatic adenocarcinoma (PDAC) patients [J]. Cancer Res, 2019,79(13):3.

[16] JIANG H, COURAU T, BORISON J, et al. Activating Immune Recognition in Pancreatic Ductal Adenocarcinoma via Autophagy Inhibition, MEK Blockade, and CD40 Agonism [J]. Gastroenterology, 2022,162(2):590-603.

[17] MELISI D, OH D Y, HOLLEBECQUE A, et al. Safety and activity of the TGFβ receptor I kinase inhibitor galunisertib plus the anti-PD-L1 antibody durvalumab in metastatic pancreatic cancer [J]. J Immunother Cancer, 2021, 9(3): e002068.

[18] ASLAN M, SHAHBAZI R, ULUBAYRAM K, et al. Targeted therapies for pancreatic cancer and hurdles ahead [J]. Anticancer Res, 2018,38(12):6591-6606.

[19] BEKAII-SAAB T S, SPIRA A I, YAEGER R, et al. KRYSTAL-1: Updated activity and safety of adagrasib (MRTX849) in patients (Pts) with unresectable or metastatic pancreatic cancer (PDAC) and other gastrointestinal (GI) tumors harboring a KRASG12C mutation [R]. America: ASCO Gastrointestinal Cancers Symposium, 2022.

第十一章

胆道恶性肿瘤的合理用药及药学监护要点

胆道肿瘤（biliary tract carcinoma，BTC）是起源于胆囊及胆管的恶性肿瘤的总称，其发病率约占所有消化系统肿瘤的3%。其分型包括胆囊癌（gallbladder carcinoma，GBC）、肝内胆管癌（intrahepatic cholangiocarcinoma，ICC）和肝外胆管癌（extrahepatic cholangiocarcinoma，ECC），ECC根据解剖位置又分为肝门部胆管癌（perihilar cholangiocarcinoma，PCC）和远端胆管癌（distal cholangiocarcinoma，DCC）。目前，BTC全球发病率呈现上升趋势，以亚洲国家最为高发。其中，以GBC最为常见，全球发病率位居消化道肿瘤第6位。近年来，我国ICC发病率也在逐年升高。

由于BTC起病隐匿，侵袭性强且对常规放化疗不敏感，因此BTC的预后极差，5年生存率仅5%~15%。本章节内容主要基于《CSCO胆道恶性肿瘤诊疗指南》（2021版），同时参考国内外各大权威指南，合理规范晚期胆管癌内科药物治疗的应用，并对当前最新药物进展做大致介绍。

第一节　一线治疗及药学监护要点

推荐符合精准用药条件的所有胆道肿瘤的患者参加临床研究，包括但不限于FGFR2融合突变、IDH1/2突变、POLE/POLD突变、BRCA突变、BAP突变、ATM突变、BRAF突变等。对于体能状态良好患者，推荐联合化疗，体能状态较差患者，可考虑单药化疗。

一、吉西他滨联合顺铂

本方案证据等级Ⅰ级，A类推荐。

（1）循证医学证据。ABC02研究旨在评估吉西他滨联合顺铂（GC）对比单药吉西他滨（G）在晚期胆道癌一线治疗中的有效性和安全性。研究共入组了410例患者，中位随访8.2个月后，结果表明GC组的204例患者中，中位OS为11.7个月，G组的206例患者中，中位OS为8.1个月（HR=0.64，95%CI：0.52-0.80，$P < 0.001$）。GC组中位PFS为8.0个月，G组中位PFS为5.0个月（HR=0.63，95%CI：0.51-0.77，$P < 0.001$）。除了GC组更多受试者出现中性粒细胞减少外，两组不良的反应相似。

（2）药学监护要点。吉西他滨滴注时间应短于30min，时间延长和增加用药频率会增大药物毒性。吉西他滨具有辐射敏化和发生严重肺、食管纤维样变性的危险，忌与放疗联合应用，本品化疗与放射治疗的间隔至少4周。顺铂用药期间应多饮水，加强水化。顺铂属高致吐药物，应加强止吐，同时备用肾上腺素、皮质激素、抗组织胺药，以便急救使用。

二、吉西他滨联合替吉奥

本方案证据等级Ⅰ级，A类推荐。

（1）循证医学证据。JCOG1113/FUGA-BT研究是一项基于GC方案较多导致消化道反应且需要水化处理的背景下，探索吉西他滨联合替吉奥（GS）治疗晚期胆道恶性肿瘤的疗效和安全性。研究共纳入了345例患者，结果显示GS的疗效并不逊于吉西他滨联合顺铂（GC），GS组中位OS为13.4个月，GC组为15.1个月（HR=0.945，90%CI：0.78-1.15，P=0.046）。GS组和GC组中位PFS分别为5.8个月、6.8个月（HR=0.86，95%CI：0.70-1.07），缓解率（RR）分别为32.4%、29.8%。两种方案的耐受性均良好。

（2）药学监护要点。吉西他滨滴注时间应短于30min，时间延长和增加用药频率会增大药物毒性。吉西他滨具有辐射敏化和发生严重肺、食管纤维样变性的危险，忌与放疗联合应用，本品化疗与放射治疗的间隔至少 4 周。替吉奥主要剂量限制性毒性是骨髓抑制。且不得与氟尿嘧啶类药物、抗真菌药氟胞嘧啶、抗病毒药索利夫定、溴夫定同时使用。

三、卡培他滨联合奥沙利铂

本方案证据等级Ⅰ级，A 类推荐。

（1）循证医学证据。Kim 等学者研究了奥沙利铂联合卡培他滨（XELOX）对比奥沙利铂联合吉西他滨（GEMOX）作为晚期 BCT 一线治疗的疗效。114 例患者随机接受了 GEMOX 方案治疗，108 例患者随机接受了 XELOX 方案治疗。结果显示，GEMOX 组的中位 PFS 为 5.3 个月，XELOX 组为 5.8 个月。GEMOX 组 6 个月 PFS 率为 44.5%，XELOX 组为 46.7%（95%CI：12%～16%）。

（2）药学监护要点。奥沙利铂的不良反应多为骨髓抑制、消化道反应、神经毒性反应等，卡培他滨不良反应多为消化道及手足综合征等，需密切监测，酌情处理。

四、其他一线治疗方案

对于体能状态良好的部分患者，一线治疗也可选择三药联合方案，吉西他滨联合顺铂、白蛋白紫杉醇或吉西他滨联合顺铂、替吉奥，CSCO 指南中也做了Ⅱ级推荐。

对于 NTRK 基因融合或者 MSI-H/dMMR 的 BTC 患者目前尚无针对性的临床研究，NTRK 抑制剂拉罗替尼、恩曲替尼和 PD-1 单抗帕博利珠单抗的临床研究均为不分瘤种的早期试验，且均为一线之后的后线治疗，但由于临床数据获益良好，CSCO 指南作为了Ⅱ级推荐。

一项由秦叔逵教授牵头开展的卡瑞利珠单抗联合 FOLFOX4 或 GEMOX 系统化疗一线治疗 HCC 或 BTC 的多中心Ⅱ期研究结果显示，入组的 32 例 BTC 患者中，数据截止时，中位治疗时间为 2.9 个月，ORR 为 9.4%，DCR 高达 90.6%，中位 PFS 和中位 OS 均尚未达到。另外一项卡瑞利珠单抗联合 GEMOX 用于晚期 BTC 一线治疗的单臂探索性研究结果显示，入组的 36 例患者中，有 12 例（46.15%）达到部分缓解（PR），12 例（46.15%）为疾病稳定（SD），仅 2 例出现了进展，GEMOX 联合卡瑞利珠单抗一线治疗 BTC 在 CSCO 指南中也作为了 II 级推荐。

2021 年 CSCO 指南新增了"GEMOX 联合仑伐替尼联合特瑞普利单抗"在晚期 BTC 一线治疗的 III 级专家推荐。该研究方案是基于在 2020 ESMO 会议上报告的特瑞普利单抗联合仑伐替尼、GEMOX 化疗方案治疗晚期肝内胆管癌的单臂、单中心临床试验数据。虽然仅入组了 30 例肝内胆管癌患者，但 ORR 达到了80%，包括 1 例完全缓解（CR），DCR 更是高达 93.3%。2 例患者后续接受了手术切除。6 个月 OS 率为 90%，中位 OS 还未达到，而且耐受性良好。

第二节　二线治疗及药学监护要点

一、FOLFOX

本药证据等级 I 级，A 类推荐。

（1）循证医学证据。ABC-06 试验是一项探讨 mFOLFOX 化疗联合积极症状控制（ASC）对比 ASC 二线治疗晚期 BTC 的 III 期随机对照试验。中位随访时间为 21.7 个月，ASC 组中位 OS、6 个月 OS 率、12 个月 OS 率分别为 5.3 个月、35.5%、11.4%；而 ASC 联合 mFOLFOX 组则分别为 6.2 个月、50.6%、25.9%。在 ≥ 3 级不良反应方面，ASC 联合 mFOLFOX 组仅在疲乏、粒细胞减少方面稍高于 ASC 组，余无明显差异。所以对于 PS ≤ 1 分的患者，CSCO 指南推荐 mFOLFOX 联合 ACS 作为晚期胆道恶性肿瘤二线治疗方案。

（2）药学监护要点。注意化疗药物所致恶心、呕吐、骨髓抑制、肝肾损害等毒性，特别奥沙利铂所致以末梢神经炎为特征的周围性感觉神经病变，有时可伴有口腔周围、上呼吸道和上消化道的痉挛及感觉障碍。感觉异常可在治疗休息期减轻，但在累积剂量大于 $800mg/m^2$ 时，有可能导致永久性感觉异常和功能障碍。

二、其他二线治疗

XELIRI 和 FOLFIRI 在晚期 BTC 的二线治疗中表现出生存获益和良好的耐受性，因此也被当做可供选择的二线方案，作为 CSCO 指南 II 级推荐。

REACHIN 研究是瑞戈非尼治疗吉西他滨和铂类化疗后失败的晚期 BTC 的 II 期临床研究，入组了 66 例化疗后失败的晚期 BTC 患者，按 1 : 1 比例随机分配至瑞戈非尼组和安慰剂组。结果显示，瑞戈非尼组的中位 PFS（3.0 个月 vs 1.5 个月）和 DCR（70% vs 33%）明显优于安慰剂组。但瑞戈非尼组的中位 OS 与安慰剂组相比差异无统计学意义（5.3 个月 vs 5.1 个月，HR=0.49），故作为二线治疗中的 II 级推荐。

对于 BRAF V600E 突变的化疗后失败的晚期 BTC，达拉非尼联合曲美替尼（D+T）治疗晚期 BTC 的 II 期单臂多中心临床试验，共纳入了 43 例符合要求的患者，中位随访 10 个月，结果显示有 22 例获得观察员评估的总体缓解（51%）；20 例获得独立审查员评估的总体缓解（47%）。最常见的 ≥ 3 级不良反应有 γ- 谷氨酰转移酶升高（12%）。17 例发生了严重不良反应，9 例发生了治疗相关的严重不良反应，最常见的是发热（8 例），无治疗相关死亡的报道。D+T 的联合方案在 BRAF V600E 突变的 BTC 患者中显示出良好的疗效，而且安全性可控，在二线治疗中作为 CSCO 指南今年的新增 II 级推荐。

Ivosidenib（AG-120）是一种具有口服活性的异柠檬酸脱氢酶（IDH1）抑制剂，具有潜在的抗肿瘤活性。ClarIDHy 研究旨在评估 Ivosidenib 对比安慰剂用于不可切除或转移性 IDH1 突变胆管癌患者的疗效和安全性。结果显示，与安慰剂相比，lvosidenib 的中位 PFS（2.7 个月 vs 6.9 个月，$P < 0.0001$）显著提高，且耐受性良好。在二线治疗中作为 CSCO 指南今年的新增 II 级推荐。

FGFR 基因的激活突变、扩增或融合可促使多种恶性肿瘤发生和发展。BGJ398 是一项评估 FGFR 抑制剂 Infigratinib 后线治疗 FGFR2 突变阳性的转移性 BTC 患者疗效的 II 期、单臂临床研究。共 105 名患者接受了 Infigratinib 治疗，中位随访 10.6 个月。结果显示，ORR 为 23.1%（95%CI：15.6-32.2），有 24 例获得 CR。常见的不良反应有高磷血症、口腔炎、疲乏和脱发。对于 FGFR2 基因融合 / 重排转移性 BTC 患者 Ⅱ 线或以上接受 FGFR 抑制剂 pemigatinib 或 Infigratinib 治疗获得了今年 CSCO 的新增 Ⅱ 级推荐。

LEAP-005 研究中胆管癌队列的结果显示，31 位转移性 BTC 患者接受了仑伐替尼联合帕博利珠单抗治疗，其中 3 名患者获得 PR，18 位患者评估为 SD。DCR 达到了 68%，中位 DOR 为 5.3 个月，中位 PFS 为 6.1 个月，中位 OS 为 8.6 个月，所以仑伐联合帕博利珠单抗被写入了今年的 CSCO 指南。

第三节　新进展

一、免疫联合化疗

晚期胆道癌的一线治疗进展已停滞十多年，患者迫切需要新的治疗方法。免疫治疗时代的到来，为晚期胆道癌患者带来福音。TOPAZ-1 是首项双盲、安慰剂对照、多中心、Ⅲ 期的临床研究，共纳入了 685 例不可切除的晚期或转移性胆道癌患者，其中包括肝内、肝外胆管癌和胆囊癌。该研究达到主要终点，在晚期胆道癌一线治疗中，与单纯化疗方案相比，度伐利尤单抗联合化疗在 OS 方面具有统计学意义和临床意义的改善（12.8 个月 vs 11.5 个月），中位随访 18 个月时，两组的 OS 分别为 35.1 个月、25.6 个月，中位随访 24 个月时，两组的 OS 分别为 24.9 个月、10.4 个月（HR=0.80）；次要终点 PFS 和 ORR 也得到改善，同时实验组安全性可耐受。这是首个在该人群中相较于标准疗法显示出临床获益的免疫组合疗法，度伐利尤单抗联合吉西他滨加顺铂化疗将成为胆道癌新的一线标准治疗方案。

二、靶向治疗

除指南已经推荐的 FGFR 抑制剂 pemigatinib 或 Infigratinib 外，Gunagratinib（ICP-192）是诺诚健华公司研发的一种新型泛 FGFR 抑制剂，可通过共价结合，有效地选择性抑制 FGFR 活性。临床研究纳入了 30 例实体瘤患者接受 ICP-192 治疗。结果显示，12 例 FGF/FGFR 基因突变患者中，ORR 为 33.3%，其中 1 例（8.3%）CR，3 例（25%）PR，DCR 为 91.7%。在晚期实体瘤患者中，ICP-192 安全且耐受性良好。在包括胆管癌在内的存在 FGF/FGFR 基因改变的多种肿瘤类型中显示出了抗肿瘤活性。随着治疗时间的延长，预期会有更好的反应。2021 年 6 月 18 日，FDA 宣布授予 Gunagratinib（ICP-192）孤儿药称号，认可其为一种非常有潜力的胆管癌治疗方案。

　　HER2 是表皮生长因子受体家族中的一员，对细胞的生长、分化有着重要的调节作用，是 BTC 领域极具潜力的治疗靶点。Zanidatamab，一款 HER2 抑制剂，在治疗 HER2 阳性 BTC 的 ORR 达到 40%，显示出令人振奋的抗肿瘤活性，且安全性可耐受。除单克隆抗体以外，靶向于 HER2 的酪氨酸激酶抑制剂和抗体偶联药物的相关试验也同样在进行之中，一项ⅡA 期研究 MyPathway 显示，帕妥珠单抗联合曲妥珠单抗治疗 HER2 过表达和突变的患者，在 39 例患者中，缓解率（主要终点）为 23%，另有 28% 的患者达到疾病稳定。中位缓解持续时间为 10.8 个月，中位无进展生存期为 4.0 个月，总生存期为 10.9 个月。与治疗相关的 3 级或更高级别不良事件不常见（8%）。

　　国内创新药物索凡替尼作为多靶点酪氨酸激酶抑制剂（TKI）在 BTC 领域也有着不俗的表现。索凡替尼拥有独特的抗血管生成和促进免疫应答的双重作用机制，可以同时靶向 VEGFR-1、VEGFR-2、VEGFR-3、FGFR-1 和 CSF-1R。通过抑制肿瘤新生血管的形成而抑制肿瘤生长，同时索凡替尼还能通过抑制 CSF-1R 调节肿瘤免疫。索凡替尼单药用于晚期胆道肿瘤二线治疗的Ⅱ期临床研究结果显示，16 周无进展生存率为 46.33%，mPFS 为 3.7 个月，mOS 为 6.9 个月，显示出良好的疗效和安全性，此项研究结果已刊登在 Cancer 杂志上。

三、免疫联合靶向治疗

　　一项Ⅱ期、单臂、开放标签的临床研究，评估奥拉帕利联合帕博利珠单抗用于既往接受吉西他滨为主的一线治疗后的 CCA

患者的安全性和有效性。假设奥拉帕利将通过诱导 DNA 损伤和增加肿瘤抗原数量以产生针对 CCA 的持久免疫反应来增加对帕博利珠单抗的肿瘤反应。截至 2021 年 9 月 26 日，已有 12 名患者入组并接受了至少一剂奥拉帕利联合帕博利珠单抗治疗。10 例被诊断为胆管癌，2 例为胆囊癌。根据 RECIST v1.1，1 例获得 PR，4 例获得 SD（1 例在 23% 肿瘤缩小时有希望持续缓解），ORR 为 35%。3 名患者正在积极接受试验（1 名 PR 和 2 名 SD）。初级治疗相关不良事件（AE）包括贫血（$n=2$）、腹泻（$n=1$）。1/2 级 AE 包括血小板减少症（$n=2$）、贫血（$n=1$）、皮疹（$n=1$）和腹泻（$n=1$）。中期试验结果表明，奥拉帕利联合帕博利珠单抗在晚期胆管癌患者中具有可接受的安全性和可控的毒性。

MEK 抑制剂与 PD-1、PD-L1 抑制剂联合应用在结肠癌、乳腺癌和黑色素瘤的临床前模型中显示出免疫调节作用和实质性疗效。通过 MEK 抑制 MAPK 途径可能通过作用于肿瘤细胞和直接作用于免疫细胞来调节肿瘤免疫微环境（TME），导致主要组织相容性复合体 I 类（MHC-1）表达增强，PD-L1 表达增强，CD8+ T 细胞浸润增强。一项 PD-L1 抑制剂阿替利珠单抗单药或与 MEK 抑制剂 Cobimetinib（考比替尼）联合治疗 BTC 的研究，共纳入了 77 名符合条件的胆道肿瘤患者，其中肝内胆管癌 43 例（55.8%），肝外胆管癌 15 例（19.5%），胆囊癌 19 例（24.7%）。结果显示，该研究达到了其主要终点，表明联合治疗组患者的 PFS 显著长于单一治疗组（HR=0.58，90%CI: 0.35-0.93，$P=0.027$）。联合治疗和单药的中位无进展生存期分别为 3.65 个月、1.87 个月，4 个月 PFS 率分别为 44.6%、9.4%，6 个月 PFS 率分别为 22.3%、9.4%，12 个月 PFS 率分别为 13.4%、0%。

四、双免治疗

转化生长因子-β（TGF-β）信号传导可以通过改变 TME，发挥调节作用并诱导血管生成、纤维化和上皮-间质转化来促进肿瘤生长。改变 TME 中 TGF-β 信号转导，同时抑制 PD-L1 途径可能改善 BTC 治疗效果。Bintrafusp alfa（M7824）是一种双功能融合蛋白，由 TGF-β 受体与 PD-L1 的 IgG1 抗体融合而成。Yoo 等学者报告了一项有关 M7824 的 Ⅰ 期开放标签临床试验，该研究入组了 30 例一线辅助或新辅助化疗失败的晚期 BTC 病人，53% 病人 PD-L1 表达阳性，2 例获得 CR（7%），4 例获得 PR（13%），ORR 达 20%，其中 GBC 的 ORR 达 25%，ICC 的 ORR 达 30%，DOR 为 8.3~14.5 个月。值得关注的是，在这些治疗有效的病人中，1 例为免疫表型缺陷型，5 例为免疫表型排斥型病人，且其疗效与 PD-L1 表达无关，3 例病人出现死亡，其中 1 例死于败血症休克，2 例死于间质性肺炎。

一项探索 Nivolumab 和 Ipilimumab（anti-CTLA-4）组合的研究，该研究入组了 39 例晚期 BTC 病人，大多数病人（84.6%）经历一线以上的化疗失败，结果提示，9 例（23%）达到 PR，8 例（21%）达到 SD，DCR 为 44%，最长 DOR 可达 23 个月以上，仅 15% 的病人出现 3 级或 4 级不良反应。另一项 Ⅰ 期临床试验探索 durvalumab（anti-PD-L1）和 tremelimumab（anti-CTLA-4）的组合，该研究招募 65 例晚期 BTC 病人，其中有一半的病人以前接受过化疗，7 例（11%）达到 PR，DCR 为 32.2%。以上两项研究结果表明，两种不同作用机制的 ICIs 联用具有较好的协同作用，值得进一步深入探索。

胆道肿瘤恶性程度高，治疗难度大，目前靶向及免疫治疗方兴未艾。未来应用方向主要是个体化、精准化、联合化。期望通过进一步的临床实践来丰富对疾病的认知，提高治疗效果，完善临床指南，从而为广大 BTC 患者带来生存获益。

● 病例分享

患者，陈某，男性，54 岁，以"腹痛 1 个月，发现肝占位 1 周"为主诉于 2021 年 11 月求诊入院。患者缘于入院前 1 个月，出现右上腹闷痛，呈持续性闷痛，进行加重，与体位、进食无明显相关，无恶心、呕吐、腹泻、便秘等不适，求诊于"将乐县总医院"，查腹部 CT：右肝后下段较大占位性病变，考虑为恶性占位性病变、转移性病灶？不典型肝 CA？为进一步明确，求诊我院，门诊拟

"肝占位"收住入院。既往史无特殊。入院后完善查血常规、生化全套：未见明显异常。AFP：23.960ng/ml，CA125：39.02U/ml，CEA：1.820ng/ml，CA199：33.89U/ml。胸部＋腹部CT：①双肺多发结节，考虑MT可能；②肝S4、8段交界处血管瘤；余肝内多发占位，考虑为MT。③慢性胆囊炎，胆囊多发结石。④肝胃间隙、腹膜后及右心膈角多发占位，考虑为转移瘤。肝脏MRI：①肝右叶占位伴周边多发小强化灶，考虑恶性肿瘤伴肝内多发转移，肝癌可能，胆管癌及转移瘤待排；②心膈角、肝门部及腹膜后多发肿大淋巴结，考虑转移性淋巴结肿大，部分与胰头关系密切。进一步于超声引导下行经皮穿刺肝肿物＋腹膜后肿物活检术，术后肝脏、腹膜后穿刺病理结果：①（肝脏穿刺组织）低分化癌伴大片坏死，考虑胆管上皮来源。②（腹膜后穿刺组织）转移性低分化癌，结合免疫组化结果考虑胆管上皮来源。免疫组化结果：CK7（＋），CK20（－），Villin（＋），GPC-3（个别＋），Hep（－），Arg-1（－），CK19（灶＋），CK（＋），CD34（血管＋），CA199（灶＋）。患者被诊断为肝内胆管细胞癌双肺、腹膜后淋巴结转移（cT2N1M1 IV期）。于2021年12月03日起一线予"吉西他滨（1.0g/m²，d1、d8）"联合"顺铂（75mg/m²，q3w）"化疗，同时予"度伐利尤单抗（1000mg，q3w）"免疫治疗。治疗后患者腹痛较前好转，2周期、4周期后复查疗效评价SD。目前无明显恶心、呕吐、皮肤瘙痒、肝肾功能毒性等。

【抗肿瘤治疗方案分析】

患者肝内胆管癌诊断明确。吉西他滨联合顺铂的方案一直是NCCN、CSCO等各大指南推荐的一线治疗方案之一。度伐利尤单抗是一种人源化的PD-L1单克隆抗体，可与PD-L1结合并阻断PD-L1与PD-1、CD80的相互作用，进而阻断肿瘤免疫逃逸并且释放被抑制的免疫反应。TOPAZ-1研究显示在晚期胆道癌一线治疗中，与标准的吉西他滨联合顺铂化疗方案相比，度伐利尤单抗联合吉西他滨、顺铂方案在OS、PFS和ORR等方面具有统计学意义和临床意义的改善，FDA批准其用于胆管癌的治疗。

【药学监护要点】

1. 疗效监测

监测肿瘤标志物及影像学评估药物疗效。

2. 不良反应监测

在该方案使用过程中应全程化评估并密切监测药物相关的不良反应，重点监测吉西他滨的皮疹、血小板减少发生情况，顺铂的消化道反应、肾脏毒性及骨髓抑制，度伐利尤单抗的irAEs，包括皮肤黏膜不良反应、结肠炎、腹泻、肝不良反应、内分泌不良反应等，患者行免疫联合吉西他滨治疗时，应注意皮肤毒性反应叠加情况。该患者使用免疫联合化疗期间无明显恶心、呕吐、皮肤瘙痒、肝肾功能损害等，后续治疗过程仍需定期评估疗效与密切监测不良反应发生情况。

参考文献

[1] VALLE J, WASAN H, PALMER D H, et al. Cisplatin plus gemcitabine versus gemcitabine for biliary tract cancer [J]. N Engl J Med, 2010, 362(14): 1273−1281.

[2] MORIZANE C, OKUSAKA T, MIZUSAWA J, et al. Combination gemcitabine plus S−1 versus gemcitabine plus cisplatin for advanced/recurrent biliary tract cancer: the FUGA−BT (JCOG1113) randomized phase III clinical trial [J]. Ann Oncol, 2019, 30(12): 1950−1958.

[3] KIM S T, KANG J H, LEE J, et al. Capecitabine plus oxaliplatin versus gemcitabine plus oxaliplatin as first−line therapy for advanced biliary tract cancers: a multicenter, open−label, randomized, phase III, noninferiority trial [J]. Ann Oncol. 2019, 30(5): 788−795.

[4] SHROFF R T, JAVLE M M, XIAO L, et al. Gemcitabine, cisplatin, and nab−paclitaxel for the treatment of advanced biliary tract cancers: a phase 2 clinical trial [J]. JAMA Oncol, 2019, 5(6): 824−830.

[5] KANAI M, HATANO E, KOBAYASHI S, et al. A multi−institution phase II study of gemcitabine/cisplatin/S−1 (GCS) combination chemotherapy for patients with advanced biliary tract cancer (KHBO 1002) [J]. Cancer Chemother Pharmacol, 2015, 75(2): 293−300.

[6] SAKAI D, KANAI M, KOBAYASHI S, et al. 6150 − Randomized phase III study of gemcitabine, cisplatin plus S−1 (GCS) versus gemcitabine, cisplatin (GC) for advanced biliary tract cancer (KHBO1401−MITSUBA) [R]. Germany: ESMO Congress, 2018.

[7] ROLFO C, DZIADZIUSZKO R, DOEBELE R, et al. 65P − Updated efficacy and safety of entrectinib in patients with NTRK fusion−

positive tumours: Integrated analysis of STARTRK-2, STARTRK-1 and ALKA-372-001 [R] . Singapore: ESMO Asia Congress, 2019.

[8] DRILON A, LAETSCH T W, KUMMAR S, et al. Efficacy of larotrectinib in TRK fusion - positive cancers in adults and children[J]. N Engl J Med, 2018, 378(8): 731-739.

[9] LE D T, DURHAM J N, SMITH K N, et al. Mismatch repair deficiency predicts response of solid tumors to PD-1 blockade [J] . Science, 2017, 357(6349): 409-413.

[10] QIN S K, CHEN Z D, LIU Y, et al. A phase II study of anti - PD-1 antibody camrelizumab plus FOLFOX4 or GEMOX systemic chemotherapy as first-line therapy for advanced hepatocellular carcinoma or biliary tract cancer [R] . America: American Society of Clinical Oncology, 2019.

[11] CHEN X F, WU X F, WU H, et al. Camrelizumab plus gemcitabine and oxaliplatin (GEMOX) in patients with advanced biliary tract cancer: a single-arm, open-label, phase II trial [J] . J Immunother Cancer, 2020, 8(2): e001240.

[12] ZHOU J, FAN J, SHI G, et al. 56P Anti-PD1 antibody toripalimab, lenvatinib and gemox chemotherapy as first-line treatment of advanced and unresectable intrahepatic cholangiocarcinoma: A phase II clinical trial [J] . Ann Oncol, 2020,31:S262-S263.

[13] LAMARCA A, PALMER D H, WASAN H S, et al. ABC-06 | A randomised phase III, multi-centre, open-label study of active symptom control (ASC) alone or ASC with oxaliplatin/5-FU chemotherapy (ASC+ mFOLFOX) for patients (pts) with locally advanced/metastatic biliary tract cancers (ABC) previously-treated with cisplatin/gemcitabine (CisGem) chemotherapy [R] . America: American Society of Clinical Oncology, 2019.

[14] ZHENG Y, TU X, ZHAO P, et al. A randomised phase II study of second-line XELIRI regimen versus irinotecan monotherapy in advanced biliary tract cancer patients progressed on gemcitabine and cisplatin [J] . Br J Cancer, 2018, 119(3): 291-295.

[15] CAPARICA R, LENGELÉ A, BEKOLO W, et al. FOLFIRI as second-line treatment of metastatic biliary tract cancer patients [J] . Autops Case Rep, 2019, 9(2): e2019087.

[16] DEMOLS A, BORBATH I, VAN D E M, et al. Regorafenib after failure of gemcitabine and platinum-based chemotherapy for locally advanced/metastatic biliary tumors: REACHIN, a randomized, double-blind, phase II trial [J] . Ann Oncol, 2020, 31(9): 1169-1177.

[17] SUBBIAH V, LASSEN U, ÉLEZ E, et al. Dabrafenib plus trametinib in patients with BRAFV600E-mutated biliary tract cancer (ROAR): A phase 2, open-label, single-arm, multicentre basket trial [J] . Lancet Oncol, 2020,21(9):1234-1243.

[18]ABOU-ALFA G K, MACARULLA T, JAVLE M M, et al. Ivosidenib

in IDH1-mutant, chemotherapy-refractory cholangiocarcinoma (ClarIDHy): a multicentre, randomised, double-blind, placebo-controlled, phase 3 study [J] . Lancet Oncol, 2020, 21(6): 796-807.

[19] JAVLE M, ROYCHOWDHURY S, KELLEY R K, et al. Infigratinib (BGJ398) in previously treated patients with advanced or metastatic cholangiocarcinoma with FGFR2 fusions or rearrangements: mature results from a multicentre, open-label, single-arm, phase 2 study [J] . Lancet Gastroenterol Hepatol, 2021, 6(10): 803-815.

[20] LIN J Z, SHI W W, ZHAO S H, et al. Lenvatinib plus checkpoint inhibitors in patients (pts) with advanced intrahepatic cholangiocarcinoma (ICC): Preliminary data and correlation with next-generation sequencing [R] . America: Gastrointestinal Cancers Symposium; American Society of Clinical Oncology, 2018.

[21] MERIC-BERNSTAM F, HAMILTON E P, BEERAM M, et al. Zanidatamab (ZW25) in HER2-expressing gastroesophageal adenocarcinoma (GEA): Results from a phase I study [R] . America: Gastrointestinal Cancers Symposium, 2021.

[22] JAVLE M, BORAD M J, AZAD N S, et al. Pertuzumab and trastuzumab for HER2-positive, metastatic biliary tract cancer (MyPathway): A multicentre, open-label, phase 2a, multiple basket study [J] . Lancet Oncol, 2021, 22(9): 1290-1300.

[23] XU J, BAI Y, SUN H, et al. A single - arm, multicenter, open - label phase 2 trial of surufatinib in patients with unresectable or metastatic biliary tract cancer [J] . Cancer, 2021, 127(21): 3975-3984.

[24] YIN C, ARMSTRONG S A, AGARWAL S, et al. Phase II study of combination Pembrolizumab and olaparib in patients with advanced cholangiocarcinoma: Interim results [R] . ASCO Gastrointestinal Cancers Symposium; American Society of Clinical Oncology, 2022.

[25] YARCHOAN M, COPE L, ANDERS R A, et al. A multicenter randomized phase 2 trial of atezolizumab as monotherapy or in combination with cobimetinib in biliary tract cancers (BTCs): a NCI experimental therapeutics clinical trials network (ETCTN) study [R] . USA: American Society of Cancer Research, 2020.

[26] YOO C, OH D Y, CHOI H J, et al. Phase I study of bintrafusp alfa, a bifunctional fusion protein targeting TGF-β and PD-L1, in patients with pretreated biliary tract cancer [J] . J Immunother Cancer, 2020, 8(1): e564.

[27] KLEIN O, KEE D, NAGRIAL A, et al. Evaluation of combination Nivolumab and ipilimumab immunotherapy in patients with advanced biliary tract cancers: subgroup analysis of a phase 2 nonrandomized clinical trial [J] . JAMA Oncol, 2020, 6(9): 1405-1409.

[29] IOKA T, UENO M, OH D Y, et al. Evaluation of safety and tolerability of durvalumab (D) with or without tremelimumab (T) in patients (pts) with biliary tract cancer (BTC) [R] . USA: Gastrointestinal Cancers Symposium; American Society of Clinical Oncology, 2019.

第十二章

转移性或不可切除性透明细胞型肾细胞癌的合理用药及药学监护要点

肾细胞癌（renal cell carcinoma，RCC）简称肾癌，是起源于肾小管上皮的恶性肿瘤，占肾脏恶性肿瘤的 80%~90%。肾癌的病理类型最常见的为透明细胞癌，其次为乳头状肾细胞癌及嫌色细胞癌，以及集合管癌等少见类型的肾细胞癌。据 Globocan2020 统计，全球每年癌症新发病例约 1929 万，中国占 23.7%。肾癌全球新发病例 43.1 万，死亡 17.9 万。中国新发病例 7.3 万，死亡 4.3 万。虽然肾癌在中国是低发瘤种，但中国人口基数大，肾癌发病总人数居全球第一。大部分肾癌初始并无症状，多为局限性疾病，少部分初诊时即为晚期。早期肾癌预后良好，大部分可以长期生存，5~10 年生存率 ＞ 90%。高危肾癌易发生转移，晚期肾癌预后差，5 年生存率为 10%~20%。

晚期转移性肾癌应当采取以药物治疗为主，原发灶或转移灶的姑息手术或放疗为辅的综合治疗手段，本章内容主要基于《CSCO 肾癌诊疗指南》（2021 版），同时参考国内外各大权威指南，合理规范晚期肾癌内科药物治疗的应用，并对当前最新药物进展做大致介绍。

第一节　一线治疗及药学监护要点

■　低危型转移性或不可切除性透明细胞型肾细胞癌

一、舒尼替尼

（1）适应证。晚期肾癌。

（2）循证医学证据。舒尼替尼用于晚期肾癌一线治疗的数据主要基于一项舒尼替尼与干扰素对照用于晚期肾癌的随机对照Ⅲ期临床研究，证实舒尼替尼 ORR 为 31%，较干扰素可显著延长无疾病进展时间，达到 11.0 个月，中位 OS 为 26.4 个月。这项研究的开展是基于 IMDC 分层亚组，分析结果显示低危、中危、高危的 PFS 分别为 14.1 个月、10.7 个月、2.4 个月，客观有效率分别为 53%、33.7%、11.8%。2020 年，美国 ASCO-GU 公布了纳武利尤单抗联合伊匹木单抗、舒尼替尼对照用于晚期肾癌一线治疗的 Checkmate214 研究结果，42 个月随访结果显示舒尼替尼治疗组 IMDC 预后为低危的人群中位 PFS 为 27.7 个月，中高危人群的中位 PFS 为 8.3 个月。舒尼替尼一线治疗中国转移性肾细胞癌患者的多中心Ⅳ期临床研究结果显示 ORR 为 31.1%，中位 PFS 为 14.2 个月，中位 OS 为 30.7 个月。

（3）药学监护要点。①根据患者个体的安全性和耐受性，以 12.5mg 为梯度单位逐步调整剂量。每天最高剂量不超过 75mg，最低剂量为 25mg。根据患者个体的安全性和耐受性情况可能需要中断治疗。②避免与强效 CYP3A4/5 抑制剂或诱导剂合用。③舒尼替尼服用 4 周，停药 2 周（4/2 给药方案）可能会导致白细胞及血小板下降等严重骨髓抑制反应，因此用药期间需要密切监测血常规。必要时可采用 2/1 给药方案，即舒尼替尼服药 2 周，停药 1 周。

二、培唑帕尼

（1）适应证。晚期 RCC 患者的一线治疗和曾接受细胞因子治疗的晚期 RCC 患者的治疗。

（2）循证医学证据。①培唑帕尼治疗转移性肾癌的临床数据来源于国际多中心Ⅲ期临床研究，结果显示培唑帕尼的中位 PFS 为 11.1 个月，ORR 为 30%，亚组分析显示 MSKCC 预后低危及中危组获益显著。②另外一项培帕尼与舒尼替尼对照用于转移性肾癌一线治疗的国际多中心Ⅲ期临床研究（COMPARZ 研究）结果显示，培唑帕尼与舒尼替尼的中位 PFS 分别为 8.4 个月、9.5 个月，统计学达到非劣效。次要研究终点方面：培唑帕尼与舒尼替尼的 ORR 分别为 31%、25%，中位 OS 分别为 28.4 个月、29.3 个月，培唑帕尼生活质量评分优于舒尼替尼。COMPARZ 研究共入组了 209 例中国患者，培唑帕尼组和舒尼替尼组 PFS 相似（8.3 个月 vs 8.3 个月），研究者评估的中位 PFS 分别为 13.9 个月、14.3 个月，OS 差异无统计学意义（未达到 vs 29.5 个月）。③一项西班牙开展的晚期肾癌一线接受培唑帕尼治疗的回顾性研究（SPAZO 研究），基于国际转移性肾细胞癌联合数据库（International Metastatic Renal-Cell Carcinoma Database Consortium，IMDC）预后评分模型分层，分析了低危、中危以及高危人群的客观有效率分别为 44%、30%、17.3%，中位无进展生存时间分别为 32 个月、11 个月、4 个月，2 年总生存率分别为 81.6%、48.7%、18.8%。

（3）药学监护要点。①剂量调整应根据个体耐受情况，按 200mg 的幅度逐步递增或递减，以控制不良反应。培唑帕尼的剂量不应超过 800mg。②在培唑帕尼使用期间，轻、中度肝功能损伤患者应慎用培唑帕尼，并且应密切监测，对于基线总胆红素的数值 ≤ 1.5 倍正常值，且 AST 及 ALT 的数值 ≤ 2 倍正常值的患者，其剂量调整参见针对药物性肝毒性的剂量调整指南。

三、索拉非尼

（1）适应证。晚期肾癌。

（2）药学监护要点。最常见的不良反应有腹泻、乏力、脱发、感染、手足皮肤反应、皮疹。避免应用 CYP3A4 强效抑制剂和强效诱导剂。

中高危型转移性或不可切除性透明细胞型肾细胞癌

一、舒尼替尼

（1）适应证。晚期肾癌。

（2）循证医学证据。①舒尼替尼用于晚期肾癌一线治疗的数据主要基地一项舒尼替尼与干扰素对照用于晚期肾癌的随机对照Ⅲ期临床研究，证实舒尼替尼 ORR 为 31%，较干扰素可显著延长无疾病进展时间，达到 11.0 个月，中位 OS 为 26.4 个月。

这项研究的开展是基于 IMDC 分层亚组，分析结果显示低危、中危、高危的 PFS 分别为 14.1 个月、10.7 个月、2.4 个月，客观有效率分别为 53%、33.7%、11.8%。2020 年，美国 ASCO-GU 公布了纳武利尤单抗联合伊匹木单抗、舒尼替尼对照用于晚期肾癌一线治疗的 Checkmate214 研究结果，42 个月随访结果显示舒尼替尼治疗组 IMDC 预后为低危的人群中位 PFS 为 27.7 个月，中高危人群的中位 PFS 为 8.3 个月。舒尼替尼一线治疗中国转移性肾细胞癌患者的多中心 IV 期临床研究结果显示 ORR 为 31.1%，中位 PFS 为 14.2 个月，中位 OS 为 30.7 个月。

（3）药学监护要点。①根据患者个体的安全性和耐受性，以 12.5mg 为梯度单位逐步调整剂量。每天最高剂量不超过 75mg，最低剂量为 25mg。根据患者个体的安全性和耐受性情况可能需要中断治疗。②避免与强效 CYP3A4/5 抑制剂或诱导剂合用。③舒尼替尼服用 4 周，停药 2 周（4/2 给药方案）可能会导致白细胞及血小板下降等严重骨髓抑制反应，因此用药期间需要密切监测血常规。必要时可采用 2/1 给药方案，即舒尼替尼服用 2 周，停药 1 周。

二、培唑帕尼

（1）适应证。晚期 RCC 患者的一线治疗和曾接受细胞因子治疗的晚期 RCC 患者的治疗。

（2）循证医学证据。①培唑帕尼治疗转移性肾癌的临床数据来源于国际多中心 III 期临床研究，结果显示培唑帕尼的中位 PFS 为 11.1 个月，ORR 为 30%，亚组分析显示 MSKCC 预后低危及中危组获益显著。②另外一项培唑帕尼与舒尼替尼对照用于转移性肾癌一线治疗的国际多中心 III 期临床研究（COMPARZ 研究）结果显示，培唑帕尼与舒尼替尼的中位 PFS 分别为 8.4 个月、9.5 个月，统计学达到非劣效。次要研究终点方面：培唑帕尼与舒尼替尼的 ORR 分别为 31%、25%，中位 OS 分别为 28.4 个月、29.3 个月，培唑帕尼生活质量评分优于舒尼替尼。COMPARZ 研究共入组了 209 例中国患者，培唑帕尼组和舒尼替尼组 PFS 相似（8.3 个月 vs 8.3 个月），研究者评估的中位 PFS 分别为 13.9 个月、

14.3 个月，OS 差异无统计学意义。③一项西班牙开展的晚期肾癌患者一线接受培唑帕尼治疗的回顾性研究（SPAZO 研究），基于 IMDC 分层分析低危、中危以及高危人群的客观有效率分别为 44%、30%、17.3%，中位无进展生存时间分别为 32 个月、11个月、4 个月，2 年总生存率分别为 81.6%、48.7%、18.8%。

（3）药学监护要点。①剂量调整应根据个体耐受情况，按200mg 的幅度逐步递增或递减，以控制不良反应。培唑帕尼的剂量应不超过 800mg。②在培唑帕尼使用期间，轻、中度肝功能损伤的患者应慎用培唑帕尼，且应密切监测肝功能，对于基线总胆红素的数值 ≤ 1.5 倍正常值，且 AST 及 ALT 的数值 ≤ 2 倍正常值的患者，其剂量调整参见针对药物性肝毒性的剂量调整指南。

三、索拉非尼

（1）适应证。晚期肾癌。

（2）循证医学证据。①一项将索拉非尼作为对照用于转移性肾癌一线治疗的国际多中心Ⅲ期临床试验（TIVO-1 研究）结果显示，索拉非尼一线治疗晚期肾癌的 ORR 为 24%，中位 PFS为 9.1 个月，中位 OS 为 29.3 个月。基于 MSKCC 分层，低危、中危、高危人群的中位 PFS 分别为 10.8 个月、7.4 个月、10.9 个月。②另外一项将索拉非尼作为对照用于转移性肾癌一线治疗的Ⅲ期临床试验结果显示，索拉非尼一线治疗的客观有效率为 15%，中位 PFS 为 6.5 个月。③国内索拉非尼的注册临床研究为一项来自研究者发起的多中心临床研究（IIT 研究），共纳入了 62 例患者，结果显示 ORR 为 19.4%，疾病控制率为 77.4%，中位 PFS 为 9.6个月。④国内一项多中心回顾性研究对 845 例晚期肾癌患者一线索拉非尼或舒替尼治疗后的生存和预后因素分析，结果显示索拉非尼组的中位 PFS 为 11.1 个月，中位 OS 为 24 个月。

（3）药学监护要点。最常见的不良反应有腹泻、乏力、脱发、感染、手足皮肤反应、皮疹。避免应用 CYP3A4 强效抑制剂和强效诱导剂。

四、帕博利珠单抗 + 阿昔替尼

（1）适应证。晚期中高危型肾透明细胞癌的一线治疗。

（2）循证医学证据。一项帕博利珠单抗联合阿昔替尼、舒尼替尼对照用于晚期肾癌一线治疗的随机对照Ⅲ期临床研究（Keynote 426 研究），对比了帕博利珠单抗联合阿昔替尼、舒尼替尼一线治疗晚期肾透明细胞癌的疗效，结果显示，联合组的中位无进展生存期达到 15.1 个月，ORR 达到 59.3%，1 年生存率达到 89.9%，均显著优于舒尼替尼治疗组（对照组）。2019 年，ASCO 会议报告了亚组分析结果，IMDC 低危人群联合组与对照组的 ORR 分别为 66.7%、49.6%，中位 PFS 分别为 17.7 个月、12.7 个月，中位 OS 均未达到，3 个指标都未达到统计学差异。而 IMDC 中高危人群中，联合组与对照组 ORR 分别为 55.8%、29.5%，中位 PFS 分别为 12.6 个月、8.2 个月，中位 OS 未达到，但 3 个疗效指标均见显著改善。2021 年，ASCO 年会报道了该研究随访 42 个月的结果，联合组和对照组的中位 PFS 分别为 15.7 个月、11.1 个月，中位 OS 分别为 45.7 个月、40.1 个月。

（3）药学监护要点。①在使用帕博利珠单抗之前应避免使用全身性糖皮质激素或免疫抑制剂，因为这些药物可能会影响本品的药效学活性及疗效。但在帕博利珠单抗开始给药后，可使用全身性糖皮质激素或其他免疫抑制剂治疗免疫介导性不良反应。②在使用帕博利珠单抗过程中，如发生 4 级或复发性 3 级不良反应，考虑与帕博利珠单抗相关的不良反应，虽然进行治疗调整但仍持续存在 2 级或 3 级不良反应，应永久性停用帕博利珠单抗。③阿昔替尼联合帕博利珠单抗治疗时，推荐阿昔替尼的剂量为 5mg，每天两次，如能耐受，可考虑剂量滴定。

五、帕博利珠单抗 + 仑伐替尼

（1）适应证。晚期中高危型肾透明细胞癌的一线治疗。

（2）药学监护要点。①避免合并使用强效 CYP3A4 诱导剂。②仑伐替尼最常见的不良反应（≥ 30%）为腹泻、乏力、骨关节疼痛、食欲减退、恶心、呕吐、口腔炎、高血压等。必要时应减量、暂停用药或永久停药。③在使用帕博利珠单抗之前应避免使用全身性糖皮质激素或免疫抑制剂，因为这些药物可能会影响本品的药效学活性及疗效。但在帕博利珠单抗开始给药后，可使用全身性糖皮质激素或其他免疫抑制剂治疗免疫介导性不良反应。④在使用帕博利珠单抗过程中，如发生 4 级或复发性 3 级不良反应，考虑与帕博利珠单抗相关的不良反应，虽然进行治疗调整但仍持续存在 2 级或 3 级不良反应，应永久性停用帕博利珠单抗。

六、纳武利尤单抗 + 伊匹木单抗

（1）适应证。IMDC 评分为中高危型的晚期肾细胞癌患者的一线治疗。

（2）循证医学证据。一项随机对照 III 期临床研究（CLEAR 研究）比较了帕博利珠单抗联合仑伐替尼（A 组）、仑伐替尼联合依维莫司（B 组）、舒尼替尼单药（C 组）一线治疗晚期肾癌的疗效。结果显示，A 组、B 组、C 组的中位无进展生存时间分别为 23.9 个月、14.7 个月、9.2 个月，ORR 分别为 71.0%、53.5%、36.1%。三组的中位总生存时间均未达到。无进展生存时间的亚组分析显示：与舒尼替尼治疗相比，IMDC 危险分组为低危、中危和高危的患者均能从仑伐替尼联合帕博利珠单抗的治疗中获益。帕博利珠单抗联合仑伐替尼组的 3 级不良事件发生率达到了 82.4%，包括高血压、腹泻、脂肪酶升高和高甘油三酯血症等；因各级不良事件导致帕博利珠单抗和 / 或仑伐替尼治疗终止的患者比例达到 37.2%，导致仑伐替尼剂量减量的患者比例达到 68.8%；患者仑伐替尼的中位相对剂量强度为 69.6%。

（3）药学监护要点。①因部分患者使用免疫治疗可能会出现假性进展，即治疗最初数月内肿瘤出现短暂性增大或出现新的小病灶，随后肿瘤缩小甚至消失，故只要观察到临床获益，应继续使用纳武利尤单抗联合伊匹木单抗治疗直至明确疾病进展或发生不可耐受的毒性。如果患者临床症状稳定，即使有疾病进展的初步证据，但基于总体临床获益的判断，可考虑继续应用该方案治疗，直至证实疾病进展。②根据不良反应判断其与药物纳武利尤单抗、伊匹木单抗的相关性。如发生 4 级或复发性 3 级不良反应，虽然进行治疗调整但仍持续存在 2 级或 3 级不良反应，应充分分析引发该不良反应的可能药物，可能需要永久性停用双抗或纳武利尤单抗或伊匹木单抗。③在患者接受免疫抑制剂量的糖皮质激素或其他免疫抑制治疗期间，不可重新使用纳武利尤单抗治疗。

第二节　TKI 治疗失败的二线治疗及药学监护要点

一、阿昔替尼

（1）适应证。一线 TKI 治疗失败后。

（2）循证医学证据。①阿昔替尼用于晚期肾癌一线治疗失败后的临床数据主要是基于一项与索拉非尼比较治疗细胞因子或 TKI 制剂治疗后进展的转移性肾癌的随机对照多中心国际Ⅲ期临床试验（AXIS 研究），结果显示，阿昔替尼治疗能显著延长中位 PFS，达到了 6.7 个月，客观有效率为 19%，中位 OS 为 20.1 个月。分层分析显示，既往一线接受舒尼替尼治疗的患者，阿昔替尼治疗组较索拉非尼对照组显著延长了中位 PFS（4.8 个月 vs 3.4 个月）。②一项亚洲转移性肾癌患者二线接受阿昔替尼治疗的注册临床研究，其中大部分为中国患者，其设计与 AXIS 研究类似，结果显示阿昔替尼中位 PFS 为 6.5 个月，客观有效率为 23.7%。亚组分析显示，既往接受舒尼替尼治疗患者二线接受阿昔替尼的中位 PFS 为 4.7 个月。

（3）药学监护要点。只要观察到临床获益，就应继续治疗直至发生不能耐受的毒性。如果患者呕吐或漏服一次剂量，不应另外服用一次剂量，应按常规服用下一次剂量。

二、纳武利尤单抗

（1）适应证。一线 TKI 治疗失败后。

（2）循证医学证据。一项纳武利尤单抗与依维莫司对照治疗既往抗血管治疗失败的晚期肾癌的一项Ⅲ期临床研究（CheckMate025 研究），该研究共入组了 821 例晚期肾癌患者。这些患者既往接受过一线或二线抗血管生成治疗，被随机分配至纳武利尤单抗组或依维莫司组，主要研究终点为 OS。2015 年 9 月底，公布了该临床研究的最终结果，纳武利尤单抗治疗可显著改善了 OS（25.0 个月 vs 19.6 个月），而次要研究终点方面，纳武利尤单抗组与依维莫司组 ORR 分别为 25%、5%，中位 PFS 分别为 4.6 个月、4.4 个月。

（3）药学监护要点。①如发生 4 级或复发性 3 级不良反应，虽然进行治疗调整但仍持续存在 2 级或 3 级不良反应，应充分分析引发该不良反应的可能药物，可能需要永久性停用纳武利尤单抗。②在患者接受免疫抑制剂量的糖皮质激素或其他免疫抑制治疗期间，不可重新使用纳武利尤单抗治疗。

三、仑伐替尼 + 依维莫司

（1）适应证。一线 TKI 治疗失败后。

（2）循证医学证据。仑伐替尼（lenvatinib）为一种新型的酪氨酸激酶抑制剂，主要靶点为 VEGFR1、VEGFR2、VEGFR3、FGFR1、FGFR2、FGFR3、FGFR4、PDGFR-a、RET 以及 KIT。一项仑伐替尼联合依维司与单药仑伐替尼、单药依维莫司对照治疗既往抗 VEGF 治疗进展后转移性肾癌的 II 期临床研究结果显示，联合治疗组中位无进展生存时间达到 14.6 个月，中位 OS 为 25.5 个月，显著优于单药对照组，为晚期肾癌二线治疗提供了新的选择。

（3）药学监护要点。①肝功能损伤会使依维莫司暴露量增加，按 Child-Pugh 分级方式进行给药调整。②避免合并使用强效 CYP3A4 诱导剂。③仑伐替尼最常见的不良反应（≥ 30%）为腹泻、乏力、骨关节疼痛、食欲减退、恶心、呕吐、口腔炎、高血压等。必要时应减量、暂停用药或永久停药。

四、依维莫司

（1）适应证。一线 TKI 治疗失败后。

（2）循证医学证据。①依维莫司用于转移性肾癌的临床数据主要来源于一项国际性多中心、随机对照 III 期临床研究（RECORD-1），研究设计将依维莫司与安慰剂对照用于治疗先前接受靶向药物治疗失败的转移性肾癌，结果显示依维莫司较对照组可显著延长中位 PFS，达到了 4.9 个月，临床获益率为 64%，中位 OS 为 14.8 个月。其中一线使用索拉非尼或舒尼替尼治疗失败的患者，二线接受依维莫司治疗的中位 PFS 为 5.4 个月，疾病进展风险降低 69%。②一项国内患者接受依维莫司治疗的多中心注册临床研究（L2101 研究）证实了依维莫司作为 TKI 治疗失败后二线靶向治疗的疗效及安全性，疾病控制率达 61%，中位 PFS 为 6.9 个月，临床获益率为 66%，1 年生存率为 56%，1 年无进展生存率为 36%。

（3）药学监护要点。①肝功能损伤会使依维莫司暴露量增加，按 Child-Pugh 分级方式进行给药调整。②避免合并使用强效 CYP3A4 诱导剂。

免疫联合治疗失败的二线治疗策略和三线治疗策略：目前 I 级推荐为临床研究。

第三节　新进展

一、卡博替尼

卡博替尼是一种多靶点 TKI，在多瘤种中表现出抗肿瘤活性。一项 II 期多中心随机研究（CABOSUN）比较了卡博替尼和舒尼替尼一线治疗中危或高危型肾透明细胞癌患者的疗效。结果显示，卡博替尼组 PFS 显著优于舒尼替尼组，卡博替尼组的中位 PFS 为 8.2 个月，IMDC 中危与高危人群的中位 PFS 分别为 8.3 个月、6.1 个月，全组的客观有效率为 46%，中位总生存为 30.3 个月。卡博替尼与依维莫司随机对照用于 TKI 制剂治疗失败后晚期肾癌治疗的 III 期随机对照多中心研究（METEOR 研究），共入组了 628 例既往接受过一线或一线以上抗血管靶向治疗的晚期肾细胞癌患者。2015 年 9 月底公布的临床研究结果显示，与依维莫司对比，卡博替尼能显著改善 TKI 治疗失败后晚期肾癌的无进展生存时间，达到了 7.4 个月，客观有效率为 21%，并获得生存延长趋势。2016 年 6 月公布的 METEOR 研究的最终结果表明卡博替尼组与依维莫司组的中位 OS 分别为 21.4 个月、16.5 个月，

ORR 分别为 17%、3%，差异均有统计学意义。北京大学肿瘤医院郭军教授团队开展了全球第二项针对晚期集合管癌治疗的临床研究，共入组了 26 名受试者，采用了抗血管靶向药物索拉非尼 GC 方案联合，最终 ORR 为 30.8%，mPFS 和 mOS 分别为 8.8 个月、12.5 个月，打破了转移性晚期集合管癌总生存不能超过 1 年的"魔咒"。这项 II 期研究结果表明，卡博替尼（60mg，qd）用于晚期集合管癌一线治疗 ORR 可达 35%，相较于 GC 方案有所提高，但 6 个月的 mPFS 并未较化疗方案更出彩，不良反应和以往相似。SWOG1500 研究结果显示，卡博替尼的 PFS 明显优于舒尼替尼（HR=0.6），卡博替尼、克唑替尼、沃利替尼、舒尼替尼的中位 PFS 分别为 9.0 个月、2.8 个月、3.0 个月、5.6 个月，中位 OS 分别为 20.0 个月、19.9 个月、11.7 个月、16.4 个月。

二、MK-6482（Belzutifan）

MK-6482 是一种口服的 HIF-2α 抑制剂。2020 年，ASCO 大会报道的 1/2 期研究中，ORR 和 mPFS 分别达 24% 和 11 个月。这次 ESMO 报道的研究，其入组患者是经 ≤ 2 线治疗、再经免疫治疗（队列 2）的患者，ORR 和 mPFS 分别为 22%、16.8 个月。安全性方面多数为 1~2 级 AE，≥ 3 级 AE 多为高血压、贫血、乏力等。MK-6482 用于晚期肾癌二线治疗时，中位 PFS 为 14.5 个月，ORR 达到 25%。进一步研究显示，卡博替尼联合 MK-6482 治疗的患者中位 PFS 为 16.8 个月，12 个月 PFS 率高达 65%，ORR 为 22%。

三、厄洛替尼

2020 年，ASCO 大会公布的一项 II 期研究结果显示，厄洛替尼联合贝伐珠单抗在遗传性平滑肌瘤病相关性肾癌和乳头状肾细胞癌中的 ORR 分别为 72%、35%，中位 PFS 分别为 21.1 个月、8.8 个月。厄洛替尼联合贝伐珠单抗有望成为晚期散发性乳头状肾细胞癌，特别是遗传性平滑肌瘤病相关性肾癌的标准治疗方案。

四、伏罗尼布（Vorolanib，CM082）

伏罗尼布是一种新型的 TKI 类药物，对于 VEGFR2、

PDGFRβ、RET 和 c-KIT 有较强的抑制性。伏罗尼布联合依维莫司对比伏罗尼布单药或者依维莫司单药治疗既往 TKI 类药物失败晚期肾癌的随机对照Ⅲ期临床研究（CONCEPT 研究）表明，联合用药组、伏罗尼布单药组、依维莫司单药组的 ORR 分别为24.8%、10.5%、8.3%，中位 PFS 分别为 10.0 个月、6.4 个月、6.4个月，中位 OS 分别为 30.4 个月、30.5 个月、25.4 个月。

● 病例分享

　　患者，周某，男性，56 岁，以"发现右肾占位半月"为主诉于 2021 年 01 月就诊我院，患者因"反复腰痛"于外院体检，查泌尿系统彩超示：右肾实性占位，最大 6.1cm×5.5cm，MT？后就诊于我院，2021 年 01 月 15 日查 PET-CT 示：①右肾团块影，代谢增高，考虑肾癌累及右侧后筋膜；腹膜后多发结节影，代谢未见增高，建议随访复查。②左侧肾上腺结节影，代谢增高；双肺多发结节影，部分代谢增高；左侧胸膜多发结节影、斑片影，部分代谢增高，考虑多发转移。2021 年 01 月 27 日行右肾穿刺病理（右肾肿物）：送检活检组织，结合免疫组化结果，考虑肾上皮性肿瘤，结合穿刺组织的免疫组化表达，倾向透明细胞癌可能性大，明确类型建议标本进一步诊断。免疫组化：CK（pan）（+++），Vimentin（+++），CD10（+），CA9（灶性 +），CK7（-），CD117（-），TFE3（-），TFEB（-），Ki67（5%+），S100（-），HMB45（-），melanA（-），PAX8（++）。诊断为右肾肿瘤多发转移，双肺、左肾上腺、胸膜、邻近组织种植转移，IMDC 评分为 1 个危险因素，危险度为中危。2021 年 01 月至 4 月予"培唑帕尼（800mg，qd）"靶向治疗 3 个月，2021 年4 月 28 日复查 CT：①右肾实质性占位，考虑恶性肿瘤病变，肾Ca 可能，范围较前缩小，坏死范围较前增大，邻近右肾周渗出，部分略呈结节状，考虑肿瘤转移可能。②左肾上腺结节，较前稍缩小，密度减低，考虑转移瘤可能。③双肺数个结节较前缩小，密度减低，拟转移瘤，建议随诊复查。2021 年 5 月 14 日行"后腹腔镜下右肾减瘤性切除术"，术中所见：（右肾）肾脏切除标本一份，大小 13cm×12cm×7cm，带少量脂肪组织，肾周脂肪囊不易剥离，净肾大小 12cm×11cm×7cm，输尿管长 8cm，管径 0.3~0.5cm，切开，距输尿管断端 9cm，于肾脏中上极见一肿物，大小 10cm×6.5cm×6.5cm，切面灰黄，紧靠肿物见一囊腔，大小 4cm×3cm×3cm。肾皮质厚 1.5~1.8cm，髓质厚 0.8~1cm，肾盂大小 4cm×3.5cm×3cm。术后病理：（右肾）肾中上极透明细胞性肾细胞癌（大小 10cm×6.5cm×6.5cm），部分瘤细胞呈横纹肌样（WHO/ISUP 分级Ⅳ级），伴肿瘤性坏死，侵出肾被膜，侵及肾周脂肪，未侵犯肾盂及肾窦脂肪，未见明确脉管内癌栓及神经组织侵犯，未见明确脉管内癌栓及神经组织侵犯；手术标本输尿管断端未见癌。免疫组化（6 号肾）：CK7（－），Vimentin（＋＋＋），CD10（＋＋＋），CA9（＋＋＋），CD117（－），P504s（＋），TFE3（－），Ki67（热点区 10%＋），KSP-cadherin（－），HMB45（－），melanA（－）。（12 号肾）：PAX8（＋），α-Inhibin（＋）。术后诊断：右肾透明细胞性肾细胞癌伴全身多发转移伴横纹肌样Ⅳ级，IMDC 评分为 1 个危险因素，危险度为中危。术后继续予以"培唑帕尼（800mg，qd）"靶向治疗（2021.06-至今）。既往有高血压。治疗期间无不适，无明显副反应（头发全白），血常规及肝肾功能正常、尿蛋白阴性。

【抗肿瘤治疗方案分析】

该患者晚期肾癌诊断明确，预后系统分级为中危。根据《CSCO 肾癌诊疗指南》（2021 版），转移性或不可切除性透明型肾癌中危者一线可选择舒尼替尼、培唑帕尼、卡博替尼、索拉非尼、帕博利珠单抗联合阿昔替尼、纳武利尤单抗联合伊匹木单抗。该患者使用培唑帕尼（800mg，qd），符合指南推荐。

【药学监护要点】

1. 疗效监测

定期行肿瘤标志物、影像学评估药物治疗效果。

2. 不良反应监测

培唑帕利最常见不良反应包括消化道反应、毛发颜色改变、高血压、口腔炎等。

（1）消化道反应：用药期间常见的消化道反应包括腹泻、腹痛、恶心、呕吐，一般轻度，无需停药，一旦发生腹泻，可给予蒙脱石散、微生态制剂对症处理。

（2）高血压：使用期间应监测血压，当血压升至140/90mmHg，启动降压治疗。

（3）口腔溃疡：服药期间应保持口腔卫生，少吃辛辣刺激的食物。进食前后漱口，出现口腔溃疡可使用维生素B2口服或外用（把药碾碎用棉签抹在溃疡处）。

（4）毛发颜色改变：无需处理，停药后逐渐缓解。

参考文献

[1] MOTZER R J, HUTSON T E, TOMCZAK P, et al. Sunitinib versus interferon alpha in metastatic renal cell carcinoma [J]. N EnglJ Med, 2007, 356(2): 115-124.

[2] RINI B I, HUTSON T E, FIGLIN R A, et al. Sunitinib in patients with metastatic renal cell carcinoma: clinical outcome according to international Metastatic Renal Cell Carcinoma Database Consortium Risk Group [J]. Clin Genitourin Cancer, 2018,16(4): 298-304.

[3] NIZAR M, TANNIR, DAVID F, et al.Overall survival and independent review of response in CheckMate214 with 42-month follow-up:First-line Nivolumab + ipilimumab (N+l) versus sunitinib (S) in patients (pts) with advanced renal cell carcinoma (aRCC) [J]. J Clin Oncol, 2020, 38 (6s): 609.

[4] QIN S K, JIN J, GUO J, et al. Efficacy and safety of first-line sunitinib in Chinese patients with metastatic renal cell carcinoma [J]. Future Oncol, 2018,14 (18): 1835-1845.

[5] STERNBERG C N, DAVIS I D, MARDIAK J, et al. Pazopanib in locally advanced or metastatic renal cell carcinoma results of a randomized phase Ⅲ trial [J]. J Clin Oncol, 2010, 28 (6): 1061-1068.

[6] MOTZER R J, HUTSON T E, CELLA D, et al. Pazopanib versus sunitinib in metastatic renal-cell carcinoma [J]. N Engl J Med, 2013, 369 (8): 722-731.

[7] SHENG X, JIN J, HE Z, et al. Pazopanib versus sunitinib in Chinese patients with locally advanced or metastatic renal cell carcinoma: pooled subgroup analysis from the randomized [J]. COMPARZ studies BMC Cancer, 2020, 20 (1): 219.

[8] PEREZ-VALDERRAMA B,ARRANZ A J. RODRIGUEZ SANCHEZ A, et al. Validation of the International Metastatic Renal-

Cell Carcinoma Database Consortium (IMDC) prognostic model for first—line pazopanib in metastatic renal carcinoma: the Spanish Oncologic Genitourinary Group (SOGUG) SPAZO study [J]. Ann Oncol, 2016, 27(4): 706—711.

[9] MOTZER R J, NOSOV D, EISEN T, et al. Tivozanib versus sorafenib as initial targeted therapy for patients with metastatic renal cell carcinoma: results firom a phase III trial[J]. J Clin Oncol, 2013, 31 (30) 3791—3799.

[10] HUTSON T E, LESOVOY V, AL—SHUKRI S, et al. Axitinib versus sorafenib as first—line therapy in patients with metastatic renal—cell carcinoma: a randomised open—label phase 3 trial [J]. Lancet Oncol, 2013, 14 (13): 1287—1294.

[11] 周爱萍, 何志嵩, 于世英, 等. 索拉非尼治疗转移性肾癌的临床研究 [J]. 中华泌尿外科杂志, 2009, 30 (1): 10—14.

[12] ZHANG H L, SHENG X N, LI X S, et al. Sorafenib versus sunitinib as first—line treatment agents in Chinese patients with metnstatic renal cell carcinoma: the largest multicenter retrospective analysis of survival and prognostic factors [J]. BMC Cancer, 2017, 17 (1): 16.

[13] RINI B I, PLIMACK E R, STUS V, et al. Pembrolizumab plus axitinib versus sunitinib for advanced renal—cell carcinoma [J]. N Engl J Med, 2019, 380 (12): 1116—1127.

[14] RINI B I, PLIMACK E R, STUS V, et al. Pembrolizumab (pembro) plus axitinib (axi) versus sunitinib as first—line therapy for metastatic renal cell carcinoma (mRCC): Outcomes in the combined IMDC intermediate poor risk and sarcomatoid subgroups of the phase 3 KEYNOTE—426 study [J]. J Clin Oncol, 2019, 37 (15): 4500.

[15] BRIAN I, RINI E R P, VIKTOR S, et al. Pembrolizumab (pembro) plus axitinib (axi) versus sunitinib as first—line therapy for advanced clear cell renal cell carcinoma (ccRCC): Results from 42—month follow—up of KEYNOTE—426 [J]. J Clin Oncol, 2021, 39 (15s): 4500.

[16] MOTZER R, ALEKSEEV B, RHA S Y, et al. Lenvatinib plus Pembrolizumab or Everolimus for Advanced Renal Cell Carcinoma[J]. N Engl J Med, 2021, 384 (14): 1289—1300.

[17] MOTZER R J, TANNIR N M, MCDERMOTT D F, et al. Nivolumab plus ipilimumab versus sunitinib in advanced renal—cell carcinoma [J]. N Engl J Med, 2018, 378(14): 1277—1290.

[18] MCDERMOTT D F, LEE J L, SZCZYLIK C, et al. Pembrolizumab monotherapy as first—line therapy in advanced clear cell renal cell carcinoma (accRCC): Results from cohort A of KEYNOTE—427[J]. J Clin Oncol, 2018, 36 (15): 4500.

[19] RINI B I, ESCUDIER B, TOMCZAK P, et al. Comparative effectiveness of axitinib versus sorafenib in advanced renal cell carcinoma (AXIS): a randomised phase 3 trial [J]. Lan-cet, 2011, 378 (9807):1931—1939.

[20] MOTZER R J, ESCUDIER B, TOMCZAK P, et al. Axitinib versus sorafenib as second-line treatment for advanced renal cell carcinoma: overall survival analysis and updated results from a randomised phase 3 trial [J]. Lancet Oncol, 2013,149(6): 552-562.

[21] QIN S, BI F, JIN J, et al. Axitinib versus sorafenib as a second-line therapy in Asian patients with metastatic renal cell carcinoma: results from a randomized registrational study [J]. Onco Targets Ther, 2015, 8:1363-1373.

[22] MOTZER R J, HUTSON T E, GLEN H, et al. Lenvatinib,everolimus, and the combination in patients with metastatic renal cell carcinoma: a randomised, phase 2,open-label,multicentre trial [J]. Lancet Oncol, 2015, 16(15):1473-1482.

[23] MOTZER R J, ESCUDIER B, OUDARD S,et al. Efficacy of everolimus in advanced renal cell carcinoma:a double-blind, randomised, placebo-controlled phase Ⅲ trial [J]. Lancet, 2008, 372 (9637):449-456.

[24] GUO J, HUANG Y, ZHANG X, et al. Safety and efficacy of everolimus in Chinese patients with metastatic renal cell carcinoma resistant to vascular endothelial growth factor receptor-tyrosine kinase inhibitor therapy:an open-label phase 1b study [J]. BMC Cancer, 2013, 13:136.

[25] MOTZER R J, ESCUDIER B, MCDERMOTT D F, et al. Nivolumab versus everolimus in advanced renal-cell carcinoma [J]. N Engl J Med, 2015, 373(19): 1803-1813.

[26] CHOUEIRI T K, HALABI S, SANFORD B L, et al. Cabozantinib versus sunitinib as initial targeted therapy for patients with metastatic renal cell carcinoma of poor or intermediate risk: The Alliance A031203 CABOSUN Trial [J]. J Clin Oncol. 2017, 35(6):591-597.

[27] CHOUEIRI T K, ESCUDIER B, POWLES T, et al. Cabozantinib versus everolimus in advanced renal-cell carcinoma [J]. N Engl J Med, 2015, 373(19): 1814-1823.

[28] CHOUEIRI T K, ESCUDIER B,POWLES T, et al. Cabozantinib versus everolimus in advanced renal cell carcinoma (METEOR): final results from a randomised, open-label, phase 3 trial [J]. Lancet Oncol, 2016,17(7):917-927.

[29] SHENG X A, ZHOU A P, YAO X, et al. Vorolanib, everolimus, and the combination in patients with pretreated metastatic renal cell carcinoma (CONCEPT study): A randomized, phase3, double-blind, multicenter trial [J]. J Clin Oncol, 2021, 39(15):4512.

第十三章

转移性膀胱尿路上皮癌的合理用药及药学监护要点

　　膀胱癌是起源于膀胱尿路上皮的恶性肿瘤，是全球第 10 大最常见的癌症。根据 2019 年发布的数据，2015 年我国膀胱癌发病率为 5.80/10 万，位居全部恶性肿瘤的第 13 位，其中膀胱癌男性发病率 8.83/10 万，位居第 7 位，女性发病率 2.61/10 万，位居第 17 位。2015 年我国膀胱癌死亡率为 2.37/10 万，位居全部恶性肿瘤的第 13 位，其中膀胱癌男性死亡率 3.56/10 万，位居第 11 位，女性死亡率 1.11/10 万，位居第 16 位。

　　膀胱癌易转移、易复发，治疗手段有限，晚期患者生活质量显著下降，同时医疗费用大幅提升，成为我国重要疾病负担之一。铂类为基础的化疗是晚期膀胱癌患者的首选治疗方案，临床反应率约为 50%，但治疗后患者会出现耐药的问题，且肿瘤进展后没有很好的治疗方法。近年来免疫检查点抑制剂的问世和应用，丰富了治疗手段，大大提高了膀胱癌综合治疗的效果，给患者带来了更多的希望。转移性膀胱尿路上皮癌最重要的标准治疗方案是基于顺铂的联合化疗，本章节内容主要基于《CSCO 尿路上皮癌诊疗指南》（2021 版），同时参考国内外各大权威指南，合理规范转移性膀胱尿路上皮癌内科药物治疗的应用，并对当前最新药物进展做大致介绍。

第一节 一线治疗及药学监护要点

■ 可耐受顺铂的一线治疗策略

一、吉西他滨 + 顺铂

（1）适应证。转移性膀胱尿路上皮癌的一线治疗。

（2）循证医学证据。一项吉西他滨联合顺铂（GC 方案）对照甲氨蝶呤联合长春碱、多柔比星、顺铂（MVAC 方案）用于晚期尿路上皮癌一线治疗的随机 III 期临床研究结果显示，GC 方案与 MVAC 方案的疗效相当，两组的客观有效率分别为 49.4%、45.7%，中位无进展生存时间分别为 7.7 个月、8.3 个月，中位总生存时间分别为 14.0 个月、15.2 个月，但 GC 方案治疗导致的中性粒细胞减少性发热、中性粒细胞减少脓毒症和黏膜炎显著低于 MVAC 组。

（3）药学监护要点。①顺铂为高致吐风险药物，建议常规采用预防性三联止吐方案。②在化疗期间与化疗后，病人必须饮用足够的水。③对于功能处于边界范围或轻度异常情况下（eGFR 为 40~60ml/min），可以考虑分次给予顺铂（如 35mg/mdl，d1，d2，d8）。④注意监测血小板。

二、DD-MVAC 联合 G-CSF

（1）适应证。转移性膀胱尿路上皮癌的一线治疗。

（2）循证医学证据。一项 G-CSF 支持下 DD-MVAC 方案与传统 MVAC 方案对照用于晚期尿路上皮癌一线治疗的随机 III 期临床研究（EORTC3024）结果显示，两组的客观有效率分别为 62%、50%，中位无进展生存时间分别为 9.1 个月、8.2 个月，中位总生存时间分别为 15.1 个月、14.9 个月。虽然疗效差异无统计学意义，但 DD-MVAC 方案更有利，且不良反应少，耐受性更好。

（3）药学监护要点。①顺铂为高致吐风险药物，建议常规采用预防性三联止吐方案。②在化疗期间与化疗后，病人必须饮用足够的水。③对于功能处于边界范围或轻度异常情况下（eGFR 为 40~60ml/min），可以考虑分次给予顺铂（如 35mg/mdl，d1， d2，d8）。④阿霉素具有心脏毒性，注意监测心功能。⑤甲氨蝶呤的主要毒性反应发生于正常和增殖迅速的组织，特别是骨髓和胃肠道。口腔黏膜溃疡通常是毒性反应的最早期症状。当不良反应发生时，需要减少药物的剂量或停药，并且给予相应的治疗措施。

■ 不可耐受顺铂的一线治疗策略

吉西他滨 + 卡铂

（1）适应证。转移性膀胱尿路上皮癌的一线治疗且符合以下一条及以上标准：①肾功能不全，eGFR ≥ 30ml/min 且 eGFR < 60ml/min。②一般情况 ECOG 评分为 2 分。③听力下降或周围神经病变 2 级及以上。

（2）循证医学证据。一项评估吉西他滨联合卡铂与 MCV 方案（甲氨蝶呤联合卡铂、长春碱）的随机对照 II / III 期临床研究（EORTC30986）结果显示，两组客观有效率分别为 41.2%、30.3%，中位无进展生存时间分别为 5.8 个月、4.2 个月，中位生存时间分别为 9.3 个月、8.1 个月，吉西他滨联合卡铂治疗显示出更优的疗效。

（3）药学监护要点。①计算卡铂初始剂量可用 Calvert 公式计算，根据患者治疗前肾功能的状况得到的数学公式法，与常规的体表面积计算相比，公式法最大限度规范了因肾功能差异引起的变化，避免了剂量不足（患者的肾功能高于正常）或过量（肾功能低于正常）。②注意监测血小板。

转移性膀胱尿路上皮癌的一线化疗后的维持治疗策略、二线治疗策略、三线治疗策略：目前 I 级推荐为临床研究。

第二节　新进展

一、阿替利珠单抗

基于阿替利珠单抗开展的一项 II 期单臂临床研究，针对不能耐受铂类化疗的晚期尿路上皮癌患者，结果显示客观有效率为 23%，其中尿路上皮癌患者有效率为 44%，中位无进展生存时间为 2.7 个月，中位总生存时间为 15.9 个月。PD-L1 高表达（PD-L1 IC2/3）的患者中，客观有效率达到 28%，中位总生存时间为 12.3 个月。

阿替利珠单抗联合化疗用于晚期尿路上皮癌一线治疗的随机对照期临床试验（IMvigor130 研究）结果显示，单独阿替利珠单抗治疗组与单独化疗组中 PD-L1 IC 0/1 患者的中位总生存时间分别为 13.5 个月、12.9 个月，统计学分析显示有利于单独化疗组（HR=1.07），而对于 PD-L1 IC2/3 患者，统计学分析显示有利于单独阿替利珠单抗治疗组（HR=0.68）。阿替利珠单抗对于能够耐受卡铂化疗的人群，仅适用于 PD-L1 阳性表达患者。而不能耐受任何铂类化疗的患者，则不受限于 PD-L1 表达情况。

二、帕博利珠单抗

一项帕博利珠单抗用于不能耐受顺铂化疗的晚期尿路上皮癌患者一线治疗的 II 期单臂临床研究（KEYNOTE-052）证实，帕博利珠单抗治疗的客观有效率为 28.6%，其中尿路上皮癌为 26%。58% 的患者肿瘤缩小，中位疗效持续时间为 30.1 个月，中位无进展生存时间为 2.2 个月，中位总生存时间为 11.3 个月。PD-L1 高表达（CPS ≥ 10）的患者中，客观有效率达到 47.3%，中位总生存时间为 18.5 个月。

一项帕博利珠单抗与安慰剂对照用于晚期尿路上皮癌化疗控制后维持治疗的随机双盲 II 期临床研究（HCRN GU14-182）结果显示，帕博利珠单抗维持治疗较安慰剂组可显著延长无进展生存时间（5.4 个月 vs 3.0 个月），客观有效率分别为 23%、10%，总生存时间差异无统计学意义。两组中位总生存时间分别为 22 个月、18.7 个月。

帕博利珠单抗与化疗（紫杉醇、多西他赛或长春氟宁）对照用于铂类化疗后进展的晚期尿路上皮癌患者的随机 III 期临床研究（KEYNOTE-045）证实了，帕博利珠单抗较化疗组可显著改善总生存时间（10.3 个月 vs 7.4 个月）。其他疗效终点：客观有效率分别为 21.1%、11.4%，中位无进展生存时间分别为 2.1 个月、3.3 个月。

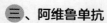

三、阿维鲁单抗

一项阿维鲁单抗与安慰剂对照用于晚期尿路上皮癌一线化疗后疾病稳定或缓解后维持治疗的Ⅲ期随机临床研究结果显示，阿维鲁单抗联合最佳支持治疗（BSC）相比 BSC 对照组可显著延长患者的总生存，两组中位总生存时间分别为 21.4 个月、14.3 个月（$P < 0.001$）。亚组分析结果显示，在总人群、年龄、ECOG PS 评分、PD-L1 状态等亚组中，接受阿维鲁单抗联合最佳支持治疗患者的生存获益均优于单独 BSC 对照组，同时观察到阿维鲁单抗联合最佳支持治疗可明显改善患者的无进展生存时间（3.7 个月 vs 2.0 个月）。

四、替雷利珠单抗

2019 年欧洲肿瘤内科大会报道了替雷利珠单抗用于 PD-L1 阳性（TC ≥ 25% 或 IC ≥ 25%）的晚期尿路上皮癌常规治疗失败后的Ⅱ期注册临床研究结果，结果显示其客观有效率为 23.1%，中位无进展生存时间为 2.1 个月，中位总生存时间为 9.8 个月。基于该临床研究数据，2020 年 4 月国家药品监督管理局（MPA）批准替雷利珠单抗用于治疗含铂化疗失败包括新辅助或辅助化疗 12 个月内进展的局部晚期或转移性 PD-L1 高表达的尿路上皮癌患者。

五、特瑞普利单抗

2020 年美国 ASCO 会议公布了一项特瑞普利单抗用于既往治疗失败后的晚期尿路上皮癌的Ⅱ期注册临床研究的结果，入组受试者为所有化疗失败、不筛选 PD-L1 表达的人群，结果显示其客观有效率为 25.2%，其中 PD-L1 阳性患者的客观有效率达到 39.6%，中位无进展生存时间为 2.3 个月，预估中位 OS 为 20.7 个月。

六、厄达替尼

厄达替尼是一种口服的泛 FGFR 抑制剂，国外已经批准用于有 FGFR3 或 FGFR2 基因突变在铂类化疗期间或化疗后出现疾病进展的局部晚期或转移性尿路上皮癌（包括新辅助或辅助铂类化疗 12 个月内）的患者。BLC2001 研究是一项厄达替尼用于晚期尿路上皮癌靶向治疗的单臂 Ⅱ 期临床研究，共入组了 99 例合并 FGFR 变异、既往化疗失败（包括新辅助或辅助铂类化疗 12 个月内进展）的患者。79% 的患者合并内脏转移，43% 的患者既往接受过至少两次治疗，2019 年 BLC2001 研究公布了厄达替尼疗效及安全性的最终数据，独立评估的客观有效率为 40%，其中 CR 率 3%，疾病控制率为 79%，中位无进展生存时间为 5.5 个月，中位生存时间为 13.8 个月。

七、维迪西妥单抗

维迪西妥单抗是一款抗 HER2 抗体药物偶联物（ADC），一项将其用于既往常规治疗失败的 HER2 阳性表达的晚期尿路上皮癌 Ⅱ 期临床研究入组了 43 例二线及多线尿路上皮癌受试者，结果表明 ORR 高达 51.2%，DCR 高达 90.7%，中位无进展生存时间为 6.9 个月，中位生存时间为 13.9 个月。

● 病例分享

患者，陈某，男性，66 岁，以"间歇无痛性全程肉眼血尿 1 月余"为主诉于 2018 年 8 月就诊我院泌尿外科，于 2018 年 8 月 22 日行"右侧腹腔镜下肾输尿管全长根治性切除术 + 腹腔下腹膜后淋巴结清扫 + 腹腔镜下输尿管周围粘连松解"，术后病理报告：①（膀胱壁）：送检膀胱壁组织，尿路上皮轻度增生。间质水肿，少量慢性炎症细胞浸润。②（右肾 + 右输尿管）：黏液腺癌，部分为印戒细胞癌，肿瘤大部分位于肾盂，对周围肾脏组织呈推挤性、膨胀性浸润，累及肾被膜。手术标本输尿管断端未见癌浸润。免疫组化：CK7（-），CK20（++），Villin（+++），Ki67（70%+），GATA3（-），CDX2（+++），β-catenin（+++）。定期随诊复查。2019 年 7 月 9 日复查胸腹部 CT：右肾、右侧输尿管及部分膀胱术后改变；右侧髂腰肌前内侧、膀胱右上方及直肠系膜右侧多发结节，较前新增，考虑 MT。诊断：肾盂黏液腺癌术后腹膜多发转移（cT2bN0M1b Ⅳ 期）。2019 年 7 月 15 日至 2019 年 11 月 25 日予"吉西他滨（1.6g, ivgtt, d1、 d8）"联合"卡铂（400mg，ivgtt，d1，q3w）"晚期姑息治疗（一线）化疗6周期，其间2周期及4周期化疗后复查疗效评价SD。2020年12月7日复查胸腹部CT：腹腔及盆底散在多发结节灶，较前新增，部分增大伴少量积液，考虑肿瘤腹盆腔种植转移。疗效评价PD，于2020年12月17日、2021年1月12日予"替雷利珠单抗（200mg，ivgtt，d1）"联合"白蛋白结合型紫杉醇（400mg，ivgtt，d1，q3w）"晚期姑息治疗（二线）化疗2周期。2021年2月5日复查胸部、全腹部CT平扫＋增强：腹盆腔腹膜、网膜、系膜散在多发团块结节灶，伴散在多发积液，考虑肿瘤腹盆腔种植转移，较前明显进展。疗效评价PD，于2021年2月8日予"替雷利珠单抗（200mg，ivgtt，d1）"联合"吉西他滨（1.6g，ivgtt，d1、d8）"联合"奈达铂（130mg，ivgtt，d1，q3w）"晚期姑息治疗（三线）化疗1周期，因经济原因未再应用替雷利珠单抗，2021年3月10日至2021年5月25日予"吉西他滨（1.6g，ivgtt，d1、d8）"联合"奈达铂（130mg，ivgtt，d1，q3w）"晚期姑息治疗（三线）化疗4周期。化疗后因血小板反复低，予以血小板处理，并予以吉西他滨减量，于2021年6月24日至2021年12月23日予"吉西他滨（1.2g，ivgtt，d1、d8，q3w）"维持治疗8周期。2022年1月14日复查CT：腹盆腔腹膜、网膜、系膜及肝表面多发占位，考虑肿瘤腹盆腔种植转移，较前增大、增多。疗效评价PD，2022年1月17日至2022年3月21日予"特瑞普利单抗（240mg，ivgtt，d1）"联合"安罗替尼（12mg，po，d1~14，q3w）"晚期姑息治疗（四线）治疗4周期，既往体健。治疗期间血小板反复降低，最低至Ⅳ度，予以重组人血小板生成素处理后可恢复，无出血等情况。治疗期间患者无高血压、蛋白尿、手足综合征等不适。

【抗肿瘤治疗方案分析】

患者肾盂黏液腺癌术后腹膜多发转移（cT2bN0M1b Ⅳ期）诊断明确。根据《CSCO尿路上皮癌诊疗指南》（2021版），顺铂耐受者一线治疗首选吉西他滨联合顺铂，顺铂不耐受者选择吉西他滨联合卡铂。该患者初始治疗未见明显顺铂禁忌或不耐受，应首选吉西他滨联合顺铂。二线及后续治疗方案无标准推荐，目前 I 级推荐为临床研究，II 级推荐免疫治疗，可选用替雷利珠单、特瑞普利单抗和帕博利珠单抗，化疗药物可选用多西紫杉醇、紫杉醇或白蛋白结合型紫杉醇。特瑞普利单抗已批准用于含铂化疗失败的局部晚期或转移性尿路上皮癌的治疗，单药治疗有效率也仅有 20%~30%。安罗替尼暂无尿路上皮癌的适应证，相关的研究证实安罗替尼联合免疫治疗可以提高单药免疫的疗效，因此该患者后线治疗选择安罗替尼联合特瑞普利单单抗。

【药学监护要点】

1. 疗效监测

定期行肿瘤标志物检测、影像学检查以评估药物治疗效果。

2. 不良反应监测

监测免疫检查点抑制剂的免疫相关性不良反应及安罗替尼相关的高血压、蛋白尿、出血、手足综合征等不良反应（详见第八章案例分析）。

参考文献

[1] CHEN W, ZHENG R, BAADE P D, et al. Cancer statistics in China, 2015 [J]. CA Cancer J Clin, 2016, 66(2): 115−132.

[2] CHEN, W Q, ZHENG R S, ZHANG S W, et al. Cancerincidence and mortality in China, 2013 [J]. Cancer Letters, 2017, 401: 63−71.

[3] 刘宗林，黄思源，孙卫兵，等．免疫抑制剂在尿路上皮癌中的应用及新进展 [J]．中国冶金工业医学杂志，2021，38（1）：15−17.

[4] VON D M H, HANSEN S J. Gemcitabine and cispiatin versus methotrexate,vinblastine, doxorubicin, and cisplatin in advanced or metastatic bladder cancer: results of a large, randomized, multinational, multicenter, phaseI study [J]. J Clin Oncol, 2000,18(17):3068−3077.

[5] VON D M H, SENGELOV L, ROBERTS J T, et al. Long−term survival results of a randomized trial comparing gemcitabine plus cisplatin, with methotrexate, vinblastine, doxorubicin, plus cisplatin in patients with bladder cancer [J]. J Clin Oncol, 2005, 23(21):4602−4608.

[6] STERNBERG C N, DE M P, SCHORNAGEL J H, et al. Randomized phase II trial of high−dose−intensity methotrexate,vinblas tine,doxorubicin,and cisplatin (MVAC) chemotherapy and recombinant human granulocyte colony−stimulating factor versus classic MVAC in

advanced urothelial tract tumors: European Organization for Research and Treatment of Cancer Protocol no. 30924 [J] . J Clin Oncol, 2001, 19(10): 2638-2646.

[7] STERNBERG C N, DE M P, SCHORNAGEL J H, et al. Seven-year update of an EORTC phase III trial of high-dose intensity M-VAC chemotherapy and G-CSF versus classic M-VAC in advanced urothelial tract tumours [J] . Eur J Cancer, 2006, 42(1): 50-54.

[8] DE S M, BELLMUNT J, MEAD G,et al.Randomized phase II / III trial assessing gemcitabine/ carboplatin and methotrexate/ carboplatin/ vinblastine in patients with advanced urothelial cancer "unfit" for cisplatin-based chemotherapy: phase II -results of EORTC study 30986 [J] . J Clin Oncol, 2009, 27(33): 5634-5639.

第十四章

前列腺癌的合理用药及药学监护要点

前列腺癌是男性泌尿生殖系统最常见的恶性肿瘤，发病率高居美国男性恶性肿瘤首位，病死率居第3位。我国前列腺癌发病率虽远低于欧美国家，但随着人口老龄化和生活方式的改变，发病率呈显著上升趋势。此外，我国前列腺特异性抗原（prostate specific antigen，PSA）筛查尚未普及，高危进展性前列腺癌及转移性前列腺（metastatic prostate cancer，mPC）患者所占比例较高。从疾病进程上来看，mPC患者初始对于雄激素剥夺治疗（androgen deprivation therapy，ADT）大多有效，属于转移性激素敏感性前列腺癌（metastatic hormone sensitive prostate cancer，mHSPC），但随着疾病进一步进展，多数将转变为转移性去势抵抗性前列腺癌（metastatic castration resistant prostate cancer，mCRPC），而mCRPC是前列腺癌的主要死亡原因。因此，研究延缓mHSPC进展至mCRPC至关重要，是mPC治疗的重要方向。本章节内容主要基于《CSCO前列腺癌诊疗指南》（2021版），同时参考国内外各大权威指南，合理规范晚期前列腺癌内科药物治疗的应用，并对当前最新药物进展做大致介绍。

第一节 Ⅰ级推荐治疗及药学监护要点

■ 转移性激素敏感性前列腺癌

定义：发现转移时尚未行内分泌治疗的晚期前列腺癌。

根据CHAARTED研究将转移性激素敏感性前列腺癌分为高瘤负荷和低瘤负荷。高瘤负荷的定义：有内脏转移或出现4个及以上的骨转移灶，其中至少有1个位于盆腔或脊柱之外。不含以上因素则定义为低瘤负荷。

一、ADT+ 醋酸阿比特龙 + 泼尼松

（1）适应证。低瘤负荷 mHSPC 和高瘤负荷 mHSPC。

（2）循证医学证据。LATITUDE 和 STAMPEDE 研究结果表明，ADT 联合醋酸阿比特龙、泼尼松治疗可有效延长 mHSPC 的总生存时间。LATITUDE 研究中采用的是"高 / 低危因素"的分层方法，高危患者包含以下至少 2 项高危因素：①3 个及以上的骨转移灶；②存在内脏转移或 ISUP ≥ 4 级。在 LATTTUDE 研究中，与对照组相比，醋酸阿比特龙组 3 年总生存率提高了 38%，死亡风险降低了 34%，中位总生存时间延长了 16.8 个月（53.3 个月 vs 36.5 个月）。在 STAMPEDE 研究中，与对照组相比，醋酸阿比特龙组 3 年总生存率提高了 37%。进一步对 M1 期和 M0 期病人进行亚组分析，发现 M1 患者有生存获益，而 M0 期患者生存获益不显著。STAMPEDE 研究（armG）随访 6 年的结果显示，相较于单纯 ADT 组，ADT 联合醋酸阿比特龙组患者的 5 年总生存率由 41% 提高至 60%，且在低危和高危 M1 期患者中均可取得生存获益，且 ADT 联合阿比特龙可显著改善 mHSPC 患者的中位无转移生存时间（6.2 年 vs 3.6 年）以及总生存时间（6.6 年 vs 3.8 年）。

（3）药学监护要点。① ADT 可产生各种不良反应，包括热潮红、血管舒缩不稳定、骨质疏松、较高的临床骨折发生率、肥胖、胰岛素抵抗、血脂改变、糖尿病、肾脏损伤和心血管疾病等。最近的证据提示在 ADT 与认知功能减退、阿尔茨海默氏病之间可能存在联系。总体而言，持续使用 ADT 的副作用会随着治疗时间的延长而增加。②在阿比特龙 / 泼尼松治疗期间，至少初始需按月监测肝功能、血钾和血磷水平以及血压，也需对心脏疾病进行常规评估，尤其是对既往存在心血管疾病的患者。

二、ADT+ 恩扎卢胺

（1）适应证。低瘤负荷 mHSPC 和高瘤负荷 mHSPC。

（2）循证医学证据。ARCHES 和 ENZAMET 研究表明，新

型抗雄激素药物恩扎卢胺联合 ADT 治疗 mHSPC 可有效延长总生存时间。在 ARCHES 研究中，与对照组相比，恩扎卢胺联合 ADT 治疗可明显改善 mHSPC 患者的 rPFS（未达到 vs 19.0 个月）。在 ENZAMIET 研究中，恩扎卢胺组和对照组的 3 年总生存率分别是 80% 和 72%（HR=0.67，P=0.002）。

（3）药学监护要点。ADT 可产生各种不良反应，包括热潮红、血管舒缩不稳定、骨质疏松、较高的临床骨折发生率、肥胖、胰岛素抵抗、血脂改变、糖尿病、肾脏损伤和心血管疾病等。最近的证据提示在 ADT 与认知功能减退、阿尔茨海默氏病之间可能存在联系。总体而言，持续使用 ADT 的副作用会随着治疗时间的延长而增加。

三、ADT+ 阿帕他胺

（1）适应证。低瘤负荷 mHSPC 和高瘤负荷 mHSPC。

（2）循证医学证据。TITAN 研究结果表明，阿帕他胺联合 ADT 可有效延长 mHSPC 患者的总生存时间，2 年总生存率为 82.4%，而对照组为 73.5%（HR=0.67，P=0.005）。

（3）药学监护要点。ADT 可产生各种不良反应，包括热潮红、血管舒缩不稳定、骨质疏松、较高的临床骨折发生率、肥胖、胰岛素抵抗、血脂改变、糖尿病、肾脏损伤和心血管疾病等。最近的证据提示在 ADT 与认知功能减退、阿尔茨海默氏病之间可能存在联系。总体而言，持续使用 ADT 的副作用会随着治疗时间的延长而增加。

四、ADT+ 比卡鲁胺

（1）适应证。低瘤负荷 mHSPC。

（2）循证医学证据。一代抗雄激素药物包括比卡鲁胺和氟他胺，一项纳入了 1286 例受试者的大型随机对照临床研究发现，接受单纯手术去势的患者与接受手术去势联合氟他胺治疗的患者相比，无明显生存差异。然而，后续的一些回顾性分析及小型随机对照临床研究提示，在手术去势基础上联合一代抗雄激素药物仍可带来较小的生存获益（获益率 < 5%）。在一项针对进展

期前列腺癌的随机、对照双盲临床试验中，与氟他胺相比，比卡鲁胺有更长的开始治疗至治疗失败时间，因此有更高推荐级别。

（3）药学监护要点。ADT可产生各种不良反应，包括热潮红、血管舒缩不稳定、骨质疏松、较高的临床骨折发生率、肥胖、胰岛素抵抗、血脂改变、糖尿病、肾脏损伤和心血管疾病等。最近的证据提示在ADT与认知功能减退、阿尔茨海默氏病之间可能存在联系。总体而言，持续使用ADT的副作用会随着治疗时间的延长而增加。

五、ADT+ 多西他赛 ± 泼尼松

（1）适应证。高瘤负荷mHSPC。

（2）循证医学证据。CHAARTED和STAMPEDE研究均提示多西他赛联合ADT可有效延长mHSPC患者的总生存时间。在CHAARTED研究中，多西他赛联合ADT组（未联用泼尼松）和单用ADT组的总生存时间分别是57.6个月、47.2个月（HR=0.72，$P=0.00118$）。其中，在高瘤负荷亚组中多西他赛联合ADT组和单用ADT组的总生存时间分别是51.2个月、34.4个月（HR=0.63，$P < 0.001$），在低瘤负荷亚组中多西他赛联合ADT组的总生存时间是63.5个月，而单用ADT组未达到。在STAMPEDE研究中，M1期患者联用多西他赛（联用泼尼松）有15个月的总生存获益，而M0期患者联用多西他赛化疗无总生存获益。推荐高瘤负荷的mHSPC可考虑此方案。

（3）药学监护要点。①ADT可产生各种不良反应，包括热潮红、血管舒缩不稳定、骨质疏松、较高的临床骨折发生率、肥胖、胰岛素抵抗、血脂改变、糖尿病、肾脏损伤和心血管疾病等。最近的证据提示在ADT与认知功能减退、阿尔茨海默氏病之间可能存在联系。总体而言，持续使用ADT的副作用会随着治疗时间的延长而增加。②多西他赛为中风险致发热性中性粒细胞减少症药物，可考虑预防性使用G-CSF。

转移性去势抵抗性前列腺癌

一、阿比特龙/泼尼松

（1）适应证。既往未经新型内分泌治疗和化疗，或既往多西他赛化疗失败且未经新型内分泌治疗。

（2）循证医学证据。COU-AA-302 Ⅲ期临床试验结果显示，一线使用醋酸阿比特龙对比安慰剂，中位随访时间为 49.2 个月时，其总生存期显著延长（34.7 个月 vs 30.3 个月，HR=0.81，P=0.0033），中位随访时间为 27.1 个月时，醋酸阿比特龙组影像学无进展期延长（16.5 个月 vs 8.2 个月，HR=0.52，$P < 0.0001$）。3002 研究证实既往未接受过化疗的亚洲 mCRPC 患者使用醋酸阿比特龙治疗，相较于安慰剂组，虽然中位随访间隔仅 3.9 个月，醋酸阿比特龙组降低 PSA 进展风险 58%，PSA 应答率更高（50% vs 21%）。3002 研究与 302 研究结果一致，支持在该患者人群中使用醋酸阿比特龙方案。

（3）药学监护要点。在阿比特龙/泼尼松治疗期间，至少初始仍需按月监测肝功能、血钾和血磷水平以及血压，也需对心脏疾病进行常规评估，尤其是对既往存在心血管疾病的患者。

二、恩扎卢胺

（1）适应证。既往未经新型内分泌治疗和化疗，或既往多西他赛化疗失败且未经新型内分泌治疗。

（2）循证医学证据。恩扎卢胺的 Ⅲ 期临床试验（PREVAIL）结果提示，相较于安慰剂组，恩扎卢胺能显著改善患者的总生存期（35.3 个月 vs 31.3 个月，HR=0.77，P=0.0002），能显著延长患者影像学无进展生存期（20 个月 vs 5.4 个月，HR=0.32，$P < 0.0001$）。Asian PREVAIL 研究（亚洲国家的未经化疗的 mCRPC 患者，含中国亚组人群）证实，相较于安慰剂组，恩扎卢胺治疗使 PSA 进展的风险降低 62%（R=0.38，$P < 0.0001$），且在所有方案规定的患者亚组中，均观察到恩扎卢胺治疗获益。

（3）药学监护要点。接受恩扎卢胺治疗的患者最常见（发生率 ≥ 10%）的不良反应为：乏力/疲劳、食欲下降、潮红、关

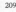

节痛、头晕/眩晕、高血压、头痛和体重减轻。用药过程中需注意监测血压。

三、多西他赛

（1）适应证。既往未经新型内分泌治疗和化疗，或既往新型内分泌治疗失败且未经化疗。

（2）循证医学证据。TAX327研究证实了多西他赛联合泼尼松对比米托蒽醌联合泼尼松治疗能够显著提高中位生存期2~2.9个月。与米托蒽醌联合泼尼松治疗相比，多西他赛联合泼尼松显著改善了中位总生存时间（17.5个月 vs 15.6个月）、中位无疾病进展时间（6.3个月 vs 3.2个月）和PSA缓解率（45% vs 32%，P=0.01）。在中国进行的一项多中心、单臂、前瞻性、观察性研究纳入了403例mCRPC患者接受多西他赛联合泼尼松治疗。在总患者人群中，接受多西他赛治疗中位总生存时间为22.4个月（95% CI：20.4~25.8），PSA反应率为70.9%。

（3）药学监护要点。多西他赛为中风险致发热性中性粒细胞减少症的药物，可考虑预防性使用G–CSF。

四、奥拉帕利

（1）适应证。既往新型内分泌治疗失败且未经化疗，或既往多西他赛化疗失败且未经新型内分泌治疗，或既往新型内分泌治疗和多西他赛化疗失败。

（2）循证医学证据。一项评估奥拉帕利对比恩扎卢胺或醋酸阿比特龙在既往使用新型激素类药物治疗失败且携带同源重组修复基因突变的mCRPC患者中疗效和安全性的随机、开放标签、Ⅲ期研究（PROfound研究）结果显示，在携带BRCA1/2和ATM基因突变（队列A）的患者中，奥拉帕利能够显著降低患者影像学进展和死亡风险66%，中位影像学无进展生存期为7.4个月，优于恩扎卢胺或醋酸阿比特龙组的3.6个月；携带HRR相关基因突变（队列A+B）的总人群中，奥拉帕利能显著降低患者影像学进展和死亡风险，影像学无进展生存期为5.82个月，优于恩扎卢胺或醋酸阿比特龙组的3.52个月。同时，相较于新型内分泌药物组，奥拉帕利显著延长携带 BRCA1/2 和 ATM 基因突变（队列 A）患者的总生存时间（19.1 个月 vs 14.7 个月）。

（3）药学监护要点。患者应在既往抗肿瘤治疗引起的血液学毒性恢复之后（血红蛋白、血小板和中性粒细胞水平应恢复至 ≤ 1 级），才能接受奥拉帕利治疗。在治疗最初的 12 个月内，推荐在基线进行全血细胞检测，随后每个月监测一次，之后定期监测治疗期间出现的具有临床意义的参数变化。用药期间常见的各种不良反应为贫血、血小板减少、中性粒细胞下降、恶心、呕吐、腹泻、上呼吸道感染、疲乏、食欲下降、关节痛、肌痛、味觉障碍和头痛等，其中发生率较高的不良反应依次为恶心、疲乏和贫血，大多为 1~2 级不良反应，3~4 级的贫血发生率约为 20%。不推荐本品与强效或中效 CYP3A 抑制剂合并使用，如果必须合并使用强效 CYP3A 抑制剂，推荐将本品剂量减至 100mg/ 次，每天两次，如果必须合并使用中效 CYP3A 抑制剂，推荐将本品剂量减至 150mg/ 次，每天两次。

第二节　新进展

一、卡巴他赛

卡巴他赛对多西他赛耐药的肿瘤具有抗肿瘤活性。TROPIC 研究结果显示，卡巴他赛（25mg/m^2）联合泼尼松组的中位总生存期较米托蒽醌联合泼尼松组显著改善（15.1 个月 vs 12.7 个月，$P < 0.0001$）。PROSELICA 研究证实，在多西他赛治疗后接受卡巴他赛化疗的患者中，卡巴他赛剂量 20mg/m^2 不劣于 25mg/m^2，且耐受性更好。因此推荐卡巴他赛用于多西他赛失败后的二线用药，需要联合激素治疗。卡巴他赛最常见的不良反应为血液学毒性，推荐由有经验的肿瘤内科医生管理。

二、Sipuleucel-T

2010 年 4 月，Sipuleucel-T 作为首个新型肿瘤免疫治疗药物获得了 FDA 的批准。这种自体肿瘤疫苗，采集每一位患者的含有抗原呈递细胞的白细胞，将这些细胞暴露于前列腺酸性磷酸酶粒细胞巨噬细胞集落刺激因子（PAP－GM－CSF 重组融合蛋白），然后将这些细胞重新回输。该药物是基于一项Ⅲ期多中心随机双盲临床试验（D9902B），512 例存在轻微症状或无症状的 mCRPC 患者以 2 ： 1 的比例随机分组，接受 Sipuleucel-T 或安慰剂治疗。疫苗组的中位生存期为 25.8 个月，与之相比，对照组为 21.7 个月。Sipuleucel-T 治疗使死亡风险降低了 22%（HR=0.78，95% CI：0.61-0.98，P=0.03）。常见并发症包括轻至中度畏寒（54.1%）、发热（29.3%）和头痛（16.0%），这些并发症通常都是暂时性的。

● 病例分享

　　患者高某，男性，54 岁，以"排尿困难 1 周"为主诉于 2021 年 06 月入院。

　　入院查盆腔磁共振示：前列腺周围叶右侧后部为主体的浸润性肿瘤，向后累及精囊腺及直肠系膜，为前列腺癌。予行前列腺穿刺活检示：①（左外腺 1）送检穿刺小组织，镜下示前列腺腺泡腺癌（Gleason 评分 5+4=9 分，分组 5 组，占整条组织约 50%）。免疫组化：CK（H）（－）。②（左外腺 2）送检穿刺小组织，镜下示前列腺腺泡腺癌（Gleason 评分 5+4=9 分，分组 5 组，占整条组织约 70%）。免疫组化：CK（H）（－）。③（左外腺 3）送检穿刺小组织，镜下示前列腺腺泡腺癌（Gleason 评分 5+4=9 分，分组 5 组，占整条组织约 80%）。免疫组化：CK（H）（－）。④（右外腺 1）送检穿刺小组织，镜下示前列腺腺泡腺癌（Gleason 评分 5+4=9 分，分组 5 组，占整条组织约 70%）。免疫组化：CK（H）（－），P63（－），P504s（+++），PSA（+++），PsAP（+++），ERG（－），NKX3.1（+++）。⑤（右外腺 2）送检穿刺小组织，镜下示前列腺腺泡腺癌（Gleason 评分 5+4=9 分，分组 5 组，占整条组织约 75%）。免疫组化：CK（H）（－）。⑥（右外腺 3）：送检穿刺小组织，镜下示前列腺腺泡腺癌（Gleason 评分 5+4=9 分，分组 5 组，占整条组织约 50%）。免疫组化：CK（H）（－）。予完善基因检测提示：TPS < 1%，

CPS < 1。TMB：28.32Muts/Mb，转移性微卫星高度不稳定（MIS-H）。后转诊上海某医院，于2021年07月12日行"双侧睾丸去势手术"，术后予"比卡鲁胺（50mg，qd）"内分泌治疗。2021年11月23日全身PET-CT提示：前列腺增大伴钙化，糖代谢增高，多处淋巴结（盆腔、腹膜后、双侧膈脚后、后纵隔及左侧锁骨区）转移，骨盆构成骨多发转移，糖代谢活跃，右侧输尿管盆段受侵伴上方尿路扩张积液。于2021年11月20日再次就诊上海某医院，予"多西他赛（75mg/m^2，d1，q21d）"姑息性化疗1个周期，过程顺利。于2021年12月17日转诊北京某医院，予"信迪利单抗（200mg，d1，q21d）"免疫治疗1个周期，同时停用"比卡鲁胺（50mg，qd）"，改行"达罗他胺（600mg，bid）"内分泌治疗。2022年1月就诊我院，改"恩沃利单抗（200mg，d1，q21d）"治疗至今，无特殊不良反应，疗效评价SD。

【抗肿瘤治疗评价】

1. 极高危局限期的治疗分析

患者前列腺癌侵及精囊腺及直肠系膜，分期T4N0M0，Gleason评分5+4=9分，系极高危局限期前列腺癌。根据《CSCO前列腺癌指南》（2021版），初始治疗应首选外放射治疗（EBRT）联合近距离放疗以及1~3年的雄激素剥夺治疗（ADT联合第一代抗雄激素药，如氟他胺、比卡鲁胺），该患者仅采用双侧睾丸去势手术联合比卡鲁胺治疗，未行放射治疗，初始治疗制定的方案存在不足。

2. 转移性前列腺癌治疗分析

患者抗雄激素治疗4个月就出现全身多发转移，系mCRPC，根据《CSCO前列腺癌指南》（2021版），一线治疗I级推荐方案有阿比特龙、多西他赛、恩扎卢胺，有症状的骨转移可使用镭-233。患者无症状性骨痛，一线使用多西他赛单药治疗，符合指南推荐。患者使用多西他赛1个周期后，更换方案为信迪利单抗联合达罗他胺行第2周期治疗，达罗他胺用于高危转移风险的非转移性去势抵抗性前列腺癌（NM-CRPC）患者，属无适应证用药。患者基因检测提示：TPS ＜ 1%，CPS ＜ 1，TMB：28.32Muts/Mb，MIS-H。信迪利单抗尚无相关适应证。第 3 周期更改为恩沃利单抗治疗，恩沃利单抗可用于不可切除或 MSI-H 或错配修复基因缺陷型（dMMR）的成人晚期实体瘤患者的治疗，选药合理。

【药学监护要点】

1. 疗效监测

监测血清 PSA 水平变化、结合影像学检查评估疗效。

2. 药物不良反应监测

恩沃利单抗是一个新获批的 PD-L1 抑制剂，根据其Ⅱ期临床试验结果，单药使用时，免疫相关性不良反应，按从高到低排序为甲减（22%）、甲亢（20%）、免疫相关皮肤不良反应（7%）、肝炎（4%）、心肌炎（1.9%）、腹泻（＜ 1%）。因此，使用时应密切监测甲状腺相关指标变化、皮肤黏膜不良反应及肝功能指标，一旦发生上述指标的异常，应警惕免疫相关性毒副反应，尽早使用糖皮质激素治疗。目前，患者无特殊不良反应，后续使用仍应密切监测。

参考文献

[1] 中国临床肿瘤学会指南工作委员会. CSCO 前列腺癌诊疗指南 2021 [Z].中国临床肿瘤学会，2021.

[2] SIEGEL R L, MILLER K D, JEMAL A. Cancer statistics, 2018 [J]. CA Cancer J Clin, 2018, 68: 7-30.

[3] 韩苏军，张思维，陈万青，等. 中国前列腺癌发病现状和流行趋势分析 [J].临床肿瘤学杂志，2013, 18（4）:330-334.

[4] 中国卫生健康委员会医政司. 新型抗肿瘤药物临床应用指导原则（2019 年版）[J].肿瘤综合治疗电子杂志，2020,（1）:16-47.

[5] CHEN W Q, ZHENG R S, BAADE P D, et al. Cancer statistics in China, 2015 [J]. CA Cancer J Clin, 2016, 66: 115-132.

[6] QI D, WU C X, LIU F, et al. Trends of prostate cancer incidence and mortality in Shanghai, China from 1973 to 2009 [J]. Prostate, 2015, 75: 1662-1668.

[7] SARTOR O, dE B J S. Metastatic Prostate Cancer [J]. N Engl J Med, 2018, 378: 645-657.

[8] FIZAZI K, TRAN N P, FEIN L, et al. Abiraterone acetate plus

prednisone in patients with newly diagnosed high-risk metastatic castration-sensitive prostate cancer (LATITUDE): final overall survival analysis of a randomised, double-blind, phase 3 trial [J]. Lancet Oncol, 2019, 20: 686-700.

[9] JAMES N D, dE B J S, SPEARS M R, et al. Abiraterone for Prostate Cancer Not Previously Treated with Hormone Therapy [J] .N Engl J Med, 2017, 377: 338-351.

[10] ARMSTRONG A J, SZMULEWITZ R Z, PETRYLAK D P, et al. ARCHES: A Randomized, Phase III Study of Androgen Deprivation Therapy With Enzalutamide or Placebo in Men With Metastatic Hormone-Sensitive Prostate Cancer [J]. J Clin Oncol, 2019, 37: 2974-2986.

[11] DAVIS I D, MARTIN A J, STOCKLER M R, et al. Enzalutamide with Standard First-Line Therapy in Metastatic Prostate Cancer [J]. N Engl J Med, 2019, 381: 121-131.

[12] CHI K N, AGARWAL N, BJARTELL A, et al. Apalutamide for Metastatic, Castration-Sensitive Prostate Cancer [J]. N Engl J Med, 2019, 381: 13-24.

[13] SOLOWAY M S, SCHELLHAMMER P, SHARIFI R, et al. A controlled trial of Casodex (bicalutamide) vs. flutamide, each in combination with luteinising hormone-releasing hormone analogue therapy in patients with advanced prostate cancer. Casodex Combination Study Group [J]. Eur Urol, 1996, 29 (2): 105-109.

[14] KYRIAKOPOULOS C E, CHEN Y H, CARDUCCI M A, et al. Chemohormonal Therapy in Metastatic Hormone-Sensitive Prostate Cancer: Long-Term Survival Analysis of the Randomized Phase III E3805 CHAARTED Trial [J]. J Clin Oncol, 2018, 36: 1080-1087.

[15] SWEENEY C J, CHEN Y H, CARDUCCI M, et al. Chemohormonal Therapy in Metastatic Hormone-Sensitive Prostate Cancer [J]. N Engl J Med, 2015, 373: 737-746.

[16] BASCH E, AUTIO K, RYAN C J, et al. Abiraterone acetate plus prednisone versus prednisone alone in chemotherapy-naive men with metastatic castration-resistant prostate cancer: patient-reported outcome results of a randomised phase 3 trial [J]. Lancet Oncol, 2013, 14: 1193-1199.

[17] RYAN C J, SMITH M R, FIZAZI K, et al. Abiraterone acetate plus prednisone versus placebo plus prednisone in chemotherapy-naive men with metastatic castration-resistant prostate cancer (COU-AA-302): final overall survival analysis of a randomised, double-blind, placebo-controlled phase 3 study [J]. Lancet Oncol, 2015, 16: 152-160.

[18] SCHER H I, FIZAZI K, SAAD F, et al. Increased survival with enzalutamide in prostate cancer after chemotherapy [J]. N Engl J Med, 2012, 367: 1187-1197.

[19] ZHOU T, ZENG S X, YE D W, et al. A multicenter, randomized

clinical trial comparing the three-weekly docetaxel regimen plus prednisone versus mitoxantone plus prednisone for Chinese patients with metastatic castration refractory prostate cancer [J]. PLoS One, 2015, 10: e0117002.

[20] TANNOCK I F, dE W R, BERRY W R, et al. Docetaxel plus prednisone or mitoxantrone plus prednisone for advanced prostate cancer [J]. N Engl J Med, 2004, 351: 1502-1512.

[21] HE D L, SUN Z Q, GUO J M, et al. A multicenter observational study of the real-world use of docetaxel for metastatic castration-resistant prostate cancer in China [J]. Asia Pac J Clin Oncol, 2019, 15: 144-150.

[22] DE B J, MATEO J, FIZAZI K, et al. Olaparib for Metastatic Castration-Resistant Prostate Cancer [J]. N Engl J Med, 2020, 382: 2091-2102.

[23] EISENBERGER M, HARDY-BESSARD A C, KIM C S, et al. Phase III Study Comparing a Reduced Dose of Cabazitaxel (20 mg/m) and the Currently Approved Dose (25 mg/m) in Postdocetaxel Patients With Metastatic Castration-Resistant Prostate Cancer-PROSELICA [J]. J Clin Oncol, 2017, 35: 3198-3206.

第十五章

卵巢恶性肿瘤的合理用药及药学监护要点

卵巢癌是严重威胁妇女健康的恶性肿瘤之一，发病率在女性生殖系统恶性肿瘤中位居第 3 位，病死率居妇科恶性肿瘤之首。据我国 2016 年恶性肿瘤流行情况分析，卵巢癌发病率为 8.04/10 万，死亡率为 3.85/10 万。卵巢恶性肿瘤的发病率随着年龄的增长而增加，卵巢癌发病隐匿，因目前尚缺乏有效的筛查及早期诊断措施，70% 的卵巢癌患者就诊时已是临床晚期，5 年生存率约为 46%。据其组织病理学特征，卵巢癌主要分为上皮性卵巢癌、生殖细胞肿瘤以及性索 – 间质肿瘤三大类。在上皮性卵巢癌中，高级别浆液性癌（high grade serous carcinoma，HGSC）占 70%，子宫内膜样癌占 10%，透明细胞癌占 10%，黏液性癌占 3%，低级别浆液性癌（low grade serous carcinoma，LGSC）占比不足 5%。

本章节内容主要基于《CSCO 卵巢癌诊疗指南》（2021 版）及卫健委颁布的《卵巢恶性肿瘤诊断与治疗指南》（2021 版），同时参考国内外各大权威指南，合理规范晚期卵巢癌内科药物治疗的应用，并对当前最新药物进展做大致介绍。

对于晚期患者，应首先评估能否实现满意减瘤术，如有可能满意减瘤，则先行手术，术后辅助化疗。化疗结束后评价获得完全缓解或部分缓解者，可考虑靶向药物维持治疗。即使经过手术联合化疗的初始治疗，大部分患者仍会出现复发。根据末次化疗至复发的时间间隔，将复发患者分为两类：铂敏感复发和铂耐药复发。铂敏感复发患者，如果评价肿瘤可满意切除者，可考虑再次减瘤术，术后辅以含铂为基础的二线化疗及靶向维持治疗。铂耐药复发者预后较差，缺少有效的治疗方法，这部分患者的化疗以非铂单药为主，可联合抗血管药物。另外，根据基因检测结果可考虑 PARP 抑制剂、免疫治疗等。

第一节　一线治疗及药学监护要点

■ 卵巢Ⅳ期浆液性癌、透明细胞癌、子宫内膜样癌

一、紫杉醇 + 卡铂

（1）循证医学证据。①多项随机试验比较了卡铂和顺铂单药或与其他药物联合治疗的疗效。所有试验显示了相同的疗效，其中 AGO-OVAR-3 实验发现，与顺铂联合紫杉醇相比，卡铂联合紫杉醇的 QOL 在总体 QOL 指标和各种子量表方面均显著改善。基于所有研究结果，卡铂是新诊断的卵巢癌、输卵管癌和原发性腹膜癌患者术后Ⅳ化疗的推荐铂类药物。②大型随机试验比较了以铂剂为基础的双联、三联和四联联合治疗与环磷酰胺、紫杉醇、多西紫杉醇、托泊替康、多柔比星、表柔比星、吉西他滨、托泊替康和美法仑的疗效。以铂剂为基础的双联化疗联合环磷酰胺、紫杉醇的试验表明，紫杉醇呈现出更好的缓解率，延长了 PFS 和 OS。

（2）药学监护要点。①紫杉类为中风险致发热性中性粒细胞减少症的药物，可考虑预防性使用 G-CSF。②计算卡铂初始剂量可用 Calvert 公式，根据患者治疗前肾功能的状况得到的数学公式法，与常规的体表面积计算相比，公式法最大限度规范了因肾功能差异引起的变化，避免了剂量不足（患者的肾功能高于正常）或过量（肾功能低于正常）。

二、多西他赛 + 卡铂

（1）循证医学证据。SCOTROC1 研究发现，多西他赛联合卡铂的 PFS、OS 和总体 QOL 评分与紫杉醇联合卡铂相似，神经毒性、关节痛、肌痛、脱发和腹痛的发生率较低，但其他不良事件（GI、外周水肿、过敏反应和指甲改变）的发生率较高。

（2）药学监护。①多西他赛为中风险致发热性中性粒细胞减少症的药物，可考虑预防性使用 G-CSF。②需预处理，预防

外周水肿、过敏反应等反应。

三、卡铂 + 多柔比星脂质体

（1）循证医学证据。MITO-2 试验发现，聚乙二醇多柔比星脂质体联合卡铂治疗与较高的缓解率相关，但 PFS、OS 与紫杉醇联合卡铂组相似。聚乙二醇多柔比星脂质体联合卡铂与某些血液学毒性、皮肤毒性和口腔炎的发生率较高相关，但与紫杉醇联合卡铂对照相比，神经毒性和脱发的发生率较低。各治疗组的总体 QOL 和大多数功能域、症状量表相同，多柔比星脂质体联合卡铂与某些患者报告的毒性评分较差相关。

（2）药学监护要点。①白细胞减少是病人最常见的不良反应，贫血和血小板减少也可见。②发生率较高（≥ 5%）的不良反应有恶心、无力、脱发、发热、腹泻及与滴注有关的急性反应和口腔炎。

四、紫杉醇 + 卡铂 + 贝伐珠单抗

（1）循证医学证据。在 GOG-0218 研究中，虽然接受卡铂联合紫杉醇（组 1，对照组）的患者与初始治疗期间也接受贝伐珠单抗治疗（组 2，联合用药组）的患者的 PFS 相似，但与对照组相比，接受卡铂联合紫杉醇、贝伐珠单抗治疗，随后接受单药贝伐珠单抗维持治疗（组 3）的患者的中位 PFS 改善了 3 个月。长期观察发现，三组之间 OS 没有显著差异。ICON7 的结果相似，中位随访 19.4 个月的结果显示，与组 1 相比，组 2 的 PFS 延长。但是，中位 48.9 个月后的次分析显示，PFS 或 OS 无显著的治疗依赖性差异。

（2）药学监护要点。贝伐珠单抗需特殊关注的不良反应包括胃肠道穿孔、瘘、出血、高血压、蛋白尿和血栓栓塞等。

五、紫杉醇 + 卡铂

（1）循证医学证据。两项随机试验（MITO-7 和 ICON8）比较了标准紫杉醇联合卡铂与紫杉醇（$60mg/m^2$ 或 $80mg/m^2$，qw）联合卡铂（AUC 2，qw）两种治疗方案的疗效，发现疗效结局无显著差异。MITO-7 研究结果表明紫杉醇（$60mg/m^2$）致肺毒

性发生率较高，但中性粒细胞减少、发热性中性粒细胞减少、血小板减少、神经病变、脱发和呕吐的发生率较低，生活质量显著改善。与标准卡铂联合紫杉醇量相比，ICON8 研究结果表明紫杉醇（80mg/m²）致中性粒细胞减少、卡铂超敏反应的发生率更高，总体生活质量更差。

（2）医学监护要点。如果使用每周一次方案，则推荐使用紫杉醇（60mg/m²，qw）联合卡铂方案。

■ 卵巢Ⅳ期黏液性癌

5-FU+ 甲酰四氢叶酸 + 奥沙利铂或卡培他滨 + 奥沙利铂

（1）循证医学证据。一些临床医生认为 GI 方案是可行的，因为卵巢黏液性癌与 GI 肿瘤相似。

（2）药学监护要点。应用奥沙利铂后避免接触冷刺激，可避免或减轻神经毒性发生。患者如果出现其他不可耐受的不良反应，应及时与主治医师沟通，仔细描述服药后的临床表现，医师评估患者不良反应再进行相应处理。

■ 癌肉瘤

一、紫杉醇 + 卡铂

二、多柔比星脂质体 + 卡铂

药学监护要点。参考第十五章第一节卵巢Ⅳ期浆液性癌、透明细胞癌、子宫内膜癌部分。

第二节 一线维持治疗及药学监护要点

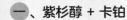

一、奥拉帕利

（1）适应证。一线化疗后评价为 CR/PR，BRCA1/2 突变。

（2）循证医学证据。SOLO-1 研究结果表明，在一线铂类药物化疗后达到 CR/PR 的生殖系或体细胞 BRCA1/2 突变患者中，与安慰剂相比，奥拉帕利单药作为维持治疗时 PFS 显著改善。进展或死亡风险降低 70%，安慰剂组中位 PFS（自随机化起）

为 13.8 个月，中位随访 41 个月后，尚未达到奥拉帕尼的中位 PFS，OS 数据也不成熟。

（3）药学监护要点。PARP 抑制剂最常见的不良反应（≥ 20%）是贫血、恶心、乏力、呕吐、腹泻、味觉障碍、消化不良、头痛、食欲下降、鼻咽炎 / 咽炎 /URI、咳嗽、关节痛 / 肌肉骨骼痛、肌痛、背部疼痛、皮炎 / 皮疹及腹痛 / 不适，使用过程需密切关注。

二、尼拉帕利

（1）适应证。一线化疗后评价为 CR/PR。

（2）循证医学证据。PRIMA 试验，无论 BRCA 是否突变均可入组，且入组患者的复发风险较高。结果显示，无论 BRCA 及 HRD 状态如何，与安慰剂相比，尼拉帕利均能降低疾病进展风险，延长 PFS。其中，尼拉帕利降低 BRCA 突变患者 60% 的疾病进展风险（HR=0.4），延长中位 PFS（22.1 个月 vs 10.9 个月），降低 HRD 阳性 BRCA 野生型患者 50% 的疾病进展风险，降低 HRD 阴性患者 32% 的疾病进展风险。

（3）药学监护要点。①轻度（CLCR：60~89ml/min）至中度（CLCR：30~59ml/min）肾功能损害的患者无需调整剂量。尼拉帕利对严重肾损害或终末期肾病患者进行血液透析的安全性尚不清楚。②轻度肝损伤患者无需调整剂量。尼拉帕利对中度至重度肝损伤患者的安全性尚不清楚。

三、贝伐珠单抗

（1）适应证。一线化疗中联合贝伐珠单抗，化疗后评价为 CR/PR，且无 BRCA 突变。

（2）循证医学证据。参见第十五章第一节"紫杉醇 + 卡铂 + 贝伐珠单抗"的循证医学证据。

（3）药学监护要点。贝伐珠单抗需特殊关注的不良反应包括胃肠道穿孔、瘘、出血、高血压、蛋白尿及血栓栓塞等。

第三节　铂敏感复发的合理用药及药学监护要点

一、卡铂＋紫杉醇 ± 贝伐珠单抗

（1）循证医学证据。① ICON4/AGO-OVAR-2.2 试验入组了 802 名铂敏感复发卵巢癌患者，患者被随机分配到紫杉醇联合铂类化疗组（1 组）或常规铂类化疗组（2 组）。生存曲线显示有利于紫杉醇联合铂方案的差异（HR=0.82，95% CI：0.69-0.97，P=0.02），1 组的 2 年生存率较 2 组高 7%（57% vs 50%），中位生存期较 2 组长 5 个月（29 个月 vs 24 个月）。② GOG-0213 研究评估了卡铂联合紫杉醇、贝伐珠单抗治疗对铂类药物敏感的复发卵巢癌的疗效。与单独化疗相比，接受化疗联合贝伐珠单抗治疗的女性的中位 OS 略微延长（42.2 个月 vs 37.3 个月，95% CI：37.7-46.2，HR=0.829，P=0.056）。

（2）药学监护要点。贝伐珠单抗最常见的副反应是高血压、疲乏和蛋白尿。

二、卡铂＋多柔比星脂质体 ± 贝伐珠单抗、卡铂＋紫杉醇、卡铂＋吉西他滨 ± 贝伐珠单抗、顺铂＋吉西他滨

（1）循证医学证据。① CALYPSO Ⅲ 期试验在铂敏感的复发性卵巢癌（ROC）患者中比较了 CD（卡铂联合脂质体多柔比星）与 CP（卡铂联合紫杉醇）两种方案的疗效。两组的 OS 无统计学差异（HR=0.99，P=0.94），CD 组和 CP 组的中位生存时间分别为 30.7 个月、33.0 个月。② OCEANS 研究评估了卡铂/吉西他滨联合或不联合贝伐珠单抗治疗既往未接受过贝伐珠单抗治疗的铂类药物敏感的 ROC 患者的疗效。在 OCEANS 试验中，与单独化疗相比，接受化疗联合贝伐珠单抗治疗的患者的 PFS 延长（12.4 个月 vs 8.4 个月，P < 0.0001）。最终生存分析显示，较单独化疗组，化疗联合贝伐珠单抗组未出现 OS 延长（33.6 个月 vs 32.9 个月，HR=0.95，P=0.65）。③研究证明，与传统方案相比，每周剂量密集治疗组的中位无进展生存期（28.0 个月，95% CI：22.3-35.4）比常规治疗组更长（17.2 个月，95% CI：15.7-21.1，HR=0.71，P=0.0015）。剂量密集方案组的 3 年总生存率

高于常规治疗组（72.1% vs 65.1%，HR=0.75，95% CI：0.57–0.98，P=0.03）。

（2）药学监护要点。①所有接受多柔比星治疗的病人须定期进行心电监测。②吉西他滨与其他抗肿瘤药物配伍进行联合化疗时，应考虑骨髓抑制作用的蓄积。严重肾功能不全患者禁联合使用本品和顺铂。

三、卡铂 + 多西他赛

（1）循证医学证据。一项研究入组了 25 名 18~75 岁的铂敏感复发患者，予多西紫杉醇联合卡铂治疗。在意向治疗人群中，有 16 例（64.0%）完全缓解，2 例（8.0%）部分缓解，总缓解率为 72.0%。3 名患者（12.0%）显示疾病稳定，2 名患者（8.0%）出现癌症进展，2 名患者（8.0%）无法评估反应。中性粒细胞减少症是患者（15/25，60.0%）中最常见的 3~4 级血液学毒性，但本次试验未发生中性粒细胞减少症。3 级腹泻是最常见的 3~4 级非血液学毒性，仅出现在（3/25，12.0%）患者身上。

（2）药学监护要点。①多西他赛为中风险致发热性中性粒细胞减少症的药物，可考虑预防性使用 G–CSF。②需预处理，预防外周水肿、过敏等反应。

第四节　铂耐药复发的合理用药及药学监护要点

一、多柔比星脂质体 ± 贝伐珠单抗、紫杉醇 ± 贝伐珠单抗、托泊替康 ± 贝伐珠单抗

（1）循证医学证据。AURELIA 试验评估了与单用化疗相比，贝伐珠单抗联合化疗（阿霉素脂质体、紫杉醇或托泊替康）治疗晚期铂类药物耐药卵巢癌的疗效。相较于单用化疗组，贝伐珠单抗联合化疗组的 PFS（6.7 个月 vs 3.4 个月）、OS（16.6 个月 vs 13.3 个月，HR=0.85，95% CI：0.66–1.08，P < 0.174）均有延长。

（2）药学监护要点。①所有接受多柔比星治疗的病人须经常进行心电监测。②肝功能不全、老年患者一般无需调整剂量。肾功能不全者要减量应用。

二、多西他赛、VP-16、吉西他滨

（1）循证医学证据。在卵巢癌复发治疗中，多西他赛、依托泊苷、吉西他滨缓解率相似，分别为22%、27%、19%。

（2）药学监护要点。①多西他赛为中风险致发热性中性粒细胞减少症的药物，可考虑预防性使用G-CSF。②依托泊苷静脉滴注速度过快（一次给药时间低于30min），可出现皮疹、寒战、发热、支气管痉挛、呼吸困难等过敏反应。③吉西他滨与其他抗肿瘤药物配伍进行联合化疗时，应考虑骨髓抑制作用的蓄积。

第五节 铂敏感复发卵巢上皮癌化疗后维持治疗及药学监护要点

一、PARP抑制剂

（1）适应证。化疗后评价为CR/PR。

（2）循证医学证据。据SOLO2、NOVA、NORA、FZOCUS-2等研究结果，PARP抑制剂可选择尼拉帕利、奥拉帕利和氟唑帕利。对于BRCA1/2突变阴性的患者在HRD检测可及的情况下，可以参照HRD结果选择维持治疗药物。NOVA研究结果显示，铂敏感复发卵巢上皮癌化疗获得CR/PR后，尼拉帕利维持治疗对于HRD阳性BRCA无突变者（9.3个月 vs 3.9个月）和HRD阴性者（6.9个月 vs 3.8个月）均有不同程度PFS获益。NORA研究结果显示，铂敏感复发卵巢上皮癌化疗获得CR/PR，尼拉帕利维持治疗能改善非gBRCA无突变者的PFS（11.1个月 vs 3.9个月）。

二、贝伐珠单抗

（1）适应证。化疗联合贝伐珠单抗，化疗后评价为CR/PR，且无BRCA突变。

（2）药学监护要点。贝伐珠单抗需特殊关注的不良反应包括胃肠道穿孔、瘘、出血、高血压、蛋白尿及血栓栓塞等。

第六节　新进展

一、Wee1 抑制剂联合 PARP 抑制剂

EFFORT II期研究评估阿达伐昔布（A）联合或不联合奥拉帕利（O）对复发性 PARP 抑制剂（PARPi）耐药卵巢癌的疗效。本研究共纳入了 80 例患者，随机分配到阿达伐昔布组（A组）和阿达伐昔布联合奥拉帕利组（A+O 组）。结果显示，A 组 ORR 为 23%，mPFS 为 5.5 个月，3/4 级毒性反应发生在 51% 的患者身上，常见的是中性粒细胞减少（13%）、血小板减少（10%）和腹泻（8%）。在 A+O 组，ORR 为 29%，mPFS 为 6.8 个月，76% 的患者出现 3/4 级毒性反应，常见的是血小板减少（20%）、中性粒细胞减少（15%）、腹泻（12%）、疲劳（12%）及贫血（10%）。可见，单药或者联合奥拉帕利对 PARPi 耐药的卵巢癌患者有明显疗效。

二、PARP 抑制剂联合抗血管药物

ANNIE 研究（NCT04376073）是一项多中心、单臂、II期临床研究，共入组了 40 例患者，既往中位化疗线数是 4 线，其中只有 5 例患者携带 BRCA1/2 基因致病性胚系突变。在每 21 天的治疗周期中，每天连续口服尼拉帕利（300mg 或 200mg，qd），第 1~14 天口服安罗替尼（12mg 或 10mg 或 8mg），最新数据提示，7 例受试者仍在接受治疗。36 例患者接受了影像学评估，评估结果表明，完全缓解 1 例，部分缓解 19 例，ORR 为 55.6%（95% CI：38.1%–72.1%），中位无进展生存期为 8.3 个月（95% CI：5.86–10.81），中位总生存期尚未达到。常见的药物相关不良事件为高血压（55.0%）、白细胞减少（45.0%）及手足综合征（42.5%），常见的 3/4 级不良事件为中性粒细胞减少（17.5%）、高血压（12.5%））及贫血（12.5%）。研究未发现与治疗相关的死亡。尼拉帕利联合安罗替尼在铂耐药复发卵巢癌患者中显示出良好的抗肿瘤活性和可耐受的毒性。

OVARIO 研究旨在评估尼拉帕利联合贝伐珠单抗对铂类为基础的化疗联合贝伐珠单抗治疗敏感的晚期一线 OC 患者的维持治

疗的疗效。该实验纳入标准为新诊断的高级别浆液性或子宫内膜样ⅢB~Ⅳ期上皮性卵巢癌、输卵管癌或原发性腹膜癌，在一线含铂化疗联合贝伐珠单抗治疗后有完全缓解、部分缓解或无疾病的证据。接受新辅助 CT 或初次减瘤手术的患者符合条件。患者接受尼拉帕利（200mg 或 300mg，qd）联合贝伐珠单抗（15mg/kg，q3w）治疗。该分析包括 105 例患者，截至 2021 年 6 月 16 日，中位随访时间为 27.6 个月（95% CI：25.5-27.7）。总体人群的 mPFS 为 19.6 个月（95% CI：16.5-25.1）。在 HR 缺陷（HRd）人群（$n=49$）中，mPFS 为 28.3 个月（95% CI：19.9-NE）。在 HRd/BRCA 野生型人群（$n=16$）中，mPFS 为 28.3 个月（95% CI：12.1-NE），在 HRd/BRCA 突变人群（$n=29$）中 mPFS 为 NE。在 HRP 人群（$n=38$）中，mPFS 为 14.2 个月（95% CI：8.6-16.8）。本研究证明了尼拉帕利联合贝伐珠单抗对一线含铂化疗后的晚期卵巢癌患者具有治疗前景。

三、ADC 类药物

SORAYA 是一项全球单臂Ⅲ期研究，评估 MIRV 对 FRα 高表达的铂耐药卵巢、原发性腹膜或输卵管高级别浆液性癌（PROC）患者的疗效。Mirvetuximab Soravtansine（MIRV）是靶向叶酸受体 α（folate receptor，FRα）的 ADC 类药物，该药物连接细胞毒性小分子药物 DM4，能够破坏微管的动态性，进而杀死肿瘤细胞。该研究入组了 FRα 高表达的铂耐药卵巢癌（PROC）患者，患者接受 MIRV（6mg/kg，ivgtt，d1，q3w）治疗。研究者观察到，在 105 例患者中有 34 例患者得到客观缓解，ORR 为 32.4%（95% CI：23.6%-42.2%），5 例完全缓解；BICR 评估的 ORR 为 31.6%（95% CI：22.4%-41.9%），5 例完全缓解，中位 DOR 为 5.9 个月（95% CI：5.6-7.7）。在数据截止时，有 15 例疾病缓解的患者仍在接受 MIRV 治疗，DOR 继续延长。结论：MIRV 在 FRα 高表达的铂耐药复发卵巢癌患者中表现出持久的抗肿瘤活性和良好的耐受性，可见，根据 FRα 这一生物标志物选择患者人群是重要的治疗进步。

● 病例分享

患者，高某，女性，54岁，于2019年8月12日以"发现盆腔肿物5天"为主诉入院。入院前5天，体检B超发现"盆腔肿物"，入院后查腹部CT：①子宫右前方、左侧盆壁表实性占位，考虑来源于左或右卵巢的肿瘤可能。②肝Ⅵ段占位，考虑转移癌可能性大。血CA125：124.4U/ml，HE-4：203.1poml/L。于2019年08月20日全麻下行"筋膜外全子宫切除术（经腹部）+双侧输卵管—卵巢切除术（经腹部）+盆腔淋巴结根治性切除术（经腹部）+盆腔病损切除术（盆腹腔转移肿瘤切除术）+阑尾切除术+盆腔粘连松解术+大网膜切除术"，术顺，恢复好。术后病理（双附件+全子宫）：①（双侧卵巢）高级别浆液性乳头状癌。②（双侧输卵管）查见肿瘤组织。③左右宫角查见肿瘤组织。左右宫旁，宫颈切端，左卵巢血管未见肿瘤累及。④（直肠窝、盆底转移灶及大网膜）查见癌组织。⑤（阑尾）慢性阑尾炎，未见肿瘤组织。"左结肠旁沟结节，右结肠旁沟结节"均为癌结节，BRCA1/2基因突变：阴性。术后诊断"双侧卵巢高级别浆液性乳头状癌肝脏转移（Ⅳ期）"，于2019年9月5日至2020年1月25日行"紫杉醇（175mg/m²）"联合"卡铂（AUC 5，q3w）"方案化疗6周期，3、6周期疗效评价PR。2020年2月查CA125：25U/ml，HE-4：43.3poml/L。化疗期间出现Ⅱ度骨髓抑制。建议PARP抑制剂维持治疗，患者拒绝。于2021年3月17日复查CA125：104.5U/ml，HE-4：183.4poml/L，腹部CT示：①卵巢癌术后改变，肝Ⅵ段占位较前增大，考虑转移癌。考虑复发，于2021年3月19日至2021年9月16日予"多西他赛（75mg/m²）"联合"卡铂（AUC 5，q3w）"方案化疗6周期，其间出现Ⅲ度白细胞减少，经升白治疗后好转。3、6周期疗效评价PR。2021年10月08日起口服"奥拉帕利（300mg，bid）"治疗，治疗第二个月出现Ⅱ度贫血，经治疗后好转。目前患者一般情况良好，规律随访，未见肿瘤进展。

【抗肿瘤治疗方案分析】

1. 一线治疗方案的分析

患者术后诊断双侧卵巢高级别浆液性乳头状癌肝脏转移（Ⅳ期），根据《CSCO卵巢癌诊疗指南》（2019版），Ⅲ～Ⅳ期的高级别浆液性癌一线治疗应考虑含铂化疗6~8个周期，该患者使用"紫杉醇（175mg/m^2）"联合"卡铂（AUC 5，q3w）"，6周期后评价PR，方案选择及化疗周期数符合指南推荐。对于一线化疗后评价PD的患者，BRCA1/2突变者PARP抑制剂维持治疗，无BRCA1/2突变者使用尼拉帕利维持治疗，患者BRCA1/2突变阴性，由于患者依从性问题，未使用尼拉帕利一线维持。

2. 铂敏感复发后的治疗方案分析

患者一线含铂方案治疗结束后14个月出现进展，根据《CSCO卵巢癌诊疗指南》（2021版），对于评估无法手术的铂敏感复发上皮癌患者，二线治疗方案Ⅰ级推荐是含铂基础的联合治疗±维持治疗，该患者二线方案使用"多西他赛（75mg/m^2）"联合"卡铂（AUC 5，q3w）"，符合指南推荐。二线化疗6周期后，疗效评价PR，患者使用PARP抑制剂"奥拉帕利（300mg，bid）"维持治疗，符合指南推荐。

【药学监护要点】

1. 疗效监护

定期复查胸、腹、盆腔增强CT，监测奥拉帕利二线维持疗效。

2. 不良反应监护

奥拉帕利主要不良反应包括血液学和非血液学不良反应。血液学毒性包括贫血、白细胞和血小板减少，使用前1个月内，每周监测一次血常规，前1年内每个月监测一次血常规。患者治疗第2个月出现Ⅱ度贫血，对症治疗后好转。非血液学毒性包括胃肠道反应（恶心、呕吐、腹泻、便秘等）、神经系统毒性（头痛、头晕等）及心血管毒性（心悸、高血压等）。患者使用期间未发生非血液学毒性，后续治疗应继续监测。

参考文献

[1] 中国抗癌协会妇科肿瘤专业委员会.卵巢恶性肿瘤诊断与治疗指南（2021年版）[J].中国癌症杂志,2021,31（06）:490-500.

[2] 中国临床肿瘤学会指南工作委员会.中国临床肿瘤学会（CSCO）卵巢癌诊疗指南2019版[M].北京:人民卫生出版社,2021.

[3] NEIJT J P, ENGELHOLM S A, TUXEN M K, et al. Exploratory phase III study of paclitaxel and cisplatin versus paclitaxel and carboplatin in advanced ovarian cancer [J]. J Clin Oncol, 2000,18:3084-3092.

[4] OZOLS R F, BUNDY B N, GREER B E, et al. Phase III trial of carboplatin and paclitaxel compared with cisplatin and paclitaxel in patients with optimally resected stage III ovarian cancer: a Gynecologic Oncology Group study [J]. J Clin Oncol, 2003, 21:3194-3200.

[5] dU B A, LUCK H J, MEIER W, et al. A randomized clinical trial of cisplatin/paclitaxel versus carboplatin/paclitaxel as first-line treatment of ovarian cancer [J]. J Natl Cancer Inst, 2003,95:1320-1329.

[6] GREIMEL E R, BJELIC-RADISIC V, PFISTERER J, et al. Randomized study of the Arbeitsgemeinschaft Gynaekologische Onkologie Ovarian Cancer Study Group comparing quality of life in patients with ovarian cancer treated with cisplatin/paclitaxel versus carboplatin/paclitaxel [J]. J Clin Oncol, 2006,24:579-586.

[7] VASEY P A, JAYSON G C, GORDON A, et al. Phase III randomized trial of docetaxel-carboplatin versus paclitaxel-carboplatin as first-line chemotherapy for ovarian carcinoma [J]. J Natl Cancer Inst, 2004,96:1682- 1691.

[8] PIGNATA S, SCAMBIA G, FERRANDINA G, et al. Carboplatin plus paclitaxel versus carboplatin plus pegylated liposomal doxorubicin as firstline treatment for patients with ovarian cancer: the MITO-2 randomized phase III trial [J]. J Clin Oncol, 2011,9:3628-3635.

[9] BURGER R A, BRADY M F, BOOKMAN M A, et al. Incorporation of bevacizumab in the primary treatment of ovarian cancer [J]. N Engl J Med, 2011,365:2473-2483.

[10] FERRISS J S, JAVA J J, BOOKMAN M A, et al. Ascites predicts treatment benefit of bevacizumab in front-line therapy of advanced epithelial ovarian, fallopian tube and peritoneal cancers: an NRG Oncology/GOG study [J]. Gynecol Oncol, 2015,139:17-22.

[11] TEWARI K S, BURGER R A, ENSERRO D, et al. Final overall survival of a randomized trial of bevacizumab for primary treatment of ovarian cancer [J]. J Clin Oncol, 2019,37:2317-2328.

[12] PERREN T J, SWART A M, PFISTERER J, et al. A phase 3 trial of bevacizumab in ovarian cancer [J]. N Engl J Med, 2011,365:2484-2496.

[13] OZA A M, COOK A D, PFISTERER J, et al. Standard chemotherapy with or without bevacizumab for women with newly

diagnosed ovarian cancer (ICON7): overall survival results of a phase 3 randomised trial [J]. Lancet Oncol, 2015,16:928−936.

[14] PIGNATA S, SCAMBIA G, KATSAROS D, et al. Carboplatin plus paclitaxel once a week versus every 3 weeks in patients with advanced ovarian cancer (MITO−7): a randomised, multicentre, open−label, phase 3 trial [J]. Lancet Oncol, 2014,15:396−405.

[15] CLAMP A R, JAMES E C, MCNEISH I A, et al. Weekly dose−dense chemotherapy in first−line epithelial ovarian, fallopian tube, or primary peritoneal carcinoma treatment (ICON8): primary progression free survival analysis results from a GCIG phase 3 randomised controlled trial [J]. Lancet, 2019,394:2084−2095.

[16] BLAGDEN S P, COOK A D, POOLE C, et al. Weekly platinum−based chemotherapy versus 3−weekly platinum−based chemotherapy for newly diagnosed ovarian cancer (ICON8): quality−of−life results of a phase 3, randomised, controlled trial [J]. Lancet Oncol, 2020,21:969−977.

[17] SATO S, ITAMOCHI H, KIGAWA J, et al. Combination chemotherapy of oxaliplatin and 5−fluorouracil may be an effective regimen for mucinous adenocarcinoma of the ovary: a potential treatment strategy [J]. Cancer Sci, 2009,100:546−551.

[18] MOORE K, COLOMBO N, SCAMBIA G, et al. Maintenance olaparib in patients with newly diagnosed advanced ovarian cancer[J]. N Engl J Med, 2018,379:2495−2505.

[19] PARMAR M K, LEDERMANN J A, COLOMBO N, et al. Paclitaxel plus platinum−based chemotherapy versus conventional platinum−based chemotherapy in women with relapsed ovarian cancer: the ICON4/AGOOVAR−2.2 trial [J]. Lancet, 2003,361:2099−2106.

[20] COLEMAN R L, BRADY M F, HERZOG T J, et al. Bevacizumab and paclitaxel−carboplatin chemotherapy and secondary cytoreduction in recurrent, platinum−sensitive ovarian cancer (NRG Oncology/ Gynecologic Oncology Group study GOG−0213): a multicentre, open−label, randomised, phase 3 trial [J]. Lancet Oncol, 2017,18:779−791.

[21] WAGNER U, MARTH C, LARGILLIER R, et al. Final overall survival results of phase III GCIG CALYPSO trial of pegylated liposomal doxorubicin and carboplatin vs paclitaxel and carboplatin in platinum−sensitive ovarian cancer patients [J]. Br J Cancer, 2012,107:588−591.

[22] AGHAJANIAN C, BLANK S V, GOFF B A, et al. OCEANS: a randomized, double−blind, placebo−controlled phase III trial of chemotherapy with or without bevacizumab in patients with platinum−sensitive recurrentepithelial ovarian, primary peritoneal, or fallopian tube cancer [J]. J Clin Oncol, 2012,30:2039−2045.

[23] KATSUMATA N, YASUDA M, TAKAHASHI F, et al. Dose−

dense paclitaxel once a week in combination with carboplatin every 3 weeks for advanced ovarian cancer: a phase 3, open-label, randomised controlled trial [J] . Lancet, 2009,374:1331-1338.

[24] STRAUSS H G, HENZE A, TEICHMANN A, et al. Phase II trial of docetaxel and carboplatin in recurrent platinum-sensitive ovarian, peritoneal and tubal cancer [J] . Gynecol Oncol, 2007,104:612-616.

[25] PUJADE-LAURAINE E, HILPERT F, WEBER B, et al. Bevacizumab combined with chemotherapy for platinum-resistant recurrent ovarian cancer: The AURELIA open-label randomized phase III trial [J] . J Clin Oncol, 2014,32:1302-1308.

[26] ROSE P G, BLESSING J A, BALL H G, et al. A phase II study of docetaxel in paclitaxelresistant ovarian and peritoneal carcinoma: a Gynecologic Oncology Group study [J] . Gynecol Oncol, 2003,88:130-135.

[27] ROSE P G, BLESSING J A, MAYER A R, et al. Prolonged oral etoposide as second-line therapy for platinum-resistant and platinumsensitive ovarian carcinoma: a Gynecologic Oncology Group study [J] . J Clin Oncol, 1998,16:405-410.

[28] MUTCH D G, ORLANDO M, GOSS T, et al. Randomized phase III trial of gemcitabine compared with pegylated liposomal doxorubicin in patients with platinum-resistant ovarian cancer [J] . J Clin Oncol, 2007,25:2811-2818.

[29] FERRANDINA G, LUDOVISI M, LORUSSO D, et al. Phase III trial of gemcitabine compared with pegylated liposomal doxorubicin in progressive or recurrent ovarian cancer [J] . J Clin Oncol, 2008,26:890-896.

[30] MIRZA M R, MONK B J, HERRSTEDT J, et al. Niraparib maintenance therapy in platinum-sensitive, recurrent ovarian cancer [J] . N Engl J Med, 2016,375:2154-2164.

[31] WU X H, ZHU J Q. Niraparib maintenance therapy in patients with platinum-sensitive recurrent ovarian cancer using an individualized starting dose (NORA): a randomized, double-blind, placebo-controlled phase III trial [J] . Ann Oncol, 2021, 32(4):512-521.

肿瘤伴发疾病的合理用药、营养治疗及运动锻炼

第十六章

恶性肿瘤骨转移的合理用药及
不良反应管理

骨转移又称为转移性骨病，是某些原发于骨组织以外的恶性肿瘤经血行转移至骨组织引起的以骨损害、疼痛为主要表现的疾病。80% 以上的骨转移瘤来源于乳腺癌、前列腺癌、肺癌、甲状腺癌和肾癌。骨痛、骨相关事件（skeletal related events，SREs）是骨转移常见的并发症。SREs 主要包括病理性骨折（尤其是椎体压缩或变形）、脊髓压迫、骨放疗、骨转移病灶进展及高钙血症。SREs 不仅降低了患者的生活质量，且影响患者对系统性抗肿瘤治疗的依从性，缩短生存时间。

恶性肿瘤骨转移按病变特征可分为以下 3 种类型：溶骨型、成骨型和混合型。成骨型骨转移常见于前列腺癌和膀胱癌，约占骨转移的 10%。溶骨型骨转移占 70%，常见于肺癌和乳腺癌。SREs 发生危险性与恶性肿瘤类型相关。溶骨型病变为主的骨转移患者发生 SREs 危险性高。早期诊断骨转移病变，积极预防和规范化治疗骨转移，延缓或避免 SREs 的发生，有助于提高患者生活质量。

骨转移综合治疗的主要目标：①缓解疼痛，恢复功能，改善生活质量；②预防和治疗 SREs；③控制肿瘤进展，延长患者生存期。骨转移的治疗原则以全身系统治疗为主，如化疗、靶向药物、免疫治疗药物的抗肿瘤治疗，合理的局部治疗（如放射治疗）可以更好地控制骨转移相关症状，骨改良药物可以预防和延缓骨转移及 SREs 的发生，对症止痛治疗可明显改善患者的生活质量。因此，应根据患者的机体状况、肿瘤病理学类型、病变累及范围和发展趋势，采取多学科综合治疗（multi-disciplinary therapy，MDT）模式，有计划、合理地制订个体化综合治疗方案。

第一节　骨改良药物概述

骨改良药物是一类旨在缓解因骨转移引起的 SREs 的治疗药物的总称，可通过抑制破骨细胞介导的骨吸收作用，减少骨丢失，提高骨密度，进而减少骨转移引起的 SREs 的发生。该类药物使用指征：在骨转移全身系统性治疗基础上加用骨改良药物，每个月 1 次。对于病情稳定者，连用 12 次后可改为每 3 个月 1 次。

停药指征：①使用中监测到不良反应，且明确与双膦酸盐相关；②治疗过程中出现肿瘤恶化，或出现其他脏器转移并危及生命；③临床医师认为有必要停药时；④经过其他治疗后骨痛缓解非停药指征。

第二节　常见骨改良药物的用法用量

目前，骨改良药物主要包括双膦酸盐类药物和地舒单抗双膦酸盐类药物，这两类药物已发展至第三代。临床研究表明，第 1 代氯膦酸盐、第 2 代帕米膦酸盐和第 3 代伊班膦酸盐、唑来磷酸、因卡膦酸二钠，都有治疗乳腺癌骨转移的作用，都可以用于治疗高钙血症、骨痛，并能预防和治疗 SREs。第 3 代双膦酸盐延长了侧链，如加入饱和羟链的伊班膦酸钠和环状结构的唑来膦酸，药物活性进一步增强，已有临床研究结果显示，第 3 代双膦酸盐唑来膦酸和伊班膦酸有疗效更佳、毒性更低和使用更方便的优点。选择药物治疗应考虑患者的一般状况、疾病的总体情况及同时接受的治疗，剂量应个体化，肾功能不全的患者应根据肌酐清除率选择适宜的剂量。

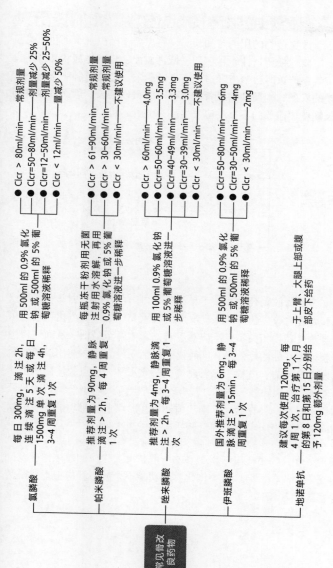

图 16-2-1　常见骨改良药物的用法用量

第三节　骨改良药物不良反应管理

　　骨改良药物的用药时间长，一些患者逐渐出现了药物不良反应，主要包括药物性颌骨坏死、低钙血症、流感样症状和肾不良反应等，严重时会给患者造成不良的影响。随着抗肿瘤全身治疗药物的发展，晚期肿瘤患者的生存时间得以延长，因而骨改良药物长期使用造成的不良反应发生率有上升趋势。

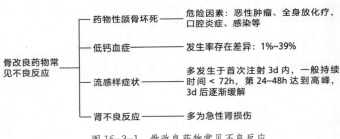

图 16-3-1　骨改良药物常见不良反应

　　多数骨改良药物相关不良反应是可防可控的，因此，正确认识和处理骨改良药物的不良反应至关重要。通过规范化管理，可使骨改良药物相关不良反应对患者的影响降至最低，从而使得患者获得更好的治疗效果，同时提高生活质量。如在使用双膦酸盐及地诺单抗前，应检测患者血清电解质水平，重点关注血肌酐、血清钙、血磷和镁等指标，若出现血清中钙、磷和镁的含量过低，应给予必要的补充治疗。滴注前和滴注时需监测肾功能，应根据不同产品的说明书进行剂量调整或延长滴注时间。

骨改良药物常见不良反应

药物性颌骨坏死

1. 告知患者用药可能引起的相关风险，进行口腔卫生指导、营养指导，并在用药后尽可能减少有创牙科操作；
2. 全面口腔检查；
3. 建议患者在骨改良药物治疗前完成拔牙等口腔操作，拔牙后应等待至少4~6周，待骨质基本愈合后再行骨改良药物治疗；
4. 根据评估结果，制定并实施牙科护理计划。患者随访频率为前2年每3个月1次，之后每年2次；
5. 多学科团队成员应尽早处理相关健康状况，包括口腔健康状况不良、侵入性牙科手术、不合适义齿等，控制不佳的糖尿病和吸烟因素；
6. 患者做好自身的口腔护理。

口腔治疗的建议

1. 以去除感染为主要目的的治疗，建议采用非创伤性牙科治疗（如牙体无髓，根管治疗）；
2. 强烈建议非创伤性的牙周治疗，定期牙周治疗可以改善口腔环境；
3. 如患者在使用骨改良药物治疗过程中需要接受拔牙或其他口腔科手术，应考虑暂停骨改良药物的使用，且合理搭配使用抗菌药物，拔牙时采用微创拔牙技术等；
4. 骨改良药物停药后仍可能发生颌骨坏死，应重视治疗结束后的口腔定期随访。

低钙血症

1. 临床上常将血清总钙 < 2.12mmol/L（85mg/L）定义为低钙血症；
2. 骨改良药物治疗期间尤其是初始治疗阶段，且可能导致较为严重的低钙血症，应定期检测血钙，甚至危及生命。由于地舒单抗引起的低钙血症多发生率相对较高，因此，在地舒单抗治疗期间应密切监测血钙水平，尤其是初始治疗数月内，同时给予补充钙、镁和维生素D。

流感样症状

症状多为轻至中度，如发热、疲乏、寒战及关节或肌肉疼痛等。

流感样症状的处理措施

1. 对于体温 < 38.5℃的发热者，可采用物理降温；
2. 对于体温 ≥ 38.5℃的患者，建议给予解热镇痛药物及对症治疗；
3. 对于持续高热的患者，可考虑联合地塞米松等激素类药物治疗。

肾不良反应

肾不良反应的危险因素主要包括：年龄 > 65岁、合并使用肾损害药物（如非甾体抗炎药、顺铂）、多发性骨髓瘤患者、合并糖尿病或高血压等。

双膦酸盐的合理管理

1. 每次用药前进行评估，包括患者肾功能和有无异常基础性疾病。连续几次评估异常应当适当延长询问；
2. 适当延长输注时间，定期检测肾功能相关指标，及时予以对症处理，必要时调整骨改良药物剂量，可降低肾不良反应发生率；
3. 使用双膦酸盐时应避免与有肾不良反应的药物同时使用。

图16-3-2　骨改良药物不良反应管理

参考文献

［1］中国医师协会肿瘤医师分会乳腺癌学组．中国抗癌协会国际医疗交流分会．骨改良药物安全性管理专家共识［J］．中华肿瘤杂志，2021, 43(6): 622-628.

［2］北京医学奖励基金会肺癌青年专家委员会，中国胸外科肺癌联盟．肺癌骨转移诊疗专家共识（2019版）［J］．中国肺癌杂志，2019, 22(4):187-207.

［3］中国乳腺癌内分泌治疗多学科管理骨安全共识专家组．绝经后早期乳腺癌芳香化酶抑制剂治疗相关的骨安全管理中国专家共识［J］．中华肿瘤杂志,2015(7):554-558.

［4］GNANT, M., MLINERITSCH, B., STOEGER, H., et al. Zoledronic acid combined with adjuvant endocrine therapy of tamoxifen versus anastrozol plus ovarian function suppression in premenopausal early breast cancer: final analysis of the Austrian Breast and Colorectal Cancer Study Group Trial 12［J］. Annals of oncology: official journal of the European Society for Medical Oncology, 2015, 26(2):313-320.

［5］中国抗癌协会乳腺癌专业委员会．中国抗癌协会乳腺癌诊治指南与规范（2021年版）［J］．中国癌症杂志，2021, 31(10):954-1040.

第十七章

癌痛的合理用药

癌症疼痛（以下简称癌痛）是癌症患者最常见的症状之一，癌痛是患者除呼吸、脉搏、血压、体温之外的第五大生命体征，由肿瘤直接侵犯或压迫神经根、神经干、神经丛、神经、脑、脊髓、骨膜或骨骼等引起的严重疼痛，包括在治疗过程中引起的疼痛。癌痛不仅会引起或加重患者的焦虑、抑郁、乏力、失眠、食欲减退等症状，给患者身心带来严重的负面影响，同时也会严重影响患者对治疗的顺应性，甚至会增加患者的死亡风险。因此，癌痛治疗在肿瘤治疗中的地位十分重要。

药物治疗是癌痛治疗最为重要和常用的方法，规范、有效的药物治疗能够缓解 80%~90% 癌症病人的疼痛症状。因此，通过评估癌症病人疼痛的性质、程度等情况，合理选择药物种类，个体化调整药物剂量，有助于获得最佳的镇痛效果。目前临床应用的疼痛评估工具大致可分为 2 类：单维度疼痛评估量表和多维度疼痛评估量表。常用的单维度疼痛评估量表包括视觉模拟疼痛评估、数字疼痛强度评估表、Wong-Baker 疼痛影响面容表、面部表情疼痛评估表及主诉疼痛程度分级法，用于量化疼痛强度，为临床选择镇痛药和调整剂量提供依据。多维度疼痛评估量表包括简化 McGill 疼痛问卷 -2 和简明疼痛评估量表，用于测量疼痛体验的多个方面，整合病人的疼痛强度、疼痛的加重因素、疼痛对功能的影响及其他与疼痛相关的问题，用于对疼痛进行全面评估。总之，应根据病人的理解能力、认知情况和评估目的选择合适的疼痛评估工具。

目前，用于治疗癌痛的常见药物可分为非阿片类解热镇痛药（代表药物为非甾体抗炎药和对乙酰氨基酚）、阿片类药物以及其他辅助镇痛药三大类，临床上主要根据 WHO 的"三阶梯镇痛原则"，依照癌痛程度进行规范化治疗。第一阶梯主要针对轻度癌痛，首选非阿片类解热镇痛药（代表药物为非甾体抗炎药和对乙酰氨基酚）。第二阶梯针对中度疼痛，可选用弱阿片类药物或低剂量的强阿片类药物，并可联合应用非甾体类抗炎药物以及辅助镇痛药物（抗惊厥类药物、抗抑郁类药物等）。第三阶梯主要针对重度疼痛，首选强阿片类药，并可合用非甾体类抗炎药物以及辅助镇痛药物（抗惊厥类药物、抗抑郁类药物等）。

第一节　非阿片类解热镇痛药

一、非甾体类抗炎药

（一）作用机制

非甾体类抗炎药（non-steroidal anti-inflammatory drugs, NSAIDs）经典的作用机制是通过抑制环氧化酶（cyclooxygenase, COX），阻止花生四烯酸转变为前列腺素和血栓素，从而发挥解热、镇痛、抗炎的作用。COX 有 3 种同工酶：COX-1、COX-2、COX-3。COX-1 作为"生理性酶"，多存在于血管、胃肠及肾脏中，对调节血小板功能、保护胃黏膜及维持肾脏灌注起到重要作用。COX-2 是物理、化学、生物伤害后产生的"病理性酶"，可促使炎性相关 PGs 释放、促进炎性反应损伤。COX-3 则主要在心脏和大脑皮层表达，抑制 COX-3 的表达可减少脑内前列腺素 E 的生成。随着对 COX 研究的深入，学者们发现 COX-1 也参与炎症部位的 PGs 生成，可引起炎症反应和痛觉敏化。而 COX-2 也在脑、肾、胃肠道等器官有表达，对维持肾脏功能起到重要作用。通过维持 COX-1 和 COX-2 的平衡，发挥各自生理功能的同时可以起到更好的协同作用。近年来，有证据表明，NSAIDs 还可能通过对外周、中枢神经元的直接作用产生镇痛效应。

（二）分类

根据 NSAIDs 对 COX-1 和 COX-2 的选择性作用，可将其分为 4 大类。① COX-1 特异性抑制剂：只抑制 COX-1，对 COX-2 没有活性，如小剂量阿司匹林。② COX-2 特异性抑制剂：只抑制 COX-2，对 COX-1 没有活性，如依托考昔、塞来昔布、帕瑞昔布。③ COX-2 选择性抑制剂：抑制 COX-2 的同时对 COX-1 不产生明显的抑制，需剂量较大时才产生 COX-1 抑制效应，如美洛昔康、尼美舒利、萘丁美酮、依托度酸等。④ COX 非特异性抑制剂：同时抑制 COX-1 和 COX-2，如布洛芬、双氯芬酸钠吲哚美辛、吡罗昔康等。

（三）作用特点及用法

NSAIDs 无耐药性，也不产生药物依赖，但药理作用具有"天花板效应"。因此，NSAIDs 使用应遵守以下原则：①不超过每日最大剂量（表 17-1-1）；②避免同时使用 2 种或 2 种以上的 NSAIDs 药物；③一种 NSAIDs 无效时，改用另外一种 NSAIDs 可能有效；④ NSAIDs 药物使用时应警惕有出血风险的癌痛人群，如消化道活动性溃疡、凝血功能障碍、活动性出血、冠心病、心功能不全等患者，需进行评估并合理地选择，慎用或禁用 NSAIDs；⑤肝功能不全者，禁用吲哚美辛和尼美舒利；⑥重度肝功能不全者，禁用氟比洛芬酯、帕瑞昔布、双氯芬酸，慎用布洛芬、阿司匹林、洛索洛芬；⑦肾功能不全者禁用吲哚美辛，慎用布洛芬、阿司匹林、洛索洛芬。

表 17-1-1　常用 NSAIDs 的药动学参数及用法用量

药名	峰时间（h）	半衰期（h）	给药途径	常用剂量	每日最大限量（mg）
吲哚美辛	1~4	4~5	口服	25~50mg, tid	150
双氯芬酸	1~2	2	口服	首剂 50mg，以后 25~50mg, q6~8h	—

续表

药名	峰时间 （h）	半衰期 （h）	给药途径	常用剂量	每日最大 限量 （mg）
布洛芬	1~2	2	口服	200~400mg，q4~6h	2400
布洛芬 （缓释剂）	—	—	口服	300~600mg，bid	2400
萘普生	2~4	13	口服	首剂 500mg，以后 250mg，q6~8h	—
氟比洛芬 （缓释剂）	5~7	4.7~5.7	口服	200mg，qd	—
氟比洛芬 （针剂）	0.1~0.12	5.8	静脉注射	50mg，prn	—
洛索洛芬	0.5	1~1.5	口服	60mg，bid	180
吡罗昔康	3~5	50	口服	20mg，qd	60
萘丁美酮	4~6	23	口服	1000mg，qd	2000
尼美舒利	1.2~3.8	2~3	口服	100mg，bid	—
塞来昔布	3	11	口服	首剂 400mg，以后 200mg，bid	400
依托考昔	—	22	口服	60mg，qd	120
帕瑞昔布	0.5~1	8	静脉或肌 内注射	首剂 40mg，以后 20~40mg，q6~12h	80

二、对乙酰氨基酚

（一）作用机制

对乙酰氨基酚（acetaminophen，ACAP）虽已有百年临床应用历史，但其作用机制仍不清楚。有研究认为 ACAP 可能的作用位点为脑内 COX-3，通过抑制中枢 COX-3 的表达达到镇痛作用；还有研究认为 ACAP 的止痛作用是通过其他类型的中枢感受器进行介导，如内源性大麻素受体等。

（二）作用特点及用法

ACAP 解热作用较强，止痛作用其次。ACAP 单独使用，止痛作用具有封顶效应，但无耐药性，也不会产生药物依赖。与经典 NSAIDs 不同，ACAP 不具有或不确定是否具有抗炎作用，几乎不会引起凝血功能、胃肠道和心血管方面的不良反应，偶尔会发生粒细胞缺乏症、贫血、过敏性皮炎（皮疹、皮肤瘙痒等）、肝炎或血小板减少症等。长期大量用药，尤其是肾功能低下者，会出现肾绞痛或急性肾衰竭（少尿、尿毒症）或慢性肾衰竭（镇痛药性肾病）。ACAP 常与曲马多或羟考酮等组成复方制剂，可以增强后者的止痛作用，如氨酚曲马多（ACAP325mg 联合曲马多 37.5mg）和氨酚羟考酮（ACAP325mg 联合羟考酮 5mg）。

ACAP 单独或与阿片类药物联合，适用于轻、中度癌痛，但过量服用 ACAP，容易导致急性肝功能障碍。《癌症疼痛诊疗规范》（2018 年版）和《中华人民共和国药典临床用药须知》（2015 年版）指出，ACAP 有肝毒性，作为合剂使用每日药量不宜超过 1.5g，镇痛不宜超过 10 日。有肝脏基础疾病、长期饮酒、营养状况不佳的患者，尽量避免使用该药，如果无法避免，在严密监测患者肝功能的同时还应监测 ACAP 的血药浓度，血药浓度范围为 $10 \sim 20 \mu g/ml$（$65 \sim 130 \mu mol/l$）。

表 17-1-2　对乙酰氨基酚的药动学参数及用法用量

药名	峰时间	半衰期	用法用量
对乙酰氨基酚	0.5~2h	1~3h	片剂：每次 0.3~0.6g，每 24h 不超过 4 次；缓释制剂：每次 0.65~1.3g，每 24h 不超过 3 次（日剂量不超过 2g）

三、新型非甾体类抗炎药

不良反应限制了 NSAIDs 的使用，因此研制高效低毒的药物成为新方向。近年来对 NSAIDs 的研究集中在新药的开发及剂型的改变上。

（一）新型释放药物

NSAIDs 添加了可释放基团一氧化氮（NO-NSAIDs）和硫化氢（H_2S-NSAIDs），均为新型释放药物。NO 和 H2S 作为气体信使分子，可以扩张血管、抑制白细胞对血管内皮的附着，促进炎症消退、修复黏膜、增强胃肠道黏膜耐受性。关于 NO-NSAIDs 合成物 NCX-4016［化学名：2-（乙酰氧基）苯甲酸 3-（硝氧甲基）苯酯］有许多相关的研究，而 NO-萘普生（萘普西诺）已经上市，用于治疗杜氏肌营养不良。HCT1026（NO-氟比洛芬衍生物）可以抑制 IL-1 诱导的破骨细胞形成及骨再吸收，有望成为抑制破骨细胞生成的潜在药物。H_2S-NSAIDs 及双基团的 NOSH-NSAIDs 目前仍处于临床前研究阶段，研究最多的化合物为 H_2S-阿司匹林（ACS14）、H_2S-双氯芬酸（ACS15）和 H_2S-萘普生（ATB-346），这类药物相较于传统药物的优越性仍有待验证。

（二）环氧化酶（COX）和脂肪氧化酶（LOX）双重抑制

炎症发展中，花生四烯酸（arachidonic acid，AA）不仅能通过 COX 途径代谢，转变为 PGs，还可以通过 LOX 途径代谢，转变为白三烯（LTs），白三烯作为炎性物质会增加胃肠道损伤。传统 NSAIDs 在抑制 COX 的同时会促进 PGs 向 LTs 转化，因此 COX/LOX 的双重抑制剂能增强抗炎效果并减轻胃肠道不良反应。目前，替尼达普（Tenidap）作为第一个双重抑制剂已被批准上市，同类药物还有 Licofelon 和替美加定（Timegadine），其他药物仍在研发中。

（三）新剂型

近年来，越来越多的 NSAIDs 新剂型被开发利用，在提高生物利用度、减少不良反应方面起到了积极作用。布洛芬、吡罗昔康、对乙酰氨基酚等药物的分散片遇水可迅速崩解形成混悬液，只需借助唾液在口腔就可溶解并吞咽入胃，适合吞咽困难的病人。经皮及黏膜给药能避开肝脏首过效应、减少胃肠道刺激，因此也广泛应用于临床。在 NSAIDs 的制备中，微球、脂质体和其他高分子材料可作为载体，不同的材料赋予了 NSAIDs 不同的特性，渗透泵技术能使药物恒定释放以增加控释及缓释的可控性，在吲哚美辛、洛索洛芬钠、双氯芬酸中均有使用。

第二节　阿片类镇痛药

阿片类镇痛药是中、重度疼痛治疗的首选药物。对于慢性癌痛治疗，推荐选择阿片受体激动剂类药物。长期使用阿片类止痛药时，首选口服给药途径，有明确指征时可选用透皮吸收途径给药（包括静脉、皮下、直肠、经皮给药等），必要时可以自控镇痛给药。

（一）作用机制

目前已知的阿片受体有 μ、К 和 δ 受体及孤啡肽（orphanin FQ，OFQ）受体，OFQ 受体又被称为阿片受体样受体 1（opioid receptor–like 1 receptor，ORL1）。所有阿片受体均属于 G 蛋白偶联受体（G protein--coupled receptors，GPCR），由 7 个跨膜区受体和异源多聚体 G 蛋白构成。G 蛋白由 α、β、γ 三个不同亚单位构成。当激动剂与其结合后激活 G 蛋白（抑制性 G 蛋白），使 G 蛋白的 β、γ 亚基与 α 亚基解离，介导了胞内多条信号通路的激活，启动了一系列复杂的瀑布式级联反应，如腺苷酸环化酶活性的抑制，G 蛋白偶联受体激酶和蛋白激酶 C 通路的激活等，通过关闭 N 型电压依赖性钙离子通道，开放钙依赖性钾离子通道，使神经元超极化和兴奋性下降。

阿片类药物通过激动不同类型的阿片受体，产生镇痛、镇静、镇咳、缩瞳、呼吸抑制、肠蠕动减弱等不同效应。其中，阿片类药物的镇痛机制包括：①与外周神经（感觉神经元、背根神经元和初级传入神经元末梢等）阿片受体结合可产生抗伤害和镇痛作用；②与突触前膜阿片受体结合，通过抑制兴奋性氨基酸和 P 物质的释放，减少痛觉信号向中枢的传导；③与位于脊髓背角胶状质（第Ⅰ、Ⅱ层）感觉神经元上的阿片受体结合，降低背角神经元的兴奋性；④与大脑和脑干等中枢阿片受体结合，通过下行抑制通路抑制痛觉的传入。

（二）分类

阿片类药物可依据来源、结构、药理作用及镇痛强度的不同进行分类。

按化学结构可分为吗啡类和异喹啉类，前者为天然的阿片生物碱（如吗啡、可待因），后者主要是罂粟碱，不作用于阿片受体，有松弛平滑肌的作用。

按来源可分为天然阿片类、半合成衍生物和人工合成类。天然阿片类包括吗啡、可待因、罂粟碱等。半合成衍生物，包括羟考酮、氢吗啡酮、羟吗啡酮、丁丙诺啡和纳布啡等。人工合成类药物又分为4类：①苯哌啶类，如哌替啶、芬太尼等。②吗啡烷类，如左啡诺等。③苯并吗啡烷类，如喷他佐辛等。④二苯甲烷类，如美沙酮、右丙氧芬等。

按受体类型可分为 μ、κ、δ 受体激动剂。其中 μ 受体与镇痛关系最密切，并与呼吸抑制、欣快、成瘾有关，可分成 μ1 与 μ2 两个亚型，广泛分布于中枢神经，尤其是边缘系统、纹状体、下丘脑、中脑导水管周围灰质区等。κ 受体主要存在于脊髓和大脑皮质。目前还没有选择性 μ1 受体激动剂。吗啡、芬太尼类、羟考酮、氢吗啡酮和美沙酮等，均为强效 μ 受体激动剂。吗啡和氢吗啡酮几乎不激动 κ 受体，对 δ 受体激动作用较弱；芬太尼对 κ 和 δ 受体均有弱的激动作用；羟考酮对 κ 受体有较强的激动作用，对 δ 受体几乎无激动作用；美沙酮对 δ 受体有强的激动作用，对 κ 受体激动作用弱，此外对 NMDA 受体亦有较强的拮抗作用。

按药理作用可分为激动剂、激动–拮抗剂、部分激动剂和拮抗剂（详见表17-2-1）。阿片受体激动剂包括：①天然阿片类药物，如可待因、吗啡；②半合成阿片类药物，如羟考酮、氢吗啡酮；③人工合成镇痛药，如哌替啶、美沙酮、芬太尼类等。κ 阿片受体激动–拮抗剂，如喷他佐辛、地佐辛、布托啡诺、纳布啡等，此类药物在 μ 受体激动剂存在时，可降低后者的镇痛效果，和 / 或诱发出现戒断症状，因此不适合用于癌痛的治疗。阿片受体部分激动剂，如丁丙诺啡，与 μ、κ 受体识别部位的亲和力基本相当，与 δ 受体的亲和力相对较低，仅为 μ 受体亲和力的 1/20~1/4。丁丙诺啡对 μ 受体有较高的内在活性，与受体结合率高，结合与分离均较慢，故作用时间长达 6~8h，拮抗其作用所需的纳洛酮剂量也比较大。丁丙诺啡在化学结构上保留了与吗啡一样的氢化吡啶菲的稠环母核和与镇痛关系密切的 3 位酚羟基，所以具有较强的镇痛作用。小剂量丁丙诺啡以激动作用为主，大剂量时以拮抗作用为主。皮下用药剂量小于 1mg 时有很强的镇痛作用；剂量大于 1mg 时镇痛作用减弱，拮抗作用为主，故量效关系呈 U 形。因为该药具有激动、拮抗双重作用，成瘾性低，已被用于吗啡等的替代维持治疗。阿片受体拮抗剂，包括纳洛酮、纳曲酮、溴甲纳曲酮等，主要用于缓解阿片类药物过量时出现的严重呼吸抑制。

表 17-2-1　阿片受体激动剂、激动 - 拮抗剂、部分激动剂和拮抗剂

受体	作用	代表药物
激动剂	μ 受体激动	吗啡、羟考酮、芬太尼、舒芬太尼、氢吗啡酮
激动 - 拮抗剂	小剂量时激活 μ 受体，大剂量时拮抗 μ 受体（不适合癌痛的治疗）	布托啡诺、地佐辛、喷他佐辛、纳布啡
部分激动剂	与 μ、κ 受体识别部位的亲和力基本相当，与 δ 受体的亲和力相对较低，仅为 μ 受体亲和力的 1/20~1/4	丁丙诺非
拮抗剂	与受体亲和力高，对 4 种阿片受体均有拮抗作用，对 μ 受体的拮抗作用是 δ 受体的 2 倍，是 K 受体的 15 倍	纳洛酮、纳曲酮、溴甲纳曲酮

按镇痛强度可分为弱阿片类药物和强阿片类药物。弱阿片类药物用于轻至中度癌痛的治疗，如可待因、曲马多等；强阿片类药物用于中至重度疼痛的治疗，如吗啡、羟考酮、芬太尼、氢啡酮和美沙酮等。

（三）作用特点及用法

全身给予的阿片类药物须经血液循环透过血脑屏障进入中枢神经系统，与阿片受体结合后才能发挥镇痛作用。因此，阿片类药物的镇痛效应不仅与药物剂量、强度相关，还取决于药物分子量、离子化程度、脂溶性、蛋白结合力、分布容积以及代谢和清除等。脂溶性（辛醇／水比率）越高，分子量越小，非离子化药物的比率越高，进入中枢神经系统的药物也越多，起效就越快。而被蛋白结合的药物不能弥散透过血脑屏障，因此蛋白结合率高，意味着血中游离的药物少，但可用作补偿血浓度降低的储备量也相对多。阿片类药物的作用时间还取决于药物的分布和代谢，与分布容积和清除率相关。分布容积大，消除半衰期延长；清除率增加，则消除半衰期缩短。如芬太尼脂溶性高，分布容积大，尽管清除率高，但半衰期仍长。阿片类药物主要通过肝脏代谢，其活性代谢产物亦可加剧不良反应，因此药物的相互作用也更加复杂。肝肾功能不全的患者应用阿片类药物，需密切监测患者的肝肾功能，严格掌握禁忌证。肝肾功能不全患者的阿片药物应用及剂量调整见表17-2-2、表17-2-3。

表 17-2-2　阿片类药物在肝功能不全患者中的剂量调整

阿片类药物	临床应用	在严重肝功能不全患者中给药方式的调整
芬太尼	较为安全	通常不需要调整剂量
吗啡	谨慎应用，监测患者神志	给药间隔时间延长为原来的 2 倍
羟考酮	谨慎应用，监测毒副反应	起始剂量可调整为原来的 1/2~2/3，随后调整剂量可低至原来的 1/3
可待因	禁用	

表 17-2-3　阿片类药物在肾功能不全患者中的剂量调整

GFR/ (mL·min^{-1})	剂量调整为原剂量的百分比			
	芬太尼	吗啡	羟考酮	可待因
> 50	100%	100%	100%	禁用
10~50	75%~100%	50%~75%	50%	禁用
< 10	50%	25%~50%	禁用	禁用

　　不同的阿片类药物之间，同一种阿片类药物不同的给药途径存在相对固定的等效关系。表 17-2-4 和表 17-2-5 罗列了常用阿片类药物及其不同给药途径等效比和不同药物、不同给药途径的药物作用特征。

表 17-2-4　常用强阿片类镇痛药剂量换算表

药名	非胃肠给药 （mg）	口服 （mg）	等效剂量 （静脉：口服）
吗啡	10	30	1：3
羟考酮	–	15~20	吗啡（口服）：羟考酮（口服）= 1.5~2：1
芬太尼 透皮贴剂	25μg/h （透皮吸收）	–	芬太尼透皮贴剂 72h 剂量（μg/h） =1/2× 口服吗啡（mg/d）

表 17-2-5　常用强阿片类镇痛药的药代动力学参数及注意事项

药名	剂型	起效时间（min）	达峰时间（h）	持续时间（h）	半衰期（h）	注意事项
吗啡	片剂	15~30	0.5~1	4~6	1.7~3	对于重度癌痛病人，应个体化给药，逐渐增量，需整片吞服，不可掰开、碾碎或咀嚼。成人每隔12h按时服用1次
	缓释片	－	2~3	12	3.5~5	
	注射液	＜ 5（静注）	0.33（静注）	4~6	1.7~3	
		15（皮下）	0.83~1.5（皮下）			
羟考酮	缓释片	－	3	12	4.5	每12h服用一次，须整片吞服，不可掰开、碾碎或咀嚼
	胶囊	15	0.2~2.5	3~4	2~4	
芬太尼	透皮贴	－	首次给药12~24	72	去贴后13~22	初始剂量应根据病人目前使用阿片类药物剂量而定，建议用于阿片耐受病人，每72h更换1次

第三节　其他辅助镇痛药

　　辅助镇痛药物是指作用机制各不相同，原本用于治疗某种疾病，之后发现兼具镇痛作用的一组药物。由于癌痛机制复杂，所以经常需要阿片类药物、非甾体类药物和辅助药物联合镇痛。根据 WHO 三阶梯镇痛原则，辅助药物可以用于癌痛治疗的任何一个阶梯，与阿片类药物联合应用起到协同镇痛的作用，从而减少阿片类药物的用量、减轻阿片类药物的不良反应，尤其适用于对阿片类药物部分敏感的神经病理性疼痛。常用的辅助镇痛药物包括：抗惊厥药、抗抑郁药、局部用药、皮质类固醇激素以及 NMDA 受体拮抗剂等。

一、抗惊厥药

用于神经损伤所致的撕裂痛、放电样疼痛及烧灼痛。常用药物有加巴喷丁、普瑞巴林等。加巴喷丁、普瑞巴林是治疗神经病理性疼痛的一线药物，也是癌症相关的神经病理性疼痛的一线辅助药物。

（一）作用机制

电压依赖型钙离子通道（VDCC）阻滞剂，其镇痛机制包括两个方面：①调控上行传导通路，与 DCCA $\alpha 2-\delta$ 亚基结合，调控突触前膜电压门控钙离子通道的开放，减少钙离子内流和兴奋性神经递质的释放，降低神经元兴奋性；②调控下行抑制通路，与 $\alpha 2-\delta$ 亚基结合，抑制 GABA 能神经元（抑制性中间神经元）的活性，减弱其对下行通路中去甲肾上腺素的作用，从而增强下行抑制作用。

（二）作用特点及用法

小剂量开始，逐渐加量，直至出现镇痛效果不能耐受的不良反应。其镇痛作用一般在 1~2 周内起效，药物耐受性好，与阿片类药物联用无明显的药物相互作用，同时可以改善睡眠、提高生活质量。

表 17-3-1　癌痛治疗常用抗惊厥药的用法用量及不良反应

药名	初始剂量和滴定	常用维持剂量	常见不良反应
加巴喷丁	初始剂量 100~300mg，分 2~3 次给药，可每天增加 100~300mg	每日 900~1800mg，分 3 次服用。最大剂量不超过 3600mg/d	嗜睡、眩晕、外周水肿、视觉模糊
普瑞巴林	初始剂量 150mg，每日 2 次，可每 3~7 天增加 25~150mg	150~300mg，一日 2 次。最大剂量不超过 600mg/d	嗜睡、眩晕、视觉模糊、共济失调、头痛、恶心、皮疹

表 17-3-2　癌痛治疗常用的抗惊厥药在肾功能不全患者中的剂量调整

肌酐清除率（Ccr）	每日用药总量（mg/d）	
（ml/min）	加巴喷丁	普瑞巴林
≥ 60	1200	600
30~60	600	300
15~30	300	150
< 15	150	75

二、抗抑郁药

用于中枢性或外周神经损伤所致的麻木样痛、灼痛，该类药物也可以改善患者心情、改善睡眠。常用药物有阿米替林、度洛西汀、文拉法辛等。

（一）分类

抗抑郁药主要分为三环类抗抑郁药（TCAs）和 5- 羟色胺法甲肾上腺素再摄取抑制剂（SVRIS）。

（二）作用机制及用法

TCAs 可以抑制突触前膜对去甲肾上腺素（NE）和 5- 羟色胺（5-HT）的再摄取，提高突触间隙 NE 和 / 或 5-HT 水平，延长 NE 和 5-HT 作用于相应受体的时间，从而发挥作用。还可拮抗 M 胆碱受体、α 肾上腺素受体和组胺受体引起的相应副作用。TCAs 包括叔胺类药物（如阿米替林、丙米嗪）和仲胺类药物（如去甲替林和地昔帕明）。叔胺类药物较仲胺类药物对疼痛更为有效，但仲胺类药物不良反应更少，耐受性更佳。

SNRIS 包括度洛西汀、文拉法辛和地文拉法辛等，可同时抑制 5-HT 及 NE 再摄取。SNRIS 与 TCAs 一样，镇痛作用明确，其中度洛西汀的临床证据最多。

抗抑郁药的镇痛效果与其抗抑郁作用无直接相关性，发挥镇痛作用所需的药物剂量常低于抗抑郁所需的剂量，且起效更快（镇痛作用的产生一般需要 3~7 天，抗抑郁作用起效需 14~21 天）。常作为一线辅助镇痛药，与阿片类药物联合治疗与癌症相关的神经病理性疼痛。治疗剂量应从小剂量开始，镇痛作用可能发生在任何特定剂量，未出现满意的疼痛缓解或者可耐受副作用时，可每隔 3~5 天增加 1 次剂量。

表 17-3-3 癌痛治疗常用的抗抑郁药在肝、肾功能不全患者中的剂量调整

项目	阿米替林	文拉法辛	度洛西汀
肝功能不全	慎用	轻至中度肾功能不全者，减量 50%	慢性肝炎或者肝硬化，避免使用
肾功能不全	无需调整剂量	轻至中度肾功能不全者，减量 25%~50%	重度肾功能不全，避免使用

三、局部用药

5% 利多卡因贴剂是目前已知的局部用药，开放试验证实了该药能显著降低多种神经痛的疼痛评分。一项新近的研究表明，5% 利多卡因贴剂能明显改善癌症患者的超敏感。乳腺癌患者在术前使用局部麻醉药可改善术后疼痛，由于全身吸收很少，因此该药的常见不良反应主要是局部皮肤反应，罕见的不良反应包括心律失常、嗜睡以及胃肠道功能紊乱。

四、皮质类固醇激素

皮质类固醇激素在癌症姑息治疗领域应用较为广泛，Hardy 等学者总结皮质类固醇激素最常见的适应证包括急性脊髓压迫、颅内压增高、上腔静脉压迫综合征、恶性肠梗阻等。此外对肿瘤患者而言，小剂量皮质类固醇激素治疗还可增加食欲、减轻恶心呕吐、缓解疼痛等。

抑制炎性反应和减少血管通透性从而减轻肿瘤周围组织水肿，是皮质类固醇激素产生镇痛效应的机理，因此可以辅助用于炎性痛及神经痛的治疗，如骨转移痛、脊髓压迫或肿瘤侵犯外周神经所致的神经病理性疼痛综合征等。皮质类固醇激素用于癌症辅助镇痛治疗主要基于实践经验，尚缺乏科学的临床对照研究。最常用于镇痛的皮质类固醇激素是地塞米松，其治疗剂量差异较大，阿片药物不敏感的癌痛患者可以从小剂量开始，如地塞米松（1~2mg，po，bid），急性发作的剧烈疼痛或脊髓压迫综合征则需较大剂量，停药时应逐步减量。需要注意的不良反应主要有：①消化道溃疡，尤其是合并应用非甾体类抗炎药物时，要注意对胃肠道黏膜的保护；②糖尿病患者有致血糖升高的风险，应监测血糖；③免疫抑制，合并念珠菌感染；④并发精神症状，尤其是老年患者，应警惕精神异常和认知功能受损。不过，减量或停药很大程度上可以逆转这些不良反应的发生。

五、N- 甲基 -D- 天门冬氨酸受体拮抗剂

N- 甲基 -D- 天门冬氨酸（N-methyl-D-aspartate，NMDA）是一种兴奋性神经递质，大量研究表明激活中枢神经系统 NMDA 受体在神经病理性疼痛的产生和维持中起着重要作用，NMDA 受体拮抗剂可以有效地缓解疼痛。氯胺酮是强效的 NMDA 受体拮抗剂，抑制背根神经节神经冲动传导，同时具有抗炎作用，理论上是缓解癌性神经痛的理想药物。氯胺酮更多的是用于全身麻醉，针对镇痛的临床研究很少，个案报道显示亚麻醉剂量静脉输入可产生镇痛效果，但是即便较低剂量也会产生严重不良反应，因此它的应用受到限制，近来也有研究对其辅助镇痛疗效产生了怀疑。因此对于某些难治性癌痛，特别是阿片药物不敏感或者阿片药物所致痛觉敏化时，可以考虑应用氯胺酮，但应该在经验丰富的医生指导下应用。

表 17-3-4　常用辅助镇痛药物的用法用量

类型	药名	用法用量
抗惊厥药	加巴喷丁	初始剂量每晚 100~300mg，后增加至每天 900~3600mg，分 2~3 次给药。每 3d 剂量增加 50%~100%

续表

类型	药名	用法用量
	普瑞巴林	初始剂量75mg，每天2次，最大剂量600mg/d
三环类抗抑郁药	阿米替林	小剂量开始，如果能够耐受，每3~5d增加1次剂量。初始剂量为12.5mg，睡前服用，以1周为间隔，每周增加25mg，至疼痛缓解或产生不能耐受的不良反应，一般不超过75mg/d
5-羟色胺/去甲肾上腺素再摄取抑制剂	度洛西汀	初始剂量每天20mg，增加至每天60~120mg
	文拉法辛	初始剂量每天37.5~75.0mg，增加至每天75.0~225.0mg
皮质类固醇激素	地塞米松	小剂量开始，每天2次，1~2mg，口服，停药时应逐步减量

参考文献

[1] PAICE J A, PORTENOY R, LACCHETTI C, et al.Management of chronic pain in survivors of adult cancers: American society of clinical oncology clinical practice guideline [J].J Clin Oncol, 2016, 34 (27): 3325-3345.

[2] SMITH, D., WILKIE, R., UTHMAN, O., et al. Chronic pain and mortality: a systematic review [J]. PLoS One, 2014, 9: e99048.

[3] 康星欣, 蒋世云, 徐丹, 等.环氧合酶3在抗炎方面的研究[J]. 山东化工, 2016, 45 (6):33-37.

[4] HOGESTATT, E. D., JONSSON, B. A., ERMUND, A., et al. Conversion of acetaminophen to the bioactive N-acylphenolamine AM404 via fatty acid amide hydrolase-dependent arachidonic acid conjugation in the nervous system [J]. J Biol Chem, 2005, 280: 31405-31412.

[5] 国家药典委员会.中华人民共和国药典临床用药须知 (2015年版) [M].北京: 中国医药科技出版社, 2017.

[6] 中华人民共和国国家卫生健康委员会.癌症疼痛诊疗规范 (2018年版) [J].临床肿瘤学杂志, 2018, 23 (10): 937-944.

[7] HERRERA B S, COIMBRA L S, SILVA A R D, et al. The H2S-releasing naproxen derivative, ATB-346, inhibits alveolar bone loss and inflammation in rats with ligature- induced periodontitis [J]. Nitric

Oxide, 2015.

[8] KUMAR A, SHARMA S, PRASHAR A, et al . Effect of licofelone—a dual COX/5—LOX inhibitor in intracerebroventricular streptozotocin—induced behavioral andbiochemical abnormalities in rats [J] . J Mol Neurosci,2015, 55(3):749–759.

[9] 马磊 . 渗透泵给药系统的研究进展 [J] . 中国药科大学学报，2014, 45 (6): 726–730.

[10] 徐国建 . 疼痛药物治疗学 [M] . 北京：人民卫生出版社，2007: 203–289.

[11] TRANG T, ALHASANI R, SALVEMINI D, et al. Pain and poppies: The good, the bad, and the ugly of opioid analgesics [J] . J Neurosci, 2015, 35(41): 13879–13888.

[12] DEVERS A, GALER B S. Topical lidocaine patch relieves a variety of neuropathic pain conditions: an open—label study [J] . Clin J Pain, 2000, 16(3): 205–208.

[13] FLEMING J A, O'CONNOR B D. Use of lidocaine patches for neuropathic pain in a comprehensive cancer centre [J] . Pain Res Manag, 2009, 14(5):381–388.

[14] FALLON M T. Neuropathic pain in cancer [J] . Br J Anaesth, 2013, 111(1):105–111.

[15] YENNURAJALINGAM S, URBAUER D L, CASPER K L, et al. Impact of apalliative care consultation team on cancer— related symptoms in advanced cancer patients referred to an outpatient supportive care clinic [J] . J Pain Symptom Manage, 2011, 41(1):49–56.

[16] HARDY J R, REES E, LING J, et al. A prospective survey of the use of dexamethasone on a palliative care unit [J] . Palliat Med, 2001, 15(1):3–8.

[17] LEPPERT W, BUSS T. The role of corticosteroids in the treatment of pain in cancer patients [J] . Curr Pain Headache Rep, 2012, 16(4):307–313.

[18] UPRETY D, BABER A, FOY M. Ketamine infusion for sickle cell pain crisis refractory to opioids: a case report and review of literature [J] . Ann Hematol, 2014, 93(5):769–771.

[19] HARDY J, QUINN S, FAZEKAS B, et al. Randomized, double—blind, placebo—controlled study to assess the efficacy and toxicity of subcutaneous ketamine in the management of cancer pain [J] . J ClinOncol, 2012, 30(29):3611–3617.

[20] AMIN P, ROELAND E, ATAYEE R. Case report: efficacy and tolerability of ketamine in opioid— refractory cancer pain [J] . J Pain Palliat Care Pharmacother, 2014, 28(3):233–242.

[21] OKAMOTO Y, TSUNETO S, TANIMUKAI H, et al. Can gradual dose titration of ketamine for management of neuropathic pain prevent psychotomimetic effects in patients with advanced cancer[J] . Am J Hosp Palliat Care, 2013, 30(5):450–454.

第十八章

恶性肿瘤的营养治疗及运动管理

恶性肿瘤患者营养不良发生率较高，并常伴有恶病质征象。营养状态是恶性肿瘤患者重要的预后因素之一，治疗前出现体重下降的患者通常生存期较短，约20%直接死于营养不良。因此，对存在营养风险及营养不良的恶性肿瘤患者进行积极合理的营养支持治疗，对于提高患者生活质量、改善预后有着积极的意义。

第一节　营养风险筛查和评估

恶性肿瘤一经确诊，就必须进行营养风险筛查和营养不良的评估。因为肿瘤患者发生营养不良和代谢紊乱的比例高，一旦发生会影响抗肿瘤治疗的依从性和疗效，影响患者的预后。研究表明，体重丢失量和低体重指数（Body Mass Index，BMI）可独立于年龄、性别、肿瘤部位、肿瘤分期和体力状态等因素，与肿瘤患者的生存显著相关，体重丢失量越大、BMI越低，患者生存期越短。

恶性肿瘤患者入院后24h内须完成营养风险筛查，而入院后48h内须完成营养不良评估，从而能够尽早发现存在营养风险或已发生营养不良的患者；如发现营养不良患者，则须进一步综合评估以了解营养不良的原因及严重程度，制订营养治疗计划等。

营养风险指营养状况对患者临床结局（如并发症、花费和治疗时间等）产生不利影响的风险，而非导致营养不良的风险。营养风险的筛查有2个方面的意义：①有营养风险患者发生不良临床结局的概率更高；②有营养风险患者更能从营养治疗中得到益处。

目前常用的营养筛查工具包括：营养风险筛查2002

（Nutritional Risk Screening 2002，NRS2002）、营养不良通用筛查工具（Malnutrition Universal Screening Tools，MUST）、营养不良筛查工具（Malnutrition Screening Tools，MST）。MUST 由英国肠外肠内营养学会多学科营养不良咨询小组于 2000 年发布，主要用于蛋白质热量营养不良及其发生风险的筛查，适用于不同医疗机构，尤其是社区。MST 工具于 1999 年发表，能够对门诊及住院患者进行简便快速的营养筛查。美国营养与饮食学院 2017 年发表的最新版成人肿瘤营养循证指南中建议将 MST 用于门诊及住院肿瘤患者的营养筛查。

现阶段应用最广泛的恶性肿瘤营养风险筛查工具为 NRS 2002，恶性肿瘤患者入院后 24h 内必须完成。NRS 2002 由丹麦肠外肠内营养协会于 2003 年发表，适用于住院患者营养风险筛查。对 128 个关于营养治疗与临床结局的临床研究分析发现，NRS 2002 评分 ≥ 3 分为具有营养风险，需要进行营养干预；NRS 2002 < 3 分为没有营养风险，但应在其住院期间每周筛查 1 次。NRS 2002 的不足之处在于，当患者卧床无法测量体重，或者有水肿、腹水等影响体重测量，以及意识不清无法回答评估者的问题时，该工具的使用将受到限制。

NRS 2002 ≥ 3 分为具有营养风险，推荐进行更为全面的营养评估和综合评估。根据病史、体格检查、实验室检查、人体测量等多项指标来综合判断，了解营养不良的原因及严重程度，制订个体化的营养计划，给予营养干预。

2010 年中国临床肿瘤学会（Chinese Society of Clinical Oncology，CSCO）肿瘤营养治疗专家委员会在全国肿瘤专科医院和专科病房中开展了大规模的前瞻性观察研究，共纳入了 2248 例患者，分析发现，相较于 NRS 2002 < 3 分患者 NRS 2002 ≥ 3 分患者在抗肿瘤治疗过程中不良反应发生率更高（23.6% vs 15.5%），调整年龄、性别、肿瘤分期和放化疗等因素后，营养风险患者的不良反应风险相对危险度（relative risk，RR）为 1.85（95% CI：1.13-3.05），提示 NRS 2002 可以较好地预示抗肿瘤治疗相关不良反应发生风险，有助于识别从营养治疗中获益的人群。常用的

营养评估工具包括主观整体评估（Subjective Globe Assessment，SGA）、患者主观整休评估（Patient-Generated Subjective Globe Assessment，PG-SGA）及微型营养评估（Mini Nutritional Assessment，MNA）。

SGA 发表于 1987 年，内容包括详细的病史与身体评估参数，适合于接受过培训的专业人员使用，不宜作为大医院常规营养筛查工具。MNA 发表于 1999 年，内容包括营养筛查和营养评估两部分，适用于 65 岁以上老年患者及社区人群。

PG-SGA 是根据 SGA 修改而成，是专门为肿瘤患者设计的营养状况评估方法。由患者自我评估和医务人员评估两部分组成，内容包括体重、摄食情况、症状、活动和身体功能、疾病与营养需求的关系、代谢需求、体格检查 7 个方面。评估结果包括定量评估及定性评估 2 种。定性评估结果分为 A（营养良好）、B（可疑或中度营养不良）和 C（重度营养不良）三个等级。PG-SGA 是美国营养师协会和中国抗癌协会肿瘤营养专业委员会推荐用于肿瘤患者营养状况评估的方法。

营养不良的诊断标准还存在有争议的地方，临床上如 BMI < $18.5kg/m^2$ 伴一般情况差或近 6 个月非自主体重下降超过 10%，可考虑营养不良的诊断。2015 年欧洲临床营养和代谢学会（European Socicty for Paronteral and Enteral Nutrition，ESPEN）发表了营养不良诊断标准的专家共识。营养风险筛查阳性的患者，同时符合下述 3 条中的任何一条，可以诊断为营养不良：① BMI < $18.5kg/m^2$。②体重下降（任意时间非自主性体重下降 > 10%，或超过 3 个月非自主性体重下降 > 5%），伴 BMI 下降（< 70 岁，BMI < $20kg/m^2$；≥ 70 岁，BMI < $22kg/m^2$）；③体重下降（任意时间非自主性体重下降 > 10%，或超过 3 个月非自主性体重下降 > 5%），伴去脂重量指数（Fat Free Mass Index，FFMI）降低（女性 < $15kg/m^2$，男性 < $17kg/m^2$）。2018 年 9 月，美国肠外肠内营养学会（American Society for Parenteral and Enteral Nutrition，ASPEN）和 ESPEN 共同发表了"营养不良诊断的 GLIM 标准：来自全球临床营养学团体的共识"报告，GLIM

标准在一定程度上统一了营养不良的诊断标准。明确在营养筛查的基础上，至少符合3项表现型指标（非自主性体重丢失、低BMI、肌肉量降低）和2项病因型指标（食物摄入减少或吸收障碍、疾病负荷或炎症）中的各1项，可诊断为营养不良，再根据表现型指标确定营养不良的严重程度。GLIM标准的有效性及与临床结局的关联性在各方面研究中正逐步得到验证。XU等学者通过分析前瞻性多中心数据库，确定并验证了中国超过70岁住院患者的小腿围（calf circumference，CC）参考值，并用于GLIM标准。发现经NRS 2002 to GLIM、MNA–SF to GLIM、MUST to GLIM诊断的营养不良发生率分别为27.5%、32.6%和25.4%。经GLIM标准诊断的营养不良与无营养不良患者相比，其BMI、总蛋白、白蛋白、中性粒细胞/淋巴细胞比、CC、并发症发生率、住院病死率、住院时间和总住院费用都更差。MNA–SF to GLIM标准似乎是诊断中国70岁及以上住院患者营养不良的首选手段。Zhang等学者的研究回顾性分析了中国1192例65岁及以上癌症患者，并在300例老年癌症患者中进行了验证。发现试验人群和验证人群中，有营养风险患者（NRS 2002 ≥ 3）的比例分别为64.8%和67.3%，NRS 2002 to GLIM诊断的营养不良比例分别为48.4%和46.0%。与无营养不良患者相比，GLIM诊断的中–重度营养不良患者的生存期显著缩短。

　　除了体重指数及进食情况，肌肉量及肌肉功能评估是营养状况评估的重要组成部分。2011年发表的《癌症恶病质的定义与分类国际共识》首次将CT或MRI评估肌肉量纳入恶病质的评估体系中，并将其提升到非常重要的位置。最近已经将肌肉量低作为营养不良定义的一部分。肌肉功能与患者临床预后密切相关，目前常用的肌肉功能评估方法有简易机体功能评估法（Short Physical Performance Battery，SPPB，包括平衡试验、行进试验和起坐试验3项内容）、日常步速评估法、计时起走测试法（Timed–Up–and–Go，TUG）、爬楼试验及双手握力等。

　　2018年，欧洲老年人肌少症工作组会议（the European Working Group on Sarcopenia in Older People，EWGSOP2）修正了

肌少症诊断标准，包含 3 个参数：①肌力低下；②肌肉量减少；③体能低下。符合①为可能肌少症；符合①＋②为确诊肌少症；符合①＋②＋③可诊断为严重肌少症。将肌力低下作为肌少症诊断的首要参数。肌少症的发展除年龄外，可继发于全身疾病、身体活动少、能量或蛋白质摄入不足等因素。应在青年时期使肌肉量达最大，并保持到中年期，老年时期减少肌肉损失。对有肌少症风险者应定期评估、早期干预，去除加速因素、加强营养和锻炼等干预措施可预防或延缓肌少症的进展和不良结局。EWGSOP2 推荐筛查和诊断肌少症的途径是：发现病例 – 评估 – 确诊 – 严重程度分级（Find–Assess Confirm–Severity，F–A–C–S），建议使用简易五项评分问卷（Strenth、Assistance in walking、Rise from a chair、Climb stairs、Falls，SARCF）或临床怀疑发现肌少症病例；使用握力评估肌力；使用双能 X 线吸收仪（Dual energy X–ray absorptiometry，DXA）、体脂分析和生物电阻分析方法（Bio–Impedance Analysis，BIA）确认肌肉量或质量的下降；通过体能测试评估肌少症的严重程度（步速、SPPB、TUG 或 400m 步行测试）。2019 年亚洲肌少症工作组（Asian Working Group for Sarcopenia，AWGS）发表共识，认为②＋①、②＋③均可诊渐为肌少症，严重肌少症诊断标准同 EWGSOP2、2019 AWGS 推荐的肌少症四肢骨骼肌肌量的诊断界值为 DXA（男性 $7.0kg/m^2$，女性 $5.4kg/m^2$），或 BIA（男性 $7.0kg/m^2$，女性 $5.7kg/m^2$）；握力界值为男性 $< 28.0kg$，女性 $< 18.0kg$；6m 步速界值 $< 1.0m/s$；SPPB ≤ 9 分或 5 次起坐时间 $\geq 12s$，反应躯体功能下降。肌少症是提高肿瘤患者病死率的独立预测因子。肌少症也见于肥胖者，少肌性肥胖更严重，肥胖会加重肌少症，增加肌肉内脂肪浸入，致使体能降低，同时患病风险和死亡风险增加。

应定期动态评估肿瘤患者的营养状态。住院患者如初次筛查未发现营养风险，住院期间应每周筛查；对初次筛查即发现伴有严重营养风险或严重营养不良的患者，如 NRS 2002 > 5 分，PG–SGA 定性为 C 级和 / 或定量 ≥ 9 分，建议每周评估，直至营养状态改善。对门诊肿瘤患者的营养风险筛查和评估，根据患者进食量减少、体重下降程度、BMI 值等指标综合分析，选择 MST、MUST 等工具进行判断。

第二节　肿瘤患者的营养治疗策略和方法

肿瘤患者的营养治疗应遵循三阶梯营养治疗策略。第一阶梯是患者的营养风险筛查与评估，以及患者的营养教育与膳食指导，二者要贯穿于恶性肿瘤诊疗的全过程。第二阶梯首先选择肠内营养（enteral nutrition，EN）补充，当患者经口进食不足时，推荐补充性肠内营养，首选口服营养补充。对于消化道功能基本正常，因进食障碍等原因导致摄入不足时可考虑管饲喂养。第三阶梯是必要时补充肠外营养（parenteral nutrition，PN）或者全肠外营养，当通过经口进食和肠内营养仍不能满足营养素需求时，推荐肠内营养联合肠外营养。当肠内营养不可行或不耐受时，则须给予全肠外营养。

营养教育与膳食指导是营养治疗的首要形式，在所有的肿瘤患者治疗过程中都需要贯彻和执行。临床上，即使是能够正常进食的肿瘤患者，也可能存在进食方案不妥等问题，从而导致营养成分不足的情况，甚至可能出现摄入的能量、蛋白质总量过低的情况。这时，摄入高能量与高蛋白质的食物是维持或改善营养状态的首选方式。营养教育与膳食指导的实施建议由有资质和具备良好沟通技巧的营养师进行。应根据患者的需要变换食物类型、营养素组成等，从而保证患者对营养指导有较好的依从性，同时针对症状采取措施以改善患者的食欲和进食量，如治疗口腔黏膜炎及消化道黏膜炎、应用胰酶或复合消化酶促进消化、适当应用止吐药、延缓快速肠蠕动促进肠吸收、了解腹泻原因及治疗腹泻等。

需要营养治疗的患者，经营养教育与膳食指导后，若常规的经口进食仍不能满足机体需求，则首先推荐肠内营养补充，首选口服肠内营养剂。肠内营养有很多优点，更符合生理条件，可维护肠道屏障，促进肠蠕动，促进蛋白质合成，促进肠道组织的康复，调节免疫功能，改善门静脉循环，改善肝胆功能，使用方便、安全、经济，患者依从性较好。肠内营养可在手术、放疗、化疗期间及居家期间使用，一般于两餐之间补充。

经口摄入不足或不能者，短期的肠内营养可经鼻胃 / 鼻肠管管饲给予（≤ 4 周）。需要长期营养治疗（> 4 周）的患者要先建立营养治疗的通道，如果食管通畅，可行内镜辅助下经皮胃 / 空肠造口（percustanous endoscopic gastrostomy/jejunostomy，PEG/PEJ）或透视辅助下经皮胃 / 空肠造口（percutaneous fluoroscopic gastrostomy/jejunostomy，PFG/PFJ），如果存在食管梗阻，则可采取手术胃或空肠造口术。实施口服营养补充应遵循个体化原则，根据患者的实际情况选择合适的营养制剂、剂量、方法和途径，遵循量由少到多、速度由慢到快、浓度由低到高的原则，关注患者摄入时及摄入后是否有胃不耐受、肠不耐受、误吸等情况。

肠内营养制剂按剂型可分为粉剂、乳剂和混悬液 3 种，按氮源可分为整蛋白型、短肽型和氨基酸型 3 种，按临床用途可分为普通型和疾病适用型 2 种。肠内营养制剂的选择需根据肿瘤患者各自的适应性、疾病状态以及不同的胃肠功能情况等。多数肿瘤患者可选择平衡型的整蛋白肠内营养剂，也可选择专门针对肿瘤患者、特殊添加 ω-3 脂肪酸的肠内营养剂。

肠内营养治疗时可配合应用改善食欲、促进消化和吸收功能的药物，如甲地孕酮，补充消化酶、益生菌、微量营养素等。

如胃肠功能受损或肠内营养不耐受、不可行时，则须补充肠外营养。比如肠内营养治疗超过 7 天，仍不能满足 60% 的目标需要量时，或者高营养风险患者（如 NRS 2002 ≥ 5），应用肠内营养超过 3~5 天，仍不能满足 60% 的目标需要量时，则须启动补充性肠外营养。补充性肠外营养在围手术期、放化疗期、终末期肿瘤以及严重营养不良患者的营养治疗中起着重要作用。

当患者存在肠内营养禁忌证时，则须进行完全肠外营养。肠内营养禁忌证主要有严重的肠梗阻、肠道壁缺血、肠道出血、消化道瘘、休克等。肠外营养补充不主张营养物质的单瓶串输，建议以全合一的方式进行。另外，肠外营养物质的补充还需考虑患者是否合并特殊疾病状态，如糖尿病、严重肝功能不全、肾功能不全等。当患者的肠道功能逐渐恢复时，应逐步增加肠内营养而减少肠外营养的应用。

第三节　化疗期间的营养治疗

化疗是指细胞毒性药物经口服、静脉或体腔给药等方式进入人体，杀伤增生活跃的恶性肿瘤细胞的一种治疗手段。化疗是一种全身治疗手段，化疗药物可随着血液分布到全身大部分组织器官，在杀伤恶性肿瘤细胞的同时，也会伤害增生活跃的正常组织细胞，比如胃肠黏膜、骨髓造血系统以及生殖系统等。因此有"杀敌一千，自损八百"之说。化疗通过杀伤肿瘤细胞而抑制肿瘤的生长，减轻肿瘤引起的消耗，改善患者的食欲，在一定程度上改善患者的营养状况。但另一方面，化疗容易引起不良反应，导致患者疲乏、食欲不振，影响患者的营养摄入和吸收，从而加重营养状况的恶化。恶性肿瘤患者本身有较高的营养不良发生率，而化疗药物不仅会直接影响机体的新陈代谢，还会引起各种不良反应，包括恶心、呕吐、腹痛、腹泻、疲乏、纳差等，严重地削弱患者的食欲和进食量，从而在肿瘤引起代谢异常的基础上进一步加重了机体的营养不良。营养不良不仅会使患者体力下降、生活质量变差，还会降低患者对抗肿瘤治疗的耐受性，导致药物减量甚至发生治疗中断，影响抗肿瘤治疗的效果。营养治疗可以纠正患者的营养不良，提升患者体力状态，减少化疗对患者营养不良的影响，保证化疗的顺利进行和应有的疗效。化疗期间肿瘤患者营养治疗的目标：①维持或改善膳食摄入。②减轻或者纠正代谢紊乱。③维持和增加骨骼肌肌肉量，维持体能状态。④降低抗肿瘤治疗过程中剂量减低或治疗中断的风险。⑤改善生命质量。

肿瘤患者化疗期间应定期评估进食量、体重的变化、BMI及血清白蛋白情况，结合全面的临床综合评估，才能够及时发现营养风险并进行早期干预，在患者营养不足前给予早期的膳食指导和营养教育。而对已存在的营养不良，营养评估有助于了解营养不良和代谢紊乱的原因及严重程度，制定合理的营养治疗策略和实施计划。前瞻性的随机对照研究显示，早期营养干预联合心理干预、标准治疗相对于单纯的标准治疗，能够显著改善患者生存时间，降低死亡风险 32%。可见，如果评估发现患者存在营养不良或者营养风险，建议尽早进行营养治疗。

化疗可能导致患者的进食量明显下降，如果每日进食量低于常规量的 60%，并持续 1~2 周，或者预计患者将有 7 天及以上不能正常进食，或者因摄入不足导致患者体重下降时，则须启动营养治疗。

一般的化疗不良反应包括味觉改变、厌食及恶心等，导致进食减少、体重下降，此时积极的营养教育与膳食指导配合或不配合口服营养补充（Oral Nutritional Supplements，ONS）可以改善患者蛋白质和能量摄入、稳定体重、提高生命质量。稳定体重可显著改善患者的生存期。

如果患者存在经口进食困难或者上消化道梗阻，导致营养摄入不足，这时可以通过管饲来维持或改善营养状态。研究表明，进食困难的患者应用肠内管饲比经口进食更能有效改善患者的营养状态。另外，更早接受肠内营养补充比迟接受或不接受肠内营养的患者，其体重的增加要更加显著，而且抗肿瘤治疗的中断和再入院比率显著降低。

管饲喂养可分为无创途径和有创途径。前者指经鼻途径放置鼻胃管、鼻十二指肠管或鼻空肠管，主要用于短期喂养（≤4 周），主要并发症有导管脱出、误吸、反流、恶心、呕吐及口腔感染等，患者容易出现不适感，耐受性较差；后者指经微创手术和外科手术的胃肠造口，微创手术指内镜辅助下经皮胃 / 空肠造口（percustanous endoscopic gastrostomy jejunostomy，PEG/PEJ）或透视辅助下经皮胃 / 空肠造口（percutaneous fluoroscopic gastrostomy jejunostomy，PFG/PFJ），适用于长时间肠内营养（>4 周）。因食管梗阻导致经鼻管饲或 PEG/PEJ、PFG/PFJ 无法放置时，可采取针刺导管空肠造口（needle catheter jejunostomy，NCJ）、手术胃造口、手术空肠造口，应根据患者的具体情况个体化选择管饲方式。

接受化疗的患者，入院时应进行营养风险筛查和评估，并每周评估，存在营养风险或营养不良时，应尽早开始包括营养教育、膳食指导、ONS、EN 和 / 或 PN 的营养治疗，保证充足的营养摄入。

由于恶性肿瘤本身，或者化疗不良反应包括恶心、呕吐、黏膜炎、腹泻和感染等，患者经口进食可能受到明显影响，入院时即存在营养不良，并出现体重下降，影响患者的临床预后。这部分患者应进行积极的营养筛查、评估和干预，必要时给予 PN 治疗，建议由专业的营养治疗团队制定个体化的 PN 治疗方案。

肿瘤患者化疗期间应在可耐受的范围内进行适当的体力活动，保持适量的有氧运动和 / 或抗阻力训练，可以维持和改善肌肉量及肌肉力量。

低运动量或者不运动都会严重影响患者的肌肉量及肌肉力量。研究表明，运动可以改善肿瘤患者的循环胰岛素水平、胰岛素相关信号通路及降低炎症指标。运动还可以改善肿瘤患者的有氧代谢能力，降低肌细胞分解代谢，增加其合成代谢，增加肌肉强度，减少疲劳和焦虑，改善生命质量，延缓恶液质的发展。

运动适用于各个分期的肿瘤患者，应整合到肿瘤的综合治疗方案之中。建议接受化疗的肿瘤患者尽量多运动，避免久坐或频繁卧床的生活方式，根据自身的体力状况选择适宜的运动方式和运动量，如步行、骑行等，每次持续 10~60min，每周 3~5 次。有氧运动和抗阻力运动比一般运动更能改善肌肉力量，在这一方面抗阻力运动更优于有氧运动。

对接受高剂量化疗的患者，因其疾病的严重性以及药物造成的不良反应，更易发生肌肉无力和肌肉量减少。定期有氧运动和 / 或抗阻力训练可以改善患者体能，并促进其从高剂量化疗中恢复、缩短住院时间。

有上消化道肿瘤侵犯或者上消化道接受放射治疗的患者应定期评估吞咽功能，有吞咽困难的患者（包括管饲喂养期间）应在专业人员指导下进行吞咽练习。肠内营养（管饲）期间应鼓励患者继续锻炼和保持吞咽功能，吞咽功能恢复后应尽快脱离管饲喂养。相对于鼻胃管，患者对 PEG 的耐受时间更长，使用时间更长，但出现吞咽困难的概率更高，应定期评估其吞咽困难，积极预防及治疗。

一般情况下，化疗患者的肠内营养治疗选择整蛋白标准配方。根据个体情况选择特殊配方。高能量密度配方可减少摄入量，可能有更好的依从性。n-3 不饱和脂肪酸（Polyunsaturated Fatty Acid，PUFA）强化型肠内营养配方对改善恶病质可能有益。短肽制剂含水解蛋白无需消化，吸收较快，适合消化功能受损的患者。假定肿瘤患者的总能量消耗与健康人群类似，可以 25~30kcal/（kg·d）来估算患者的能量需要量。推荐肿瘤化疗患者蛋白质摄入量应超过 1g/（kg·d），建议达到 1.5~2.0g/（kg·d）。

营养评估、营养教育与膳食指导要贯穿于肿瘤治疗的全过程，以帮助患者维持或改善营养状态，改善症状。由经培训的营养师、专科医师实施，包括能量和营养素的计算、食物性质或营养素组成的选择建议等，通过少食多餐增加进餐频率以保证摄入营养的总量，鼓励患者摄入高能量和高蛋白质的饮食。经营养教育与膳食指导后，进食量仍不能满足营养需要者，只要肠道功能允许，应优先选择肠内营养。肠内营养首选 ONS，口服不足或不能时，用管饲补充或替代。

肿瘤化疗患者，如无明显的胃肠道功能损伤，不推荐常规进行肠外营养治疗，轻率进行肠外营养治疗甚至是有害的。如患者并发严重消化道不良反应，包括严重黏膜炎或严重胃肠道功能受损，进食困难甚至不能，可以联合经口进食、EN 和 PN 来维持营养状态，此时应用 PN 可能更有效。对肠内营养不可行或不耐受的患者，建议进行全肠外营养。肠外营养建议采用全合一或预装多腔袋制剂。

适宜的 n-6/n-3 PUFA 比例对稳定内环境、预防和治疗慢性疾病非常重要。研究显示，较低的 n-6/n-3 PUFA 比例或较高的 n-3 PUFA 水平可以降低促炎因子的产生。摄入 1~2g/d 的 n-3 PUFA 可以减轻肿瘤患者的炎症反应。系统性回顾性研究分析显示，在肿瘤患者化疗和 / 或放疗过程中，补充 n-3 PUFA 可以使患者获益，可减轻患者化疗相关的不良反应，而且常规剂量的 n-3

PUFA 耐受性良好，未降低化疗疗效。因此，对存在体重减轻风险或营养不良的晚期肿瘤化疗患者，可以补充鱼油或 n-3 PUFA进行营养治疗，对改善患者食欲及减轻化疗反应、炎症反应有一定作用。

第四节　肿瘤患者放疗期间的营养治疗

　　肿瘤患者接受放疗期间，除肿瘤本身的因素外，放疗相关的不良反应也会在一定程度上引起或加重营养不良。放疗相关的不良反应包括非特异性的全身反应和放疗区域内局部的反应，尤其是后者，更会导致明显的症状，影响生活质量。数据显示，放疗相关黏膜炎会导致 80% 的头颈部和食管肿瘤患者出现进食量、体重下降。盆腔放疗导致的相关胃肠道反应发生率也高达 80%，从而可能引起营养摄入的不足。放疗相关的局部不良反应常在放疗中的第 3~4 周出现，并可持续到放疗结束后 2~4 周，老年患者持续时间甚至更长，可长达 2~3 个月。另外，食管放疗后肿瘤的退缩和局部的纤维化可能引发食管的狭窄，导致吞咽困难、进食量减少。肿瘤患者放疗期间营养状况的恶化可能与更差的治疗疗效相关。放疗前以及放疗过程中体重的下降是 5 年疾病特异生存率的重要不利因素，体重下降 > 10% 与生存率降低有关，尤其是对于低体重人群。因此，放疗期间的肿瘤患者，尤其是头颈部、食管、胃肠道放疗患者，营养教育、膳食指导、ONS 补充可有效减少体重丢失、降低营养状态恶化的风险，从而提高生命质量、减少放疗的中断。研究证实，与常规饮食相比，经口补充和 / 或经管饲喂养肠内营养可有效地减少体重丢失。肿瘤患者放疗期间的营养目标：①维持或改善膳食摄入。②维持体重和体能状态。③降低放疗的不良反应，提高放疗耐受性，减少放疗中断风险。④保证和维持放疗敏感性和放疗摆位精准度。⑤改善生命质量。

　　对放疗期间的肿瘤患者应密切进行营养筛查和评估，建议在肿瘤诊断时及治疗期间至少每周进行一次，有明显症状时应及时评估，以便及时识别营养风险，并尽早给予营养治疗。

　　肿瘤患者放疗期间营养摄入不足是比较常见的现象，强化营养教育和饮食指导可使病情获得更好的转归，推荐专业的营养师作为肿瘤多学科诊疗团队中的一员。对暂时没有营养风险，但在放疗过程中可能出现营养状况恶化的部分患者，需加强营养评估的频率，并积极进行营养教育与膳食指导，必要时给予ONS，以确保患者有充足的营养摄入，预防体重丢失、减少治疗中断。同时对肿瘤相关症状及放疗相关不良反应包括恶心、早饱感、厌食、口腔溃疡、疼痛等应积极进行处理。

放疗时常规应用营养治疗的报道较少，如无营养风险，不推荐常规进行营养治疗。如评估存在营养风险甚至营养不良，尤其存在医源性严重胃肠道并发症的患者，给予积极的营养治疗是有益的，必要时需给予肠外营养。放疗后口腔、食管、胃肠道黏膜反应分级3级及以上者都应给予积极的营养治疗。

经口补充和/或经管饲喂养肠内营养是首选的营养治疗方案。当肠内营养不能满足营养需要或患者不能耐受肠内营养时，应及时补充肠外营养，如放疗后出现严重黏膜炎或严重放射性肠炎患者。但是，无条件地使用肠外营养弊大于利，尤其对于没有胃肠道功能障碍的患者，肠外营养没有必要，甚至有害。

放疗结束后会有部分患者出现迟发的不良反应，导致经口摄入营养不足，发生营养状况恶化的风险较大。这时ONS是家庭营养的主要方式。部分放疗患者出院后仍需继续管饲喂养。因此，头颈部、食管肿瘤、盆腔肿瘤放疗结束后仍需积极的营养风险筛查和评估，建议每2周1次，至放疗后至少6周，甚至需达3个月，也可以按放疗引起的不良反应、体重丢失、管饲等解决情况为准，如未得到妥善解决，仍需积极的营养评估和干预。

放疗患者的每日消耗多和正常人相似，可按25~30kcal/（kg·d）来估算一般放疗患者的每日能量需要，蛋白质摄入量推荐为1.5~2.0g/（kg·d）。

肿瘤营养治疗方式应优先选择营养教育与膳食指导，来达到能量和蛋白质的需要量。如通过营养教育与膳食指导仍难以满足营养需求，对肠道功能允许者推荐肠内营养。肠内营养首选ONS，其次为管饲。ONS可改善肿瘤放疗患者营养状况，提高放疗耐受性，甚至延长生存期。

　　梗阻性头颈部肿瘤或食管癌伴有吞咽困难者，以及由于局部严重黏膜炎而影响吞咽的患者，经口摄入不足时，建议管饲喂养。对于放射性口腔炎、食管黏膜炎的患者，可考虑首选 PEG/PEJ、PFG/PFJ。因 PEG 可长久应用，在长期维持体重方面，PEG 优于鼻胃管（nasogastric tube，NG）。应根据患者的具体情况个体化选择管饲的方式，如食管癌术前放疗的管饲推荐 NG，因 PEG/PFG 可能影响食管癌患者管状胃的重建。而接受根治性同步放化疗的食管癌患者，因食管支架更可能导致出血、胸痛、生命质量下降等，对于生存期超过 3 个月的患者，NG、PEG/PEJ、PFG/PFJ 优于食管支架。

　　对预计营养风险高或发生营养不良风险高的患者，放化疗开始前常规置入营养管（如 NG 或 PEG）进行预防性管饲（prophylactic feedingtubes，PFT），以防止体重丢失、脱水及治疗中断等不良反应，改善患者的生命质量。如首先行口服营养补充，当因各种原因（梗阻、吞咽困难、口干、黏膜炎、厌食等）出现不能进食或经口进食及 ONS 不能满足营养需求时，再给予管饲喂养，则为应用性管饲（reactive feeding tubes，RFT）。研究表明，相较于应用性管饲，放疗前预防性管饲在提高患者营养状况、减少放疗中断方面没有优势，反而增加了患者的负担。因此，不推荐常规放疗前给予预防性管饲，但以下高危患者可考虑给予预防性管饲：①明显体重丢失（1 个月内＞5% 或者 6 个月内＞10%）。② BMI ＜ 18.5kg/m²。③严重吞咽梗阻或疼痛。④严重厌食。⑤脱水。⑥预期将发生严重放射性口腔或食管黏膜炎的患者。

　　在高强度的头颈部放化疗中，30%~50% 的患者出现吞咽功能障碍，75% 以上的症状不会被改善，甚至随着时间的推移继续恶化。这与放疗剂量、放疗范围和联合放化疗相关。因此，头颈部肿瘤或食管癌患者应定期评估吞咽功能，有吞咽困难的患者（包括管饲喂养期间），应在专业人员的指导下进行吞咽练习，当吞咽功能恢复后应尽快撤除管饲恢复经口进食。

　　放疗期间补充 n-3 PUFA，可能改善患者食欲、维持或增加

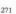

体重、提高免疫力、降低炎性反应、提高患者生命质量。一项RCT研究显示,头颈部肿瘤患者于6周放化疗期间,每天3次,每次口服10g谷氨酰胺,可显著降低口腔黏膜炎的严重程度,减轻相关疼痛;另一项RCT研究显示,头颈部肿瘤患者放疗期间,于放疗前2小时口服10g谷氨酰胺,可大大减少口腔黏膜炎的严重程度和持续时间。因此,对接受同步放化疗的头颈部肿瘤患者,推荐口服谷氨酰胺,以减轻放化疗引起的口腔黏膜炎和疼痛,促进黏膜修复。

第五节 肿瘤患者终末期的营养治疗

终末期患者通常指无积极抗肿瘤治疗指征,预计生存期不足3个月的患者。终末期患者的主要治疗包括疼痛管理、营养管理、症状管理、社会心理支持和针对晚期疾病相关问题的支持等。其中,营养治疗仍是终末期肿瘤患者管理的重要组成部分。

终末期恶性肿瘤患者往往伴随有严重的恶病质。恶病质是在肿瘤患者中存在的一种表现复杂的综合征,比较公认的定义是Fearon教授于2011年在肿瘤恶病质国际共识中提出的定义,以持续性骨骼肌丢失(伴或不伴有脂肪组织丢失)为特征,不能被常规营养支持完全缓解,逐步导致功能损伤的多因素综合征。其中骨骼肌丢失是恶病质的核心表现,蛋白,特别是肌肉蛋白过度分解是其重要的病理生理改变。骨骼肌丢失的外在表现主要是体重丢失及乏力。摄食减少曾经被认为是导致恶病质的主要原因。然而,近年来研究者们发现恶病质是多器官代谢障碍所致,而摄食减少进一步加重了这种代谢障碍。

肿瘤患者合并恶病质,会增加放化疗的毒性,影响抗肿瘤治疗的效果,进一步导致各种代谢紊乱,是肿瘤患者预后不良的因素之一。终末期恶性肿瘤患者营养治疗的目的是缓解症状,减轻痛苦,维持体重,保证患者的生命质量。终末期患者也需要营养治疗,个体化营养干预可以改善终末期患者的体重和预后。

建议由医师、营养护士、营养师、心理治疗师等多学科人员组成营养治疗团队,为终末期肿瘤患者提供最优化的营养治疗方案。

首先是积极的对症治疗和改善食欲、增加摄食量。终末期患者易出现消化不良、恶心呕吐、早饱等症状，胃肠动力药可调节肠蠕动，减少呕吐，减轻早饱症状。积极治疗口干、呕吐、便秘、腹泻、早饱感等症状可增加饮食摄入，改善患者的生命质量。孕激素类药物如醋酸甲地孕酮、甲羟孕酮和糖皮质激素类药物（如地塞米松、泼尼松等）可起到改善食欲的作用，从而增加食物摄入，达到稳定或增加体重的目的。

优先选择营养教育与膳食指导，来增加能量和蛋白质的摄入，存在胃肠道功能的以肠内营养为主，包括口服营养补充和管饲途径补充。当膳食、ONS或管饲肠内营养无法达到最低营养需求时，给予部分肠外营养。当肠内营养不耐受或不可行且预期全肠外营养能够为患者带来生命质量或生存获益时，可给予全肠外营养，肠外营养推荐应用TPN。

患者尚可进食时应首选经口进食。可适当放宽饮食限制（如糖尿病饮食的限制），可以改善部分患者生命质量；避免强制饮食、防止呕吐误吸；对终末期恶性肿瘤患者不主张采用积极营养治疗获得正氮平衡或氮平衡。能量摄入过高可能增加脏器负荷，低能量摄入的概念有利于减少感染并发症、减少费用支出。

无论是肠内还是肠外营养治疗的患者，都需要监测出入液量、水肿或脱水症状及体征、血电解质水平等，并根据病情及时调整肠内或肠外营养补充量。一旦肠道功能恢复，或肠内营养治疗能满足患者营养需求，应立即停止肠外营养治疗。血流动力学不稳定、终末期肝肾功能衰竭、胆汁淤滞者禁用肠外营养。

鱼油中含有的多不饱和脂肪酸可能对维持患者体重、改善患者食欲有效。另外，有研究表明n-3 PUFA可能对一些抗肿瘤治疗起到增敏作用。核苷酸、精氨酸在代谢调节和免疫营养治疗中也有一定作用。

对于临终患者（即死亡前数天或数周的晚期肿瘤患者），营养治疗的预期获益明显减少。这时大部分患者只需少量食物和水来减少饥渴感，并防止因脱水而引起的精神错乱。此时，过度营养治疗反而会加重患者的代谢负担，影响其生命质量。目前证据不建议对临终患者给予人工营养支持。但是对于输液，目前比较公认的意见是，由于大部分临终患者能耐受输液，可根据个体情况给予适当液体补充以纠正脱水、谵妄、电解质紊乱等。生命体征不稳定和多脏器衰竭者，原则上不考虑系统性的营养治疗。

第六节 运动与营养的协同作用

肿瘤患者除了容易发生营养不足外，也容易出现体能的下降，尤其在病情进展或者放化疗期间。体能下降会导致活动减少，进而导致肌肉萎缩，分解代谢信号增强，使肌肉对合成代谢因子不敏感。研究表明，肌肉量的减少与病死率、术后并发症、化疗不良反应显著相关。而肌肉的力量与死亡风险的相关性甚至比肌肉的数量更加密切，表现在行走步速与老年人的平均寿命显著相关。运动锻炼促进合成代谢、促进营养成分的储存和利用，应当成为肿瘤综合治疗的重要组成部分。

衰老和系统性炎症反应都会导致骨骼肌系统对胰岛素产生抵抗，抑制高血清胰岛素引起的骨骼肌合成作用，从而引起骨骼肌"蛋白质合成代谢障碍"，加速肌少症的发展。规律的有氧运动和抗阻力运动可延缓肌少症的发展。有氧运动能够增加肌肉局部血管舒张从而促进营养的输送，抗阻力运动通过增加葡萄糖利用、提升肌原纤维蛋白质合成而提高胰岛素敏感性，最终都促进了蛋白质的合成。良好的营养摄入可促进肿瘤患者肌肉蛋白质的合成代谢，帮助减缓肌肉量、肌肉力量及机体功能的降低。营养与锻炼相结合被认为是维持肌肉功能的最优方式。已有研究证实，膳食中补充氨基酸与运动锻炼可协同作用刺激骨骼肌蛋白质的合成代谢，改善骨骼肌的功能。

因此，运动锻炼在维持或增加肌肉量、维持体重（BMI：18.5~23.9kg/m²）、维持或改善肌肉强度，从而降低肌萎缩的风险中起着重要作用。运动还能提高心肺功能、体能，减少疲劳、抑郁和焦虑，改善生命质量，维护患者尊严，促进患者从高剂量化疗中恢复。

然而，过度的运动锻炼可能导致运动相关的损伤，所以运动锻炼应注意控制强度，尤其对特定状态的肿瘤患者，必要时应推迟进行，例如：①严重贫血的患者，其组织器官的供血、供养严重受损，运动锻炼可能加重组织器官的缺血缺氧，应推迟锻炼，直到贫血改善。②免疫功能低下的患者，不宜在人多的地方聚集，可能会增加感染的风险，因此在化放疗后严重白细胞降低未恢复之前、骨髓移植患者在移植后一年之内，应避免到公共场所锻炼。③肿瘤治疗后严重乏力的患者，此时患者可能无法胜任中等强度及以上的运动锻炼，可鼓励患者做 10min 低强度的日常锻炼，再结合患者体力恢复情况，逐渐增加运动强度。④有皮肤损伤的患者应避免前往游泳池、湖泊、海水或其他可能将伤口暴露于微生物的场合，以免伤口发生感染。⑤有留置导管的患者，进行抗阻力训练时应避开相应部位，避免发生导管脱落。⑥存在严重末梢神经病变或有共济失调等存在跌倒风险的患者，应避免高强度无保护的运动锻炼，以免发生跌倒损伤甚至其他更严重意外，建议可进行原地或静态运动，如原地踏板车。

有氧运动是指主要以有氧代谢提供运动中所需能量的运动方式，能够充分氧化体内糖分、消耗体内脂肪，锻炼心、肺功能，使心血管系统能更有效、快速地把氧传输到身体的各个部位。有氧运动时，体内积存的糖分会被氧气氧化，也就是可以被有效地消耗掉，同时有氧运动对心肺功能也有促进作用。当心肺耐力增加了，身体便可耐受更长时间或更高强度的运动，而且较不易疲劳。长期坚持有氧运动能增加体内血红蛋白的数量，提高机体抵抗力，抗衰老，增强大脑皮层的工作效率和心肺功能，增加脂肪消耗，防止动脉硬化，降低心脑血管疾病的发病率。进行有氧运动还能放松心情，预防骨质疏松，是主要运动方式。常见的有氧运动项目有步行、快走、慢跑、竞走、滑冰、长距离游泳、骑自行车、打太极拳、跳健身舞、跳绳、做韵律操、球类运动（如篮球、足球等）等。有氧运动的特点是强度低、有节奏、不中断和持续时间长。同举重、赛跑、跳高、跳远、投掷等具有爆发性的非有氧运动相比较，有氧运动是一种恒常运动，是一种恒常持续

30min 以上还有余力的运动。

抗阻力运动是一种对抗阻力的运动，主要目的是训练人体的肌肉，传统的抗阻力运动项目有俯卧撑、哑铃、杠铃等。为了维持肌肉强度和肌肉量，建议将有氧运动和力量训练结合进行。每次运动前先进行短暂的热身，然后进行力量练习，再做有氧运动，运动后拉伸。每次运动强度及运动时间应遵循循序渐进的原则。

那么，肿瘤患者应该怎么进行运动锻炼呢？

首先，在抗肿瘤治疗阶段，或者肿瘤持续进展阶段，患者很可能存在营养不良、消瘦甚至恶病质，此时在进行充分的营养治疗的前提下，包括摄入足够的蛋白质、脂肪酸、能量供应、必需的维生素、电解质等，同时进行一定强度的运动锻炼，可改善患者的肌肉力量和体能，提高患者的生活质量。此阶段患者因疾病本身的原因及抗肿瘤治疗引起的消耗，营养治疗应放在更重要的位置，而运动锻炼的强度应酌情控制，如患者体能较差，则应避免高强度的运动锻炼。这时候，根据自身的体力情况选择适当的运动方式和运动量，如每天快步走或慢跑等，可降低不运动引起的心肺功能下降和肌肉萎缩风险，可每周 3~5 次，每次持续10~60min。

另外，在肿瘤治疗后的康复期，部分患者持续存在肿瘤相关或抗肿瘤治疗相关的症状和不适，包括疲乏、手脚麻木、味觉减退、吞咽困难、腹泻、便秘等，此阶段有规律地进行运动锻炼可促进患者康复，并增强其身体机能。

而在无明显症状或者无疾病生存阶段的肿瘤患者，可参照正常的健康人群进行运动锻炼，每周应进行至少 150min 中等强度或 75min 高强度的运动锻炼，每次 30min（最好控制在45~60min），每周至少 5 天，其中至少进行 2 天力量训练。合理的膳食和积极的运动锻炼，有助于提高此阶段患者的生命质量及延长生存时间。

参考文献

[1] MARTIN L, SENESSE P, GIOULBASANIS I, et al. Diagnostie eriteria for the classification of cancer associated weight loss [J] . J Clin Oncol, 2015, 33(1): 90–99.

[2] DONALD C M. The systemic inflammation based Glasgow Prognostic 3. Score: a decade of experience in patients with cancer [J] . Cancer Treat Rev, 2013, 39(5): 534–540.

[3] KONDRUP J, RASMUSSEN H H, HAMBERG O, et al. Nutrional risk screening (NRS 2002): a new method based on an analysis of controlled clinical trials [J] . Clin Nutr, 2003, 22(3): 321–336.

[4] CEDERHOLM T, BOSAEUS I, BARAZZONI R, et al. Diagnostic criteria for malnutrition–An ESPEN Consensus Statement [J] .Clin Nutr, 2015, 34(3): 335–340.

[5] SOETERS P, BOZZETTI F, CYNOBER L, et al. Defining malnutrition: A plea to rethink [J] .Clin Nutr, 2017, 36(3): 896–901.

[6] JENSEN G L, CEDERHOLM T, CORREIA M, et al. GLIM Criteria for the Diagnosis of Malnutrition:A Consensus Report from the Global Clinical Nutrition Community [J] . JPEN J Parenter Enteral Nutr, 2019, 43(1): 32–40.

[7] CEDERHOLM T, JENSEN G L, CORRFIA M, et al. GLIM criteria for the diagnosis of malnutrition A consensus report from the global clinical nutrition community [J] . Clin Nutr, 2019, 38(1):1–9.

[8] XU J Y, ZHU M W, ZHANG H, et al. A cross–sectional study of GLIM–Defined malnutrition based on new validated calf circumference cut–off values and different screening tools in hospitalised patients over 70 years old [J] . J Nutr Health Aging, 2020, 24(8): 832–838.

[9] THOMPSON K L, ELLIOTT L, FUCHS–TARLOVSKY V, et al. Oncology evidence–based nutrition practice guideline for adults [J] . J Acad Nutr Diet, 2017, 117(2): 297–310.

[10] KONDRUP J, ALLISON S P, ELIA M, et al. ESPEN Guidelines for nutrition screening 2002 [J] . Clin Nutr, 2003, 22(4): 415–421.

[11] PAN H, CAI S, JI J, et al. The impact of nutritional status, nutritional risk, and nutritional treatment on clinical outcome of 2248 hospitalized cancer patients: a muiti–center, prospective cohort study in Chinese teaching hospitals [J] . Nutr Cancer, 2013, 65(1): 62–70.

[12] JIN S, CONG M, ZHANG L, et al. Validation of a simple diet self–assessment tool (SDSAT) in head and neck cancer patients undergoing radiotherapy [J] . Eur J Oncol Nurs, 2020, 44: 101702.

[13] DOLAN R D, MCMILLAN D C.The prevalence of cancer associated systemic inflammation:Implications of prognostic studies using the Glasgow Prognostic Score [J] .Crit Rev Oncol Hematol, 2020, 150: 102962.

[14] TUOMISTO A E, MÄKINEN M J, VÄYRYNEN J P. Systemic

inflammation in colorectal cancer: Underlying factors, effects, and prognostic significance [J] . World J Gastroenterol, 2019, 25(31): 4383−4404.

[15] CORDEIRO L, SILVA T H, DE O L, et al. Systemic Inflammation and Nutritional Status in Patients on Palliative Cancer Care: A Systematic Review of Observational Studies [J] . Am J Hosp Palliat Care, 2020, 37(7): 565−571.

[16] FEARON K, STRASSER F, ANKER S D, et al. Definition and classification of cancer cachexia: an international consensus [J] . Lancet Oncol, 2011, 12(5): 489−495.

[17] CRUZ−JENTOFT A J, BAHAT G, BAUER J, et al. Sarcopenia: revised European consensus on definition and diagnosis [J] . Age Ageing, 2019, 48(1): 16−31.

[18] CHEN L K, WOO J, ASSANTACHAI P, et al. Asian Working Group for Sarcopenia: 2019 consensus update on sarcopenia diagnosis and treatment [J] . J Am Med Dir Assoc, 2020, 21(3): 300−307.

[19] ISHIBE A, OTA M, KANAZAWA A, et al. Nutritional management ofanastomotic leakage after colorectal cancer surgery using elementaldiet jelly [J] . Hepatogastroenterology, 2015, 62(137): 30−33.

[20] KAMARUL Z M, CHIN K F, et al. Fiber and prebiotic supplementation in enteral nutrition: a systematic review and meta−analysis [J] . World J Gastroenterol, 2015, 21(17): 5372−5381.

[21] MUNDI M S, SALONEN B R, BONNES S. Home parenteral nutrition: fat emulsions and potential complications [J] . Nutr Clin Pract, 2016, 31(5): 629−641.

[22] ORREVALL Y. Parenteral nutrition in the elderly cancer patient [J] . Nutrition, 2015, 31(4): 610−611.

[23] WIEGERT E V M, PADILHA P C, PERES W A F. Performance of Patient−Generated Subjective Global Assessment (PG−SGA) in Patients With Advanced Cancer in Palliative Care [J] . Nutr Clin Pract, 2017, 32(5): 675−681.

[24] BALDELLI G, DE S, GERVASI M, et al.The effects of human sera conditioned by high−intensity exercise sessions and training on the tumorigenic potential of cancer cells [J] . ClinTransl Oncol,2021, 23(1): 22−34.

[25] MARKOFSKI M M, JENNINGS K,TIMMERMAN K L, et al. Effect of aerobic exercise training and essential amino acid supplementation for 24 weeks on physical function, body composition and muscle metabolism in healthy, independent older adults: a randomized clinical trial [J] . Gerontol A Biol Sci Med Scl, 2019, 74(10): 1598−1604.

[26] HARTMAN S J, NELSON S H, MYERS E,et al.Randomized controlled trial of increasing physical activity on objectively measured and self−reported cognitive functioning among breast cancer survivors:The memory &motion study [J] . Cancer, 2018, 124(1): 192−202.

[27] VAN B E,FUCHS C S, NIEDZWTECKI D,et al.Association of survival with adherence to the American Cancer Socicty Nutrition and physical activity guidelines for cancer survivors after colon cancer diagnosis: The CALGB 89803/Alliance Trial [J] . JAMA Oncol, 2018, 4(6): 783−790.

[28] ARENDS J, BACHMANN P, BARACOS V, et al. ESPEN guidelines on nutrition in cancer patients [J] . Clin Nutr, 2017, 36(1): 11−48.

[29] BARACOS V E.Skeletal muscle anabolism in patients with advanced cancer [J] . Lancet Oncol, 2015, 16 (1): 13−14.

[30] BUFFART L M, GALVAO D A, BRUG J, et al. Evidence−based physical activity guidelines for cancer suvivors: current guidelines, knowledge gaps and future research directions [J] . Cancer Treat Rev, 2014, 40 (2): 327−340.

[31] MARTIN L, BIRDSELL L, MACDONALD N, et al. Cancer cachexia in the age of obesity: skeletal muscle depletion is a powerful prognostic factor, independent of body mass index [J] . J Clin Oncol, 2013, 31(12): 1539−1547.

[32] TIMMERMAN K L, DHANANI S,GLYNN E L, et al. A moderate acute increase in physical activity enhances nutritive flow and the muscle protein anabolic response to mixed nutrient intake in older adults [J] . Am J Clin Nutr, 2012, 95(6): 1403−1412.

[33] KIM H K, SUZUKI T, SAITO K, et al. Effects of exereise and amino acid supplementation on body composition and physical function in community−dwelling elderly japanese sarcopenic women: a randomized controlled trial [J] . J Am Geriatr Soc, 2012, 60(1): 16−23.

[34] ROCK C L, DOYLE C,DEMARK−WAHNEFRIED W, et al. Nutrition and physical activity guidelincs for cancer survivors [J] . CA Cancer J Clin, 2012, 62(4): 242−274.

[35] STUDENSKI S, PERERA S, PATEL K, et al. Gait speed and survival in older adults [J] . JAMA, 2011, 305 (1): 50−58.

[36] NEWMAN A B, KUPELIAN V, VISSER M, et al. Strength, but not muscle mass, is associated with mortality in the health, aging and body composition study cohort [J] . J Cerontol A Biol Sci Med Sci, 2006, 61 (1): 72−77.

[37] LU Z H, FANG Y, LIU C, et al. Early interdisciplinary supportive care in patients with previously untreated metastatic esophagogastric cancer: a phase III randomized controlled trial [J] . J Clin Oncol, 2021, 39(7): 748−756.

[38] THOMAS R J, KENFIÉLD S A, JIMENEZ A. Exercise−induced biochemical changes and their potential influence on cancer: a scientific review [J] . Br J Sports Med, 2017, 51(8): 640−644.

[39] CARAYOL M, NINOT G, SENESSE P, et al. Short−and long−term impact of adapted physical activity and diet counseling during adjuvant breast cancer therapy: the"APAD1" randomized controlled trial [J] .

BMC Cancer, 2019, 19: 737.

[40] OBEROI S, ROBINSON P D, CATAUDELLA D, et al. Physical activity reduces fatigue in patients with cancer and hematopoietic stem cell transplant recipients: A systematic review and meta-analysis of randomized trials [J] . Crit Rev Oncol Hematol, 2018,122: 52-59.

[41] MOCELLIN M C, CAMARGO C O, NUNES E A, et al. A systematic review and meta-analysis of the n-3 polyunsaturated fatty acids.effects on inflammatory markers in colorectal cancer [J] . Clin Nutr, 2016, 35(2): 359-369.

[42] DE A P S J, EMILIA D S F M, WAITZBERG D L. Omega-3 supplements for patients in chemotherapy and/or radiotherapy: A systematic review [J] . Clin Nutr, 2015, 34(3): 359-366.

[43] SCHINDLER A, DENARO N, RUSSI E G, et al. Dysphagia in head and neck cancer patients treated with radiotherapy and systemic therapies: literature review and consensus [J] .Crit Rev Oncol Hematol, 2015, 96(2): 372-384.

[44] DEMARK-WAHNEFRIED W, SCHMITZ K H, ALFANO C M, et al. Weight management and physical activity throughout the cancer care continuum [J] . CA Cancer J Clin, 2018, 68(1): 64-89.

[45] ARENDS J, BACHMÄNN P, BARACOS V, et al. ESPEN guidelines on nutrition in cancer patients [J] . Clin Nutr, 2017, 36(1): 11-48.

[46] SANDERS K J, HENDRIKS L E, TROOST E G, et al. Early Weight loss during chemoradiotherapy has a detrimental impact on outcome in NSCLC [J] . J Thorac Oncol, 2016, 11(6): 873-879.

[47] BLAUWHOFF-BUSKERMOLEN S, VERSTEEG K S, DE V D S M, et al. Loss of muscle mass during chemotherapy is predictive for poor survival of patients with metastatic colorectal cancer [J] . J Clin Oncol, 2016, 34(12): 1339-1344.

[48] KLUTE K A, BROUWER J, JHAWER M, et al. Chemotherapy dose intensity predicted by baseline nutrition assessment in gastrointestinal malignancies: A multicentre analysis [J] . Eur J Cancer, 2016, 63: 189-200.

[49] ARRIETA O, DE L T M, LÓPEZ-MACIAS D, et al. Nutritional status, body surface, and low lean body mass/body mass index are related to dose reduction and severe gastrointestinal toxicity induced by afatinib in patients with non-small cell lung cancer [J] . Oncologist, 2015, 20(8): 967-974.

[50] BAKITAS M A,TOSTESON T D, Li Z, et al. Early versus delayed initiation of concurrent palliative oncology care: patient outcomes in the ENABLE III randomized controlled trial [J] . J Clin Oncol, 2015, 33(13): 438-1445.

[51] KIMURA M, NAITO T, KENMOTSU H, et al. Prognostic impact of cancer cachexia in patients with advanced non-small cell lung cancer [J] . Support Care Cancer, 2015, 23(6): 1699-1708.

[52] DE W E, MATTENS S, HONORÉ P M, et al. Nutrition therapy in

cachectic cancer patients. The Tight Caloric Control (TiCaCo) pilot trial [J] . Appetite, 2015, 91:298-301.

[53] LU Z, YANG L, YU J, et al. Change of body weight and macrophage inhibitory cytokine-1 during chemotherapy in advanced gastric cancer: what is their clinical significance [J] . PLoS One, 2014, 9(2): e88553.

[54] LEWIS S L, BRODY R, TOUGER-DECKER R, et al. Feeding tube use in patients with head and neck cancer [J] . Head Neck, 2014, 36 (12): 1789-1795.

[55] JONES L W, ALFANO C M. Exercise-oncology research: past, present, and future [J] . Acta Oncol, 2013, 52(2): 195-215.

[56] BALDWIN C, SPIRO A, AHERN R, et al. Oral nutrition therapy in malnourished patients with cancer: a systematic review and meta-analysis [J] . J Natl Cancer Inst, 2012,104(5): 371-385.

[57] FERREIRA I B, LIMA E, CANTO P, et al. Oral nutritional supplementation affects the dietary intake and body weight of head and neck cancer patients during (Chemo) radiotherapy [J] . Nutrients, 2020, 12(9): 2516.

[58] TALWAR B, DONNELLY R, SKELLY R, et al. Nutritional management in head and neck cancer: United Kingdom National Multidisciplinary Guidelines [J] . J Laryngol Otol, 2016, 130(S2): S32-S40.

[59] ARENDS J, BACHMANN P, BARACOS V, et al. ESPEN guidelines on nutrition in cancer patients [J] . Clin Nutr, 2017, 36(1): 11-48.

[60] LEWIS S L, BRODY R, TOUGER-DECKER R, et al. Feeding tube use in patients with head and neck cancer [J] . Head Neck, 2014, 36(12): 1789-1795.

[61] SHEN L J, CHEN C, LI B F, et al. High weight loss during radiation treatment changes the prognosis in under-/normal weight nasopharyngeal carcinoma patients for the worse: a retrospective analysis of 2433 cases [J] . PLoS One, 2013, 8 (7): e68660.

[62] LANGIUS J A, BAKKER S,RIETVELD D H, et al. Critical weight loss is a major prognostic indicator for disease-specific survival in patients with head and neck cancer receiving radiotherapy [J] . Br J Cancer, 2013,109(5): 1093-1099.

[63] RAVASCO P, MONTEIRO-GRILLO I, CAMILO M. Individualized nutrition intervention is of major benefit to colorectal cancer patients: long-lerm follow-up of a randomized controlled trial of nutritional therapy [J] . Am J Clin Nutr, 2012, 96(6): 1346-1353.

[64] HILL A, KISS N, HODGSON B, et al. Associations between nutritional status, weight loss, radiotherapy treatment toxicity and treatment outcomes in gastrointestinal cancer patients [J] . Clin Nutr, 2011, 30(1): 92-98.

[65] LANGIUS J A, DOORNAERT P, SPREEUWENBERG M D, et al. Radiotherapy on the neck nodes predicts severe weight loss in patients with early stage laryngeal cancer [J] . Radiother Oncol, 2010, 97(1):

80—85.

[66] VAN D B M, RASMUSSEN-CONRAD E L, WEI K H, et al. Comparison of the effect of individual dietary counselling and of standard nutritional cure on weight loss in patients with head and neck cancer undergoing radiotherapy [J]. Br J Nutr, 2010, 104 (6): 872—877.

[67] YU F J, SHIH H Y, WU C Y, et al. Enteral nutrition and quality of life in patients undergoing chemoradiotherapy for esophageal carcinoma: a comparison of nasogastric tube, esophageal stent, and ostomy tube feeding [J]. Gastrointest Endosc, 2018, 88(1): 21—31.

[68] BOSSOLA M. Nutritional interventions in head and neck cancer patients undergoing chemoradiotherapy: a narrative review [J]. Nutrients, 2015, 7(1): 265—276.

[69] SHAW S M, FLOWERS H, O'SULLIVAN B, et al. The effect of prophylactic percutaneous endoscopie gastrostomy(PEG)tube placement on swallowing and swallow-related outcomes in patients undergoing radiotherapy for head and neck cancer: a systematic review [J]. Dysphagia, 2015, 30(2):152—175.

[70] ORPHANIDOU C, BIGGS K, JOHNSTON M E, et al. Prophylactic feeding tubes for patients with locally advanced head-and-neck cancer undergoing combined chemotherapy and radiotherapy-systematic review and recommendations for clinical practice [J]. Curr Oncol, 2011, 18(4): e191—201.

[71] KRISTENSEN M B, ISENRING E, BROWN B. Nutrition and swallowing therapy strategies for patients with head and neck cancer [J]. Nutrition, 2020, 69: 110548.

[72] ANDERSON P M, LALLA R V. Glutamine for amelioration of radiation and chemotherapy associated mucositis during cancer therapy [J]. Nutrients, 2020, 12(6): 1675.

[73] YAROM N, HOVAN A, BOSSI P, et al. Systematic review of natural and miscellaneous agents for the management of oral mucositis in cancer patients and clinical practice guidelines-part 1: Vitamins, minerals, and nutritional supplements [J]. Support Care Cancer, 2019, 27(10): 3997—4010.

[74] FEARON K, STRASSER F, ANKER S D, et al. Definition and classification of cancer cachexia: an international consensus [J]. Lancet Oncol, 2011, 12(5): 489—495.

[75] VON H S, ANKER S D. Cachexia as a major underestimated and unmet medical need: facts and numbers [J]. J Cachexia Sarcopenia Muscle, 2010, 1(1): 1—5.

[76] STEWART G D, SKIPWORTH R J, FEARON K C. Cancer cachexia and fatigue [J]. Clin Med (Lond), 2006, 6(2): 140—143.

[77] AMANO K, MORITA T, MIYAMOTO J, et al. Perception of need for nutritional support in advanced cancer patients with cachexia: a survey in pallietive care settings [J]. Support Care Cancer, 2018,

26(8): 2793-2799.

[78] DE W E, MATTENS S, HONORÉ P M, et al. Nutrition therapy in cachectic cancer patients. The Tight Caloric Control (TiCaCo) pilot trial [J] . Appetite, 2015, 91: 298-301.

[79] MACDONALD N, EASSON A M, MAZURAK V C, et al. Understanding and managing cancer cachexia [J] . J Am Coll Surg. 2003, 197(1): 143-161.

[80] MORITA T, MIYASHITA M, SHIBAGAKI M, et al. Knowledge and beliefs about end-of-life care and the effects of specialized palliative care: a population-based survey in Japan [J] . J Pain Symptom Manage, 2006, 31(4): 306-316.

[81] BÜKKI J, UNTERPAUL T, NÜBLING G, et al. Decision making at the end of life cancer patients' and their caregivers' views on artificial nutrition and hydration [J] . Support Care Cancer, 2014, 22 (12): 3287-3299.

[82] DRUML C, BALLMER P E, DRUML W, et al. ESPEN guideline on ethical aspects of artificial nutrition and hydration [J] . Clin Nutr, 2016, 35(3): 545-556.

第十九章

肝肾功能不全患者的抗肿瘤用药指导

多数化疗药物的治疗指数较窄，肝肾功能异常的患者进行化疗会导致复杂的安全问题。许多化疗药物，由于缺乏肝肾功能异常人群的临床数据，无法提供正式的剂量建议。需要根据药物的药代动力学、药效学及临床使用数据综合评估。

第一节　化疗药物对肝功能异常患者的影响

肝功能损伤可通过多种方式影响药物动力学，包括改变药物的内在肝脏清除率、降低肝脏代谢能力和改变药物的胆汁排泄。此外，低水平的血清白蛋白导致游离药物比例增加，门静脉高压会影响药物吸收。大多数临床试验排除了肝功能受损的患者，对于肝衰竭的个体化疗药物的了解大多是基于小型的、回顾性的研究。很少有药物在肝脏功能障碍队列中进行Ⅰ期试验，临床实践中经常凭借经验或者指南。此外，目前还没有一个标准的分级系统来定义肿瘤患者的肝功能障碍。血清总胆红素水平是最常用于评估是否需要调整化疗剂量的标志物，但这种策略过于简单。而且各种来源的关于剂量调整的资料的建议经常不同，没有达成共识。因此，对肝功能受损的患者进行肿瘤化疗存在许多潜在危害。

肝功能异常患者使用氟尿嘧啶、卡培他滨、环磷酰胺、拓扑替康和奥沙利铂，似乎耐受性相对较好。相反，紫杉烷类、长春花生物碱类、伊立替康和蒽环类药物，如果用于肝功能差的患者可能会引起严重毒性反应。根据抗肿瘤药物说明书及文献报道，总结了常见化疗药物肝功能异常剂量调整建议（详见图19-1-1~3）。

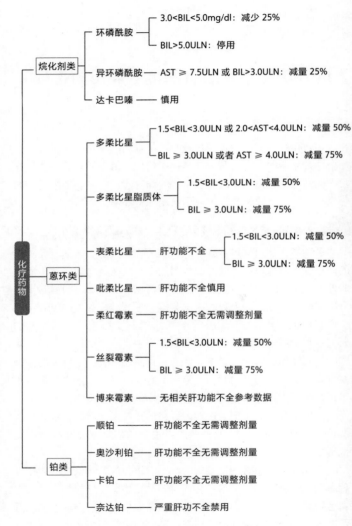

图 19-1-1　肝功能不全时化疗药物调整方案

化疗药物
├─ 抗代谢类药物
│　├─ 氟尿嘧啶 ── BIL>5.0ULN: 避免静脉给药
│　├─ 卡培他滨 ── 轻、中度肝功能不全无需调整剂量
│　├─ 替吉奥 ── 无需调整剂量
│　├─ 雷替曲塞 ── 轻、中度肝功能不全无需调整剂量
│　├─ 甲氨蝶呤 ── 3.0<BIL<5.0ULN 或 ALT/AST>4.5ULN: 减量 25%
│　│　　　　　　　BIL>5.0ULN: 停用
│　├─ 培美曲赛 ── 无相关参考数据
│　├─ 吉西他滨 ── 无相关参考数据
│　└─ 氟达拉滨 ── 无相关参考数据
│
└─ 植物来源类
　　├─ 长春新碱
　　│　├─ 1.5<BIL<3.0ULN 或 1.5<AST<4.5ULN: 减量 50%
　　│　├─ 3.0<BIL<5.0ULN: 减量 75%
　　│　└─ BIL<5.0ULN 或 AST>4.5ULN: 停用
　　├─ 长春瑞滨
　　│　├─ 2.1<BIL<3.0ULN: 减量 50%
　　│　├─ BIL>3.0ULN: 减量 75%
　　│　├─ 弥漫性肝转移: 减量 50%
　　│　└─ 重度肝损伤: 禁用
　　├─ 长春地辛 ── 无相关参考数据
　　├─ 紫杉醇
　　│　├─ AST/ALT<10ULN 且 BIL ≤ 1.25ULN:175mg/m²
　　│　├─ AST/ALT<10ULN 且 1.26<BIL<2.0ULN:135mg/m²
　　│　└─ AST/ALT ≥ 10ULN 或 BIL>5.0ULN: 停用
　　├─ 紫杉醇脂质体 ── 无相关参考数据
　　├─ 白蛋白结合型紫杉醇 ── 无相关参考数据
　　├─ 多西他赛 ── BIL>1.0ULN、AST/ALT>3ULN 且 ALP>2.5ULN: 禁用
　　├─ 依托泊苷
　　│　├─ 1.5<BIL<3.0ULN 或 1.5<AST<4.5ULN: 减量 50%
　　│　├─ 3.0<BIL<5.0ULN: 减量 75%
　　│　└─ BIL>5.0ULN 或 AST>4.5ULN: 停用
　　└─ 伊立替康
　　　　├─ 单药每周方案
　　　　│　├─ 1.5<BIL<3.0ULN、ALT/AST ≤ 5.0ULN: 起始剂量 60mg/m²
　　　　│　├─ 3.1<BIL<5.0ULN、ALT/AST ≤ 5.0ULN: 起始剂量 50mg/m²
　　　　│　├─ BIL<1.5ULN、5.1<ALT 或 AST<20.0ULN: 起始剂量 60mg/m²
　　　　│　└─ 1.5<BIL<5.0ULN、5.1<ALT 或 AST<20.0ULN: 起始剂量 40mg/m²
　　　　└─ 单药每 3 周方案
　　　　　　├─ 1.5<BIL<3.0ULN: 起始剂量 200mg/m²
　　　　　　└─ BIL>3.0ULN: 不推荐

图 19-1-2　肝功能不全时化疗药物调整方案

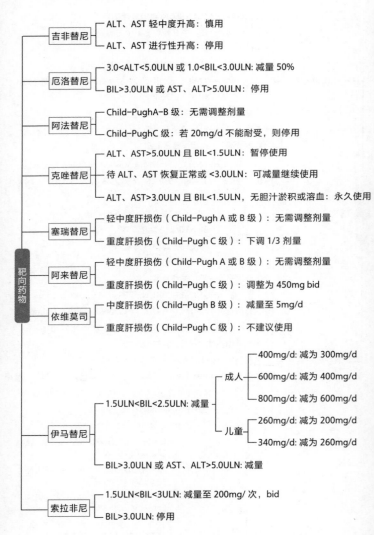

图 19-1-3　肝功能不全时靶向药物调整方案

第二节　抗肿瘤药物对肾功能异常患者的影响

　　肾功能异常的患者可因药物引起的肾毒性而加剧肾损害，并且由于肾脏排泄减少而导致药物总暴露量和总体毒性增加。如果活性药物或毒性代谢物的肾脏清除率达到 30% 或更高，则推荐肾功能不全患者调整剂量。在临床实践中，剂量调整需要根据肾小球滤过率（GFR）范围对患者进行分层。GFR 可以通过计算肌酐清除率（CLcr）来评估，通常使用 Cockcroft-Gault 公式 { 男性：〔1.23 × 体重 ×（140- 年龄）〕/ 血肌酐，女性：〔1.04 × 体重 ×（140- 年龄）〕/ 血肌酐 } 计算。根据药物药代动力学、药品说明书及文献报道，将常见抗肿瘤药物分为高肾排泄及低肾排泄两类，并总结了相应的剂量调整方案（详见图 19-2-1~3）。

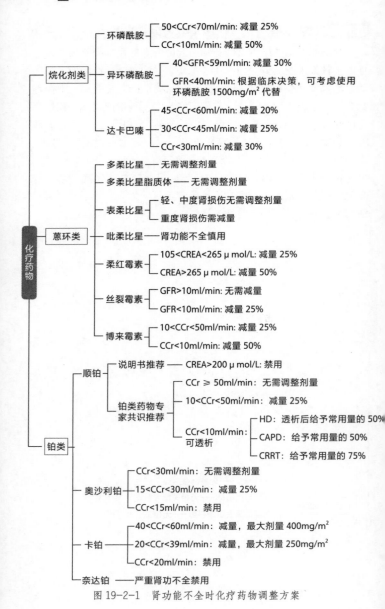

图 19-2-1　肾功能不全时化疗药物调整方案

化疗药物
├─ 抗代谢类药物
│ ├─ 氟尿嘧啶
│ │ ├─ 轻、中度肾损伤无需调整剂量
│ │ └─ 重度肾损伤需减量
│ ├─ 卡培他滨
│ │ ├─ 30<CCr<50ml/min：减量 25%
│ │ └─ CCr<30ml/min：禁用
│ ├─ 替吉奥
│ │ ├─ 轻度肾损伤（51<CCr<80ml/min）：无需调整剂量
│ │ ├─ 中度肾损伤（30<CCr<50ml/min）：20mg/m²,bid
│ │ └─ 重度肾损伤（CCr<30ml/min）：不建议使用
│ ├─ 雷替曲塞
│ │ ├─ CCr>65ml/min：无需调整剂量，3 周方案给药
│ │ ├─ 55<CCr<65ml/min：减量 25%，4 周方案给药
│ │ ├─ 25<CCr<54ml/min：减量 50%，4 周方案给药
│ │ └─ CCr<20ml/min：停用
│ ├─ 甲氨蝶呤
│ │ ├─ 60<CCr<80ml/min：减量 35%
│ │ ├─ 40<CCr<60ml/min：减量 45%
│ │ └─ CCr<30ml/min：禁用
│ ├─ 培美曲赛
│ │ ├─ CCr>45ml/min：无需调整剂量
│ │ └─ CCr<45ml/min：避免使用
│ ├─ 吉西他滨
│ │ ├─ CCr<30ml/min：需减量
│ │ └─ 重度肾损伤：避免吉西他滨与顺铂联用
│ ├─ 氟达拉滨
│ │ ├─ 30<CCr<70ml/min：减量 50%
│ │ └─ CCr<30ml/min：禁用
│ └─ 阿糖胞苷
│   ├─ 45<GFR<60ml/min：减量 40%
│   ├─ 31<GFR<45ml/min：减量 50%
│   └─ GFR<30ml/min：禁用
└─ 植物来源类
   ├─ 长春新碱 —— 无需调整剂量
   ├─ 长春瑞滨 —— 肾功不全慎用
   ├─ 长春地辛 —— 无需调整剂量
   ├─ 紫杉醇 —— 无需调整剂量
   ├─ 紫杉醇脂质体 —— 无相关参考数据
   ├─ 白蛋白结合型紫杉醇 —— 无相关参考数据
   ├─ 多西他赛 —— 无相关参考数据
   ├─ 依托泊苷
   │ ├─ 15<CCr<50ml/min：减量 25%
   │ └─ CCr<15ml/min：减量 50%
   └─ 伊立替康 —— 慎用

图 19-2-2　肾功能不全时化疗药物调整方案

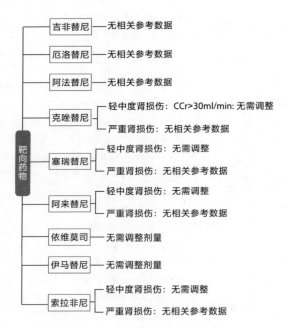

图 19-2-3　肾功能不全时靶向药物调整方案

注：

BIL：胆红素；DBIL：直接胆红素；正常值：正常值上限；ALT：谷丙转氨酶；AST：谷草转氨酶；CREA：血清肌酐；CCr：肌酐清除率；GFR：肾小球滤过率；HD：血液透析；CRRT：连续肾脏替代治疗；CAPD：不卧床持续腹膜透析。

参考文献

[1] STUART M. L, HANS W, VINCENT L-V, et al. International Society of Geriatric Oncology (SIOG) recommendations for the adjustment of dosing in elderly cancer patients with renal insufficiency [J] . European Journal of Cancer, 2007, 43(1): 14-34.

[2] EKLUND J W, TRIFILIO S, MULCAHY M F. Chemotherapy Dosing in the Setting of Liver Dysfunction [J] .Oncology (Williston Park), 2005, 19(8): 1057-1063.

附录　抗肿瘤药物的临床应用管理指标

2020年12月28日，国家卫健委印发《抗肿瘤药物临床应用管理办法（试行）》（国卫医函〔2020〕487号）的通知，该《办法》共五章48条，对医疗机构内抗肿瘤药物的遴选、采购、储存、处方、调配、临床应用和药物评价等，进行全过程管理。该《办法》明确将对抗肿瘤药实行分级管理，并启动全国临床应用监测网。

为贯彻落实该办法，指导医疗机构科学设定抗肿瘤药物临床应用管理指标，提高抗肿瘤药物临床合理应用水平，2021年6月，国家卫生健康委办公厅印发了《抗肿瘤药物临床合理应用管理指标》（2021年版），共涉及限制使用级和普通使用级抗肿瘤药物的使用率等6个指标。

指标1：限制使用级和普通使用级抗肿瘤药物的使用率

（一）限制使用级抗肿瘤药物使用率

$$门诊患者限制使用级抗肿瘤药物使用率 = \frac{门诊患者限制使用级抗肿瘤药物处方数}{周期门诊患者抗肿瘤药物处方总数} \times 100\%$$

$$住院患者限制使用级抗肿瘤药物使用率 = \frac{住院患者限制使用级抗肿瘤药物医嘱条目数}{同期住院患者抗肿瘤药物医嘱条目总数} \times 100\%$$

（二）普通使用级抗肿瘤药物使用率

$$门诊患者普通使用级抗肿瘤药物使用率 = \frac{门诊患者普通使用级抗肿瘤药物处方数}{周期门诊患者抗肿瘤药物处方总数} \times 100\%$$

$$住院患者普通使用级抗肿瘤药物使用率 = \frac{住院患者普通使用级抗肿瘤药物医嘱条目数}{同期住院患者抗肿瘤药物医嘱条目总数} \times 100\%$$

意义：反映限制使用级和普通使用级抗肿瘤药物的使用情况，当限制使用级抗肿瘤药物的使用率明显增高时，需评估其用药合理性。

说明：

（1）医疗机构根据本机构肿瘤疾病诊疗需求制定抗肿瘤药物供应目录，并实现药物使用的分级管理。

（2）抗肿瘤药物是指通过细胞杀伤、免疫调控、内分泌调节等途径，在细胞、分子水平进行作用,达到抑制肿瘤生长或消除肿瘤的药物,一般包括化学治疗药物、分子靶向治疗药物、免疫治疗药物、内分泌治疗药物等,不包括止吐药、镇痛药、升白药等辅助抗肿瘤治疗的药物。

(3)抗肿瘤药物分为限制使用级和普通使用级。限制使用级抗肿瘤药物是指具有下列特点之一的抗肿瘤药物:①药物毒副作用大,纳入毒性药品管理,适应证严格,禁忌证多,须由具有丰富临床经验的医务人员使用,使用不当可能对人体造成严重损害的抗肿瘤药物。②上市时间短、用药经验少的新型抗肿瘤药物。③价格昂贵、经济负担重的抗肿瘤药物。普通使用级抗肿瘤药物是指除限制使用级抗肿瘤药物外的其他抗肿瘤药物。

(4)门诊患者同一张处方同时出现限制使用级和普通使用级抗肿瘤药物时,应当将该处方同时计入限制使用级和普通使用级抗肿瘤药物的处方数中。

(5)为便于统计,计算公式中住院患者限制使用级、普通使用级抗肿瘤药物医嘱条目数和住院患者抗肿瘤药物医嘱总条目数均以同期出院患者的医嘱(总)条目数计算。

指标2:抗肿瘤药物使用金额占比

(三)抗肿瘤药物使用金额占比

$$抗肿瘤药物使用金额占比 = \frac{抗肿瘤药物使用总金额}{同期药物使用总金额} \times 100\%$$

(四)限制使用级抗肿瘤药物使用金额占比

$$限制使用级抗肿瘤药物使用金额占比 = \frac{限制使用级抗肿瘤药物使用金额}{同期抗肿瘤药物使用总金额} \times 100\%$$

(五)普通使用级抗肿瘤药物使用金额占比

$$普通使用级抗肿瘤药物使用金额占比 = \frac{普通使用级抗肿瘤药物使用金额}{同期抗肿瘤药物使用总金额} \times 100\%$$

意义:抗肿瘤药物使用金额占比与医疗机构诊治的病种范围、患者病理生理情况及经济能力相关,医疗机构可以利用该指标做自我对照比较分析。

说明：

（1）同期药物使用总金额是指同期医疗机构全部药品的使用金额。

（2）同期抗肿瘤药物使用总金额包括门诊患者抗肿瘤药物使用金额和住院患者抗肿瘤药物使用金额。

指标3：抗肿瘤药物处方合理率

（六）门诊患者抗肿瘤药物处方合格率

$$门诊患者抗肿瘤药物处方合格率 = \frac{门诊患者合理的抗肿瘤药物处方人次}{同期门诊患者抗肿瘤药物处方总人次数} \times 100\%$$

（七）住院患者抗肿瘤药物应用合理率

$$住院患者抗肿瘤药物应用合理率 = \frac{住院患者合理的抗肿瘤药物使用病例数}{同期点评住院患者抗肿瘤药物使用总病例数} \times 100\%$$

（八）门诊患者抗肿瘤药物处方干预成功率

$$门诊患者抗肿瘤药物处方干预成功率 = \frac{医师同意修改的住院患者不适宜抗肿瘤药物处方数}{同期药师建议修改的门诊患者不适宜抗肿瘤药物处方总数} \times 100\%$$

（九）住院患者抗肿瘤药物医嘱干预成功率

$$住院患者抗肿瘤药物医嘱干预成功率 = \frac{医师同意修改的住院患者不适宜抗肿瘤药物医嘱条目数}{同期药师建议修改的住院患者不适宜抗肿瘤药物医嘱总条目数} \times 100\%$$

意义：反映医疗机构抗肿瘤药物处方、医嘱用药合理性以及药师处方审核工作开展情况。

说明：

（1）抗肿瘤药物处方合理率属于专项处方点评的指标。其计算方法可以参照国际国内相关的指南，同时考虑临床实际情况，按照《医院处方点评管理规范（试行）》的要求多学科合作，确定处方抽样方法，随机抽取处方，确定点评的范围和内容，对抗肿瘤药物的使用进行用药合理性评估。

（2）为便于统计，计算公式中住院患者合理使用抗肿瘤药物病例数和同期点评住院患者使用抗肿瘤药物总病例数均以出院患者病例数计算。

（3）抗肿瘤药物处方的干预需要药师具备相应的专业能力。按照《医疗机构处方审核规范》的要求，药师审核抗肿瘤药物处方或用药医嘱后，认为存在用药不适宜时，应当告知处方医师，建议其修改或者重新开具处方或用药医嘱。

指标 4：抗肿瘤药物不良反应报告数量及报告率

抗肿瘤药物不良反应报告数量 = 门诊患者抗肿瘤药物不良反应报告份数 + 住院患者抗肿瘤药物不良反应报告份数

抗肿瘤药物严重或新的不良反应报告数量 = 门诊患者抗肿瘤药物严重或新的不良反应报告份数 + 住院患者抗肿瘤药物严重或新的不良反应报告份数

住院患者抗肿瘤药物严重或新的不良反应报告率

$$住院患者抗肿瘤药物严重或新的不良反应报告率 = \frac{住院患者抗肿瘤药物严重或新的不良反应报告份数}{同期住院使用抗肿瘤药物患者人次数} \times 100\%$$

意义：反映医疗机构用药安全的管理情况，特别是对抗肿瘤药物严重或新的不良反应的关注度。

说明：

（1）严重药品不良反应，是指因使用药品引起以下损害情形之一的反应：①导致死亡。②危及生命。③致癌、致畸、致出生缺陷。④导致显著或者永久的人体伤残或者器官功能的损伤。⑤导致住院或者住院时间延长。⑥导致其他重要医学事件，如不进行治疗可能出现上述所列情况的。

（2）新的药品不良反应，是指药品说明书中未载明的不良反应。说明书中已有描述，但不良反应发生的性质、程度、后果或者频率与说明书描述不一致或者更严重的，按照新的药品不良反应处理。

（3）医疗机构应当要求医务人员按照规定报告抗肿瘤药物严重或新的不良反应，分享用药安全方面的经验，促进医疗质量持续改进。

指标 5：使用抗肿瘤药物患者的病理诊断和检测率

（十）抗肿瘤药物使用前病理诊断率

$$抗肿瘤药物使用前病理诊断率 = \frac{抗肿瘤药物使用前病理确诊的患者人数}{同期初次使用抗肿瘤药物患者人数} \times 100\%$$

（十一）抗肿瘤靶向药物使用前分子病理检测率

$$抗肿瘤靶向药物使用前分子病理检测率 = \frac{抗肿瘤靶向药物使用前分子病理检测患者人数}{同期初次使用抗肿瘤靶向药物患者人数} \times 100\%$$

意义：使用抗肿瘤药物患者的病理诊断和检测率，即肿瘤患者开始抗肿瘤药物和抗肿瘤靶向药物治疗前进行组织细胞学或分子等病理诊断和病理检测的百分率，旨在监控病理诊断、检测对患者合理使用抗肿瘤药物和抗肿瘤靶向药物的指导情况。

说明：

（1）原则上，经组织或细胞学病理诊断确诊或特殊分子等病理检测成立的恶性肿瘤，才有指征使用抗肿瘤药物和抗肿瘤靶向药物。单纯依据患者的临床症状、体征和影像学结果得出临床诊断的肿瘤患者，没有抗肿瘤药物和抗肿瘤靶向药物的使用指征；

（2）对于某些难以获取病理诊断的肿瘤，如胰腺癌，其确诊可参照国家相关指南或规范执行；

（3）对于有明确靶点的抗肿瘤靶向药物，须进行相应靶点检测后方可使用；

（4）病理报告应具有可信性，需由具有相应资质的医疗机构出具病理诊断和检测报告，或病理会诊报告；

（5）其分母为初次使用抗肿瘤药物和抗肿瘤靶向药物治疗的患者人数。

指标6：住院患者抗肿瘤药物拓展性临床使用比例

$$住院患者抗肿瘤药物拓展性临床使用比例 = \frac{住院患者抗肿瘤药物拓展性临床使用病例数}{同期点评住院患者抗肿瘤药物使用总病例数} \times 100\%$$

意义：该指标旨在统计医疗机构住院患者抗肿瘤药物拓展性临床使用的情况。抗肿瘤药物拓展性临床使用包括临床使用药品未注册用法，以及《新型抗肿瘤药物临床应用指导原则》中"特殊情况下的药物合理使用"。

说明:

(1)住院患者抗肿瘤药物拓展性临床使用比例属于专项处方点评的指标。其计算方法可以参照注册药品的说明书,按照《医院处方点评管理规范(试行)》的要求多学科合作,在一个时间段里对特定的抗肿瘤药物或某种肿瘤疾病抗肿瘤药物的临床使用进行比对;

(2)为便于统计,计算公式中住院患者抗肿瘤药物拓展性临床使用病例数和同期点评住院患者抗肿瘤药物总病例数均以出院患者病例数算;

(3)此项指标的统计应除外临床试验用药。